国家卫生和计划生育委员会"十二五"规划教材
全国高等医药教材建设研究会"十二五"规划教材
全国高职高专院校教材

供临床医学专业用

临床医学实践技能

主 编 周建军 顾润国

副主编 李红倬 邹 扬 秦啸龙

编 者（以姓氏笔画为序）

闫金辉（沧州医学高等专科学校） 周建军（重庆三峡医药高等专科学校）

李红倬（长治医学院第一临床学院） 胡建伟（金华职业技术学院医学院）

杨 黎（重庆三峡医药高等专科学校） 秦啸龙（上海医药高等专科学校）

邹 飞（重庆三峡医药高等专科学校） 顾润国（山东医学高等专科学校）

邹 扬（上海交通大学附属第六人民医院） 高瑞忠（山西医科大学汾阳学院）

陆耀红（上海交通大学附属第六人民医院） 海宇修（曲靖医学高等专科学校）

林 浩（福建卫生职业技术学院） 蒋建平（浙江医学高等专科学校）

范新蕾（山东医学高等专科学校） 薛宏伟（大庆医学高等专科学校）

U0284623

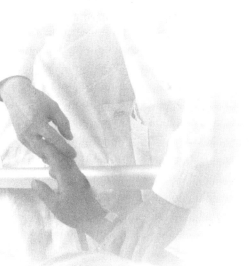

人民卫生出版社

图书在版编目（CIP）数据

临床医学实践技能 / 周建军，顾润国主编 . —北京：人民
卫生出版社，2015

ISBN 978-7-117-20275-6

Ⅰ.①临… Ⅱ.①周…②顾… Ⅲ.①临床医学－高等职业
教育－教材 Ⅳ.①R4

中国版本图书馆 CIP 数据核字（2015）第 025801 号

| 人卫社官网 | www.pmph.com | 出版物查询，在线购书 |
| 人卫医学网 | www.ipmph.com | 医学考试辅导，医学数据库服务，医学教育资源，大众健康资讯 |

临床医学实践技能

主　　编：周建军　顾润国
出版发行：人民卫生出版社（中继线 010-59780011）
地　　址：北京市朝阳区潘家园南里 19 号
邮　　编：100021
E - mail：pmph @ pmph.com
购书热线：010-59787592　010-59787584　010-65264830
印　　刷：人卫印务(北京)有限公司
经　　销：新华书店
开　　本：850×1168　1/16　印张：21
字　　数：578 千字
版　　次：2015 年 3 月第 1 版　2020 年 12 月第 1 版第 6 次印刷
标准书号：ISBN 978-7-117-20275-6/R · 20276
定　　价：58.00 元

打击盗版举报电话：010-59787491　E-mail：WQ @ pmph.com
（凡属印装质量问题请与本社市场营销中心联系退换）

十八届三中全会指出"加快现代职业教育体系建设,深化产教融合、校企合作,培养高素质劳动者和技能型人才"。2014 年 2 月,国务院常务会议上又强调"发展职业教育是促进转方式、调结构和民生改善的战略举措",更加明确了加快发展现代职业教育势在必行。作为优秀卫生职业教育教材,全国高职高专临床医学专业教材也正是按照《医药卫生中长期人才发展规划(2011—2020 年)》、《教育部关于"十二五"职业教育教材建设的若干意见》等文件精神,并根据《关于实施卓越医生教育培养计划的意见》,适应"3+2"教育人才培养模式需要,开展修订工作的。

全国高职高专临床医学专业卫生部规划教材自 20 世纪 80 年代第一轮出版至今,经过了 6 次修订,第 6 轮教材于 2009 年出版,均为教育部、卫生部国家级规划教材。经过 30 余年的使用和完善,本套教材已成为我国高职高专临床医学专业影响最大、适用面最广、得到最广泛认可的精品教材,深受广大教师和学生的欢迎,为我国的医学教育及卫生事业的发展作出了重要贡献。

随着我国医药卫生事业和卫生职业教育事业的快速发展,高职高专医学生的培养目标、方法和内容有了变化,教材的编写也需要不断改革创新,健全课程体系、完善课程结构、优化教材门类,进一步提高教材的思想性、科学性、先进性、启发性、适用性。为此,2012 年底,全国高等医药教材建设研究会和人民卫生出版社在教育部和国家卫生和计划生育委员会领导的支持指导下,以卫生职业教育教学指导委员会为基础,整合重组成立了第五届全国高职高专临床医学专业教育教材评审委员会,并启动了本套教材第七轮的修订工作,在广泛调研和征求意见的基础上,组建了来自全国高职高专教学、临床第一线的优秀编写团队,紧密围绕高职高专临床医学专业培养目标,突出专业特色,注重整体优化,促进专业建设,以"三基"为基础强调基本技能,以"五性"为重点强调适用性,以岗位为导向、以就业为目标、以技能为核心、以服务为宗旨,充分体现职业教育特色,进一步打造我国高职高专临床医学教育的核心"干细胞"教材,推动学科的发展。

本次修订和编写的特点:

1. 遵循"十个坚持、五个对接" 坚持国家级规划教材的出版方向;坚持出版的科学规律;坚持体现职业教育的特点;坚持体现医疗卫生行业的特点;坚持顶层设计,发挥评审委员会全程督导作用;坚持五湖四海的原则;坚持科学的课程体系整合、教材体系创新;坚持教材编写的"三基、五性、三特定";坚持质量为上,严格遵循"九三一"质量体系;坚持立体化教材发展体系。教材与人对接,与临床对接,与学科发展对接,与社会需求对接,与执业考试对接。

2. 全新的教材理念与教材结构 教材针对医疗体制改革对高职高专教育提出的全方位要求,体现"预防、保健、诊断、治疗、康复、健康教育"六大职能,实现"早临床、多临床、反复临床"培养模式。教材的编写充分考虑到学科设置、专业方向、各院校的专业设置情况、学生的就业等问题。教材中加入"学习目标"、"本章小结""练习题"模块,各教材根据内容特点,加入"知识拓展"、"课堂互动"、"病例分析"等模块,有助于教师开展引导性教学,增强了教材的可实践性。

3. 重视人文沟通教育 根据"高等职业学校临床医学专业教学标准"培养规格中提出的"具有较好的人际沟通、社会适应能力和团队协作能力",本套教材的"学习目标"中提出了人文沟通教育、职业素质培养的要求,另外,新增教材《医患沟通》《职业生涯规划和就业指导》等都有助于学生人文沟通等素质的提高。

4. 开发立体化教材体系 本套教材大部分有配套教材,除了传统的纸质教材外,还开发了网络增值服务,囊括大量难以在单一的纸质教材中表现出来的素材,围绕教材形成一个庞大的教学包,为教学提供了资源库,可全方位提高教学效果。

本轮教材共 28 种,其中新增 3 种,《临床医学实践技能》《医患沟通》《职业生涯规划和就业指导》;更名 2 种,《医学物理学》《医学化学》更名为《医用物理》《医用化学》。全套教材均为国家卫生和计划生育委员会"十二五"国家级规划教材,其中 13 种被确定为教育部"十二五"职业教育国家级规划教材立项选题。将于 2014 年 6 月出版,供全国医学高等专科学校及相关卫生职业院校使用。

序号	教材名称	版次	主编		配套教材
1	医用物理	6	朱世忠	刘东华	
2	医用化学	7	陈常兴	秦子平	
3	人体解剖学与组织胚胎学 *	7	窦肇华	吴建清	√
4	生理学 *	7	白 波	王福青	√
5	生物化学	7	何旭辉	吕世杰	√
6	病原生物学和免疫学 *	7	肖纯凌	赵富玺	
7	病理学与病理生理学 *	7	王 斌	陈命家	√
8	药理学	7	王开贞	于天贵	√
9	细胞生物学和医学遗传学 *	5	王洪波	张明亮	√
10	预防医学	5	刘明清	王万荣	√
11	诊断学 *	7	魏 武	许有华	√
12	内科学	7	王庸晋	宋国华	√
13	外科学 *	7	龙 明	王立义	√
14	妇产科学 *	7	茅 清	李丽琼	√
15	儿科学 *	7	郑 惠	黄 华	√
16	传染病学 *	5	王明琼	李金成	√
17	眼耳鼻喉口腔科学	7	王斌全	黄 健	√
18	皮肤性病学 *	7	魏志平	胡晓军	√
19	中医学 *	5	潘年松	温茂兴	√
20	医学心理学	4	马存根	张纪梅	√
21	急诊医学	3	申文龙	张年萍	√
22	康复医学	3	宋为群	王晓臣	
23	医学文献检索	3	黄 燕		
24	全科医学导论	2	赵拥军		√
25	医学伦理学 *	2	王柳行	颜景霞	√
26	临床医学实践技能	1	周建军	顾润国	
27	医患沟通	1	田国华	王朝晖	
28	职业生涯规划和就业指导	1	杨文秀	宋志斌	

注:* 标注者为教育部"十二五"职业教育国家规划教材立项选题

顾　问

　　文历阳　陈贤义

主任委员

　　巫向前　杨文秀　吕国荣

副主任委员

　　张湘富　牟兆新　王　斌　唐红梅　杜　贤

秘书长

　　王　瑾　窦天舒

委　员（按姓氏拼音排序）

　　白　波　蔡红星　陈命家　郭永松　胡　野　厉　岩

　　李金成　梁琼芳　马存根　宋国华　王斌全　王明琼

　　夏修龙　肖纯凌　熊云新　于天贵　赵富玺　周建军

秘　书　成丽丽

主 编

顾润国　周建军

副主编

来卫东　范新蕾　邹　扬　李红倬

编　者（以姓氏笔画为序）

王　玮　王　亮　王利瑞　朱玉梅　李红倬　杨　敏

来卫东　邹　扬　张维颉　陆耀红　范新蕾　周建军

赵会芳　胡　娜　姜　艳　秦啸龙　顾润国　郭邑霞

解修花　谭　鹏

医学是一门实践性很强的学科。如何培养会看病、会操作、能解决患者病痛的医生,既是社会对于医学教育的目标取向,也是医学教育工作者的孜孜索求。

近年来,随着全国医药卫生职业技能大赛的开展,我们发现全国不同地区的选手,在技能操作中手法、技巧参差不齐。究其原因,一是学生对于知识的理解消化还不够深入,还没有将理论与实践融合衔接,内化为熟练操作的习惯动作;二是临床教师将自己平常工作中的习惯动作直接教授学生,忽略了动作分解和要领把握。鉴于此,人民卫生出版社提出编写《临床医学实践技能》,以期弥补学校教育中技能操作部分的不足,又为学生今后专业训练和临床操作提供参考。

全国不同地区的11所学校和1所医院的教学和临床专家参与了《临床医学实践技能》编写,从临床较为常见的基本规范和操作入手,内容分为8篇,精选了63个临床基本技能,通过文字描述、图片说明和视频解读,让学生掌握基本理论、基本技术路径和基本操作技能。

《临床医学实践技能》汇集了各位编者的努力和心血,是大家不辞辛劳、坚忍不拔的结晶,因此,我们将各位编者的署名附于章节之后。尤其是在视频制作期间,山东医专的顾润国教授和他的团队,为此付出了艰辛的努力。上海交通大学附属第六人民医院作为上海执业医师技能操作考点,将他们多年的执业考试经验融入本书之中,为编写提供了很大帮助。在此一一谢过。

《临床医学实践技能》作为一门为技能训练、操作设计编撰的创新教材,还有很多没有覆盖和不完善之处,加之我们的能力所限,难免有一些值得进一步探讨的地方。需要同学们结合实际,结合环境,熟悉流程,反复练习,提高技巧,目的是解决问题、减轻病痛为要。是为此,本书编辑的目的就达到了。

周建军

2014 年 11 月

第三篇　外科手术基本技能

第四篇　内科常用诊疗操作技能

第五篇　妇儿诊疗技术

第六篇　护理基本技能

第七篇　院前急救基本技能

第八篇　其他辅助技能

第一篇 人文素质与临床技能

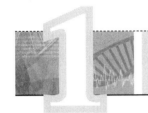

第一章

医学伦理和医学道德

从医学问世的那一天起，其作用就是为人类的健康服务。"医乃仁术"决定医务人员在医疗活动中必须面对一些道德与伦理上的问题。当今，经济社会的快速发展推动了医学事业的快速发展，进而也带来了更多领域的道德纷争和伦理挑战。这些纷争和挑战会发生于医学活动中的多个领域，包括临床实践操作，如何更好地提高医疗服务质量，以正确的方式面对各种医疗活动，就需要医务人员必须了解医学中的道德，从而培养高尚的医德。

第一节 医学伦理学

一、伦 理 学

（一）伦理学的概念

伦理学（Ethics）是一门专门研究道德的学术理论体系，是揭示其起源、本质、作用、规律的学科。它试图从理论层面去研究"我们应该怎样做""我们为什么这样做"等，并对其进行评判。伦理学在一定意义上讲，是对道德的哲学概括。

伦理学的概念最先起源于西方，古希腊哲学家亚里士多德最先将研究人类道德的学问，并将其称之为"伦理学"。由其撰写的著作《尼各马可伦理学》问世标志着伦理学的产生。我国"伦理学"一词最先出现于清代末年，是我国学者严复在其译著《进化论与伦理学》中将伦理学概念和理论引入我国。

（二）伦理学的类型

根据二分类，伦理学可以分为规范伦理学和非规范伦理学；也可因研究方式分为描述伦理学、元伦理学、规范伦理学和美德伦理学。

1. **描述伦理学** 它对道德现象的研究既不涉及行为的善恶及其标准，也不谋求制定行为的准则或规范，只是依据其特有的学科立场和方法对道德现象进行经验性描述和再现。人们对于日常生活道德的道德社会学、道德心理学、道德民俗学等都属于描述伦理学。

2. **元伦理学** 它以伦理学本身作为研究对象。元伦理学起源于1903年，乔治·爱德华·摩尔于发表的《伦理学原理》宣告了元伦理学的诞生。元伦理学所探讨的不是某种特定实际问题或日常生活遇到的问题，而是探讨伦理理论或批判的本质，如道德和不道德的含义。直至20世纪70年，元伦理学一直作为伦理学的主流思想。

1

3. **规范伦理学**　规范伦理学一直是伦理学的代表、主体或核心,围绕着道德价值、道德义务和道德品质展开其理论形式,确定其道德原则等。20世纪上半叶,规范伦理学处于没落时期。20世纪60年代,《正义论》的出版,标志着规范伦理学的复兴。

4. **美德伦理学**　美德伦理学包含了美德学说的伦理学,它研究优良的道德如何实现。传统的美德伦理学的代表人物为亚里士多德。经过多年的发展,而今美德伦理学已经形成了和功利主义伦理学、义务论伦理学三足鼎立的局面。

上述四种类型的伦理学中,描述伦理学和元伦理学属于非规范伦理学范畴;美德伦理学和规范伦理学属于规范伦理学范畴。规范伦理学为非规范伦理学提供研究基础,而非规范伦理学为规范伦理学提供理论指导。两者间相辅相成,互为指导。

二、医学伦理学的概述

(一) 医学伦理学的概念

医学伦理学(Medical ethics)是一门研究医学道德的科学,是运用伦理学的一般原理和主要准则,研究和指导医疗卫生领域中的道德现象、道德关系、道德问题和道德建设的学说和理论。医学伦理学既是医务人员在职业教育中必须接受的一门有关职业道德的理论课程,又是一门密切联系医学临床,实践性很强的学科。

(二) 医学伦理学的产生

医学伦理早已存在于漫长的医史上,它伴随着医疗职业而产生和发展,最早的发展可追溯到公元前1800年——汉默拉比时代。这个体系在历史上被称为汉默拉比法典,它记载在泥土平版上的规章,包括医生照顾患者应遵循的规则,并且对医务人员的要求非常严格。不过,医学伦理学真正的起源,是源自于古希腊的《希波克拉底誓言》,它体现了医生和病人之间、医生和医生之间的相互行为准则和规范,对医生所应承担的责任也进行了具体的阐述,它向医学界发起了行业的道德倡议书。

医学伦理学作为一门独立的学科是在第二次世界大战之后。1948年,世界医学会(WMA)在希波克拉底誓言的基础上,制定了《日内瓦宣言》,并将其作为全世界的医务人员共同遵守的行为准则。

三、医学伦理学的研究对象及内容

(一) 研究对象

医学伦理学以医学道德为研究对象,主要涉及医患之间的道德关系及道德现象。

1. **医德关系**　首先,医德关系包括患者及患者家属与医务人员之间的关系,即医患关系。在医疗活动中,医患关系是直接关系到医护质量和病人安危,是医疗活动的关键,也是医德关系的核心,是医学伦理学首要的研究对象。医患关系的内容包括技术性关系和非技术性关系。技术性关系,即医务人员在医疗过程中提供医疗技术、患者接受医疗技术服务的关系,它是医患关系的核心及基础,对医疗服务的效果起着关键性的作用。非技术性关系,即医疗过程中,医务人员与患者及其家属在心理、社会、法律、伦理、态度等非技术方面形成的关系,它在医疗活动中也起着重要的作用。现在,医患双方的服务与被服务的关系日趋社会化和复杂化,使得传统的医生和患者间的关系发生了变革。在医患关系的处置中,要加强医生和患者间的沟通,培养医生的道德修养,继而促进医患关系得到合理的调节,更好地满足人们的健康和价值需求。

其次,医德关系还包括医务人员相互之间的关系,即医际关系。医际关系包括在医疗活动之中,医疗单位内部的医生与医生、医生与护士、护士与护士、医护与后勤、医护与行政人员等之间的各种工作关系。医务人员之间是何种关系直接影响到医疗活动的开展,良好的医际关系有利于各项医疗服务、医疗质量及管理质量的提高。要形成良好的医际关系,就要以平等尊重、互帮互信、分工协作等作为基本准则。

再次，医德关系包括医务人员、医疗机构甚至整个医学界与社会公众、政府等之间发生的社会关系，即医社关系。医社关系是由医学专业化与社会实践化引起的。医学模式的发展，人们对于健康的观念和要求随之改变，这不仅扩大了医学服务的范围，也使得医务人员、医疗机构与社会各方面的联系在广度上、深度上都有很大提高，医学道德也日趋社会化。医务人员在医疗活动中，处理问题时，既要考虑局部的利益，也要顾及到对整个社会的责任。

2. 医德现象　医德现象包括意识现象、规范现象以及活动现象。医德意识现象是医疗活动中形成的各种医德观念、理论等；医德规范现象是指导、评价医务人员医德的行为规范、道德要求等；医德活动现象是指在医疗活动中以医德为实践对象的现象，包括医德的评价、修养等多方面。

（二）研究内容

医学伦理学研究的内容包括医德的基本理论、医德的规范体系、医德的基本实践、医德的难题等。

1. 医德的基本理论　主要包括医德的哲学基础、发展史、本质、功能和作用等，即研究"医学伦理学是什么"等问题。

2. 医德的规范体系　主要包括医学伦理的基本原则、规范和范畴等，即阐明医疗活动中，作为主体应当承担何种道德责任，以及如何从伦理学角度评价医学行为的道德与否。医德的规范是医务人员进行医疗活动的思想和行为准则。它的制定必须通过对历史和现实中的医德现象进行归纳分析，以社会的终极道德为标准，从人类的行为中客观地推导出来。

3. 医德的基本实践　通过医德的培养、教育、修养、评价等，使医务人员具有良好的社会认定的医德，并在医疗活动中体现其优良的医学美德。

4. 医德的难题　现代医学技术的快速发展，也为医学伦理学带来了很多的难题。如，活体实验、遗传优生、试管婴儿、器官移植等方面出现了新的伦理学问题，这些问题需要广大的医务人员在医学活动中去解答，并逐渐形成医学道德规范。

四、医学伦理学的基本原则

（一）国外医学伦理学的基本原则

国外学者通常将医学伦理学的基本原则分为行善原则、尊重原则、公正原则、无伤原则四个方面。

1. 行善原则　行善原则指采取必要的措施使患者获得利益，权衡利益实现的风险与代价。它包含预防疾病、减少疾病对病人伤害和促进病人健康等多方面的内容。医务人员对于在遵守行善原则时，必须要满足以下三个要求：第一，要确定服务的对象是患有疾病的人（即患者）；第二，医务人员所采取的任何行为必须以减轻病人的疾病为目的；第三，医务人员所采取的行动，不能损害他人的利益。

2. 尊重原则　尊重原则包括狭义的尊重原则和广义的尊重原则两个方面。狭义尊重原则即医患双方在医疗活动中应处于平等的地位，尊重对方的人格。广义的尊重原则即除强调医务人员应尊重患者及其家属的人格外，还应尊重其隐私、自主等。总言之，尊重即尊重自主的人的决策能力。

3. 公正原则　公正原则即每个人都具有平等享有卫生资源公平分配的权利，同时也具有参与卫生资源的使用和分配的权利。公正原则既包括医患交往的公正，也包括卫生资源的分配。由亚当斯的公平理论，可以知道公平不是绝对的，它与每个人所持有的评判标准有关，受到个人自我意识的影响。在医疗活动中，应当充分考虑到公平的非绝对性，从患者的利益出发，以求达到最大的公平。

4. 无伤原则　无伤原则即不伤害原则,指在医疗活动中不伤害病人的身心健康。在医疗活动中,医务人员针对患者的疾病所采取的任何措施既有有利的方面也有不利的方面,医疗伤害是不可避免的。怎么将对患者的伤害减到最低呢?首先,应遵循行善原则,将患者的利益作为最高利益;其次,针对患者的病情,采取最有效的治疗手段;再次,应对伤害做出必要的防护措施,如在采用核医学的方法对患者进行检查时,对患者采取防护手段,严格控制进入人体试剂剂量。

(二)我国社会主义医学伦理学的基本原则

我国医学伦理学在社会主义时期,具有鲜明的时代特征,是我国社会主义核心价值体系的具体体现。它要求医务人员应当遵循"防病治病,救死扶伤,实行社会主义的人道主义,全心全意为人民身心健康服务"的基本原则。它要求医务人员必须提高自己的医学道德和医疗技术,做到"医者仁心""济世救人"。

五、医学伦理学与临床实践技能操作

(一)在临床实践技能操作过程中,要做到知情同意

"知"即知晓;情,即内容;"同"即达到;"意"即共识。知情同意即知晓医疗活动的所有内容,且医患之间达成共识。在临床实践技能操作中,医务人员应该以患者的实际利益出发,选择合理的方案,向患者充分地说明和解释;患者应当完全知晓操作的目的、方法、原则、危险及并发症等,并且自主的决定是否同意该项操作的实施。

(二)在临床实践技能操作中,要做到保护患者的隐私

患者的隐私包括患者向医生提供的个人基本信息、生理、心理信息等,以及通过临床实践技能实行诊疗之后获知的关于疾病方面的信息。医生不应向他人透露有可能会损坏患者声誉、尊严、人格等的私密信息。例如,在对患者的体格检查之中,所获知的患者的生理缺陷在未得到患者的同意之下,不可随意向医疗小组之外的人员或其他人员透露。但这种保密不是绝对保密,当保护患者的隐私和患者的生命相冲突时,应当以患者的生命优先。

(三)在临床实践技能操作中,要做到医疗最优化

医疗最优化即指在医疗活动中,采取对病人最有利且伤害最小的检查手段、治疗方案、手术方案等。在临床实践操作中,要综合考虑病人的病情需要以及病人的经济能力、身体状况等因素,为病人选择最佳的操作手段,以求给病人带来最小生理、心理上的伤害,以及最低的经济负担等。

(四)在临床实践技能操作中,要做到生命至上

生命至上即生命价值原则,指关心、维护、捍卫人的生命,它是临床实践技能操作伦理学中的终极判断依据。医疗活动中的所有行为都应将患者的生命至上放在首位。当行为与生命至上相违背时,应当立即制止,尊重生命的价值。

六、医学伦理学与相关学科的关系

医学伦理学是一门综合性的、交叉性的学科,它由医学和伦理学结合而成。它的研究需要依靠多门学科的理论和方法,涉及多个学科的知识。要正确理解和运用好医学伦理学与最相关学科的知识。

(一)医学伦理学与医学

医学伦理学与医学密不可分而又相互区别。医学是关于人类生命的学科,属自然科学范畴,研究人类疾病的发生、发展、转归及防治的规律,为减少疾病、增进人类健康服务。医学伦理学则是研究医学道德的科学,它运用伦理学的一般原理,调整医学活动中医患间的关系,提高医务人员的医德,为人类健康服务。两门学科的目的都是维护人类的生命健康权,仅是分工的不同。

(二) 医学伦理学与医学心理学

医学伦理学和医学心理学相互补充、相互促进。医学伦理学是研究医务人员应遵循的医德行为规范的总和。医学心理学是研究疾病中的人类心理问题及其对疾病病理过程的影响,并应用心理学的理论和实验手段,为医学提供诊断、治疗和预防的方法。医务人员具有良好的医德才能与患者建立更好的信任关系,才能展开心理研究和治疗。而心理学的发展也为医患间的沟通提供了重要的理论依据。

(三) 医学伦理学与卫生法学

医学伦理学与卫生法学一个为表,一个为里,两者都是上层建筑的组成部分,同属行为规则范畴。两者间的区别在于,法是由国家用强制手段来保证实施的;而道德是靠社会的舆论、传统习惯和人们信念来维持的。伦理为法律提供辩护,而法律为伦理提供保障。教育医务人员自觉遵守国家法律是医学伦理学的重要任务之一;社会主义法律对于加强医务人员的医德修养,遵守社会主义医德原则规范起积极作用。法律是硬性的,道德是柔性的,只有有机地将这两者结合起来,才能更好地保证医疗活动的开展,促进和谐医患关系的形成。

(四) 医学伦理学与医学美学

医学伦理学与医学美学相互联系、相互沟通。医学美学是由医学和美学相结合而形成的一门新型学科。医学讲"真"、医学伦理学讲"善",美学讲"美",医疗实践中的人际关系更多是"真、善、美"的统一。具有医学伦理学意义的现象,通常都具有医学美学意义;反之亦然,具有医学美学的现象,通常也具有医学伦理学意义。

除上述以外,医学伦理学还与生物学、人际关系学、社会医学、教育学等学科具有广泛联系。医学伦理学与这些学科互相渗透、互相促进,推动人类科学不断向前发展。

案例1

孕妇李某因难产被肖某送进某医院,肖某自称是孕妇的丈夫。面对身无分文的夫妇,医院决定免费入院治疗,而面对生命垂危的孕妇,肖某却拒绝在医院剖宫产手术上面签字,焦急的医院几十名医生、护士束手无策,在抢救了3个小时后,医生宣布孕妇抢救无效死亡。

讨论:医生在本案例中的做法是否正确? 是否违背了医学伦理学的原则?

案例2

患者王某,男,76岁,离休干部。因与家人争吵过度激愤而突然昏迷,迅速送至某医院急诊。经医生检查仅有不规则的微弱心跳,瞳孔对光反应、角膜反射均已迟钝或消失,血压200/150mmHg,大小便失禁,面色通红,口角歪斜,诊断为脑出血、中风昏迷。经三天两夜抢救,病人仍昏迷不醒,且自主呼吸困难,各种反射几乎消失。患者家属要求医生坚持抢救。

讨论:医生在本案例中是否应该坚持抢救病人?

第二节　医 学 道 德

一、道　　德

(一) 道德的定义

《道德经》中,老子讲"道生之,德畜之,物形之,器成之。是以万物莫不尊道而贵德。道之尊,德之贵,夫莫之命而常自然。"道"指事物运行的真理;"德"是指人的品行。"道"和"德"是两个不同的概念,而今,道德是指人类独有的,在人们的实践活动中形成的,由人际经济基础决定的,以善恶为评价标准的,受社会舆论、传统习俗、内心信念影响和评判的,调节人际关系的个人心理与社会规范的综合。

(二)道德的功能

1. **认识功能**　道德帮助人们认识自己以及自身作为社会人应当承担的责任和义务,培养正确的道德规范,正确的选择生活的道路。

2. **调节功能**　道德能够调和社会中的许多矛盾,通过对人的引导,解决各种冲突。

3. **教育功能**　如社会主义荣辱观教育如何分清荣辱,明辨善恶,从而形成正确的价值判断。

4. **评价功能**　道德以善恶为评价标准,通过社会舆论、传统习俗、内心信念等去评判、纠正人们的行为。

5. **平衡功能**　道德不仅调节人际关系,还平衡人与自然、人与社会之间的关系。

二、医 学 道 德

医德即医学道德。医生是医德与医术的统一,没有好的医德就不是好的医生。那么作为医生应当具有怎样的道德?国内外文献对于医德的阐述在核心内容上是一致的,下文将介绍几种比较典型的阐述。

(一)国外对医德的阐述

1.**《希波克拉底誓言》中的医德**　"我要遵守誓约,矢志不渝。对传授我医术的老师,我要像父母一样敬重。对我的儿子、老师的儿子以及我的门徒,我要悉心传授医学知识。我要竭尽全力,采取我认为有利于病人的医疗措施,不能给病人带来痛苦与危害。我不把毒药给任何人,也绝不授意别人使用它。我要清清白白地行医和生活。无论进入谁家,只是为了治病,不为所欲为,不接受贿赂,不勾引异性。对看到或听到不应外传的私生活,我绝不泄露。"《希波克拉底誓言》是医学伦理学产生的标志,它强调了医生在医疗过程中所应遵守的道德准则,约束了医生的行为。

2.**《日内瓦宣言》中的医德**　"准许我进入医业时:我郑重地保证自己要奉献一切为人类服务。我将要给我的师长应有的崇敬及感激;我将要凭我的良心和尊严从事医业;病人的健康应为我的首要的顾念;我将要尊重所寄托给我的秘密;我将要尽我的力量维护医业的荣誉和高尚的传统;我的同业应视为我的手足;我将不容许有任何宗教,国籍,种族,政见或地位的考虑介于我的职责和病人间;我将要尽可能地维护人的生命,自从受胎时起;即使在威胁之下,我将不运用我的医学知识去违反人道。

我郑重地,自主地并且以我的人格宣誓以上的约定。"

《日内瓦宣言》是现代医学伦理学的权威文献,它既包含了医患关系如何相处的内容,又阐明了医际关系的处理原则。

(二)我国对医德的阐述

1. **孙思邈《大医精诚》中的医德**　"凡大医治病,必当安神定志,无欲无求,先发大慈恻隐之心,誓愿普救含灵之苦,若有疾厄来求救者,不得问其贵贱贫富,长幼妍媸,怨亲善友,华夷愚智,普同一等,皆如至亲之想。"第一次比较全面地阐述了医德的行为规范。他强调了为医者,不仅要有精湛的技术,还要有良好的医德,对待患者要"普同一等",待若至亲。

2.**《医务人员医德规范及其实施办法》中的医德**　"救死扶伤、人道待人;尊重病人,一视同仁;文明礼貌,关心体贴;谨言慎行,保守医密;互学互尊,奋发进取;廉洁奉公,遵纪守法。"1988年颁布的《医务人员医德规范及其实施办法》作为我国社会主义医学道德,从法律上明确了医疗卫生服务的道德要求和道德标准。

2012年卫生部又颁布了《医疗卫生机构从业人员行为规范》，其主要内容是："以人为本，践行宗旨；遵纪守法，依法执业；尊重病人，关爱生命；优质服务，医患和谐；廉洁自律，恪守医德；严谨务实，精益求精；爱岗敬业，团结协作；乐于奉献，热心公益。"与1988年的《医务人员医德规范及其实施办法》相比，新的医德准则强调了以人为本和构建和谐医患关系的重要性，也强调了医疗卫生服务的公益性和公平性。

3.《中国医学生誓言》中的医德　"健康所系，性命相托。当我步入神圣医学学府的时刻，谨庄严宣誓：

我志愿献身医学，热爱祖国，忠于人民，恪守医德，尊师守纪，刻苦钻研，孜孜不倦，精益求精，全面发展。我决心竭尽全力，除人类之病痛，助健康之完美，维护医术的圣洁和荣誉，救死扶伤，不辞艰辛，执着追求，为祖国的医药卫生事业的发展和人类的身心健康奋斗终生。"

誓言作为医学生就读时的宣誓词，对其学医和行医都提出了要求。

三、医学道德的作用

医生治病需要的不仅仅是专业知识，更需要的是对患者的关心、爱护，尊重患者的生命。医德的作用，简言之，就是从心理上减轻患者的病痛。它包含以下几方面的作用：

（一）促进人民健康，促进卫生事业的和谐发展

随着社会、经济的发展，以及网络的迅猛发展，医疗卫生领域充满了道德纷争。在医学伦理面对巨大挑战的医疗卫生环境中，人们对于医生医德的要求也越来越重视，从而对医生形成了许多的误解。怎样去维护医生的形象，从而促进卫生事业的和谐发展？医生道德所起的作用越来越明显，培养具有良好道德的医疗技术人才，使其在医疗活动过程中，遵守医生的道德要求，全心全意为人民的健康服务。

（二）维护人的生命，维护医患关系

医患关系自医疗活动的开始并形成，伴随之就有伦理问题。医护人员在医疗活动之中与患者及患者家属形成了医患关系。医患之间的伦理问题，其解决的根本点在于医生道德的高低。具有良好医德的医生，是能与患者良好沟通的医生，为患者着想的医生，一定能形成良好的医患关系，从而更好地进行医疗服务，维护患者的生命健康。

（三）规范医疗行为，规范医院管理

医务人员通过医学道德的行为准则、道德规范来约束自身在医疗过程中的各种活动，规范自身的医疗行为。医德的培养是医院管理的重要组成部分，少数医务人员服务意识淡薄，责任心不强；不详细、不耐心，与患者交流沟通不够导致患者对医生的偏见，医院应当对医务人员的医德进行培养，形成医院良好的医风，促进医院医疗事业的快速发展。

四、临床实践技能操作的道德要求

（一）重视疾病，慎选方法

医生在对患者进行诊疗的时候，应当从患者实际病情出发，遵守最优原则，选择合适的操作方法（如体格检查、辅助检查等），避免不必要的检查，为病人节约金钱和时间。

（二）重视患者，维护利益

医生要以病人为服务对象，为其提供最优质的服务。在临床实践技能操作中，要切实维护患者的利益。

（三）知情同意，尽职尽责

医生要向患者及其家属详细的说明操作的目的、意义、危险等内容，患者在充分了解的基础上，做出执行和不执行的决定。尤其是一些费用昂贵、过程复杂或者是涉及隐私部位检查的操作，医生应该要取得患者的理解和同意。

（四）关心体贴，减少伤害

国外和国内对于医德的表述中，都提到了要关心病人，将病人当作"至亲"一样去对待。尤其是某些疾病严重、心理障碍的患者，医生在对其进行临床诊疗操作的时候应当关心、细心、耐心。在操作的过程中，要注意遵守操作的标准，手法轻柔、动作敏捷，减少对患者的伤害。

（五）尊重患者，保护隐私

对待患者要一视同仁，不可将经济、外貌等因素夹杂在临床实践操作之中。如对待异性患者，在操作过程中，态度要庄重。不将病人的基本信息泄露，也不可将病人的诊疗结果泄露给不必要的人，注意诊疗结果的保管，保护患者的隐私。

五、医学道德修养

医学道德修养是所有医务人员必须进行的一项实践活动，是医务人员通过自我的教育提升自我医德品质的过程。

（一）医学道德修养的含义

医学道德修养是指医务人员在医学道德方面所进行的自我教育、自我锻炼和自我陶冶的过程，以及在此基础上所达到的医德境界。医学道德修养可以分解为三层含义：一是动态的过程，即医务人员按照一定的道德原则和规范所进行的学习、体验、检查、反省等心理活动和客观实践活动过程；二是静态的结果，即经过长期的努力之后所形成的医德品质、情操和道德境界；三是指医务人员待人处世的态度，即对处理医患关系、医医关系、医社关系的认识态度。

（二）医学道德修养的原则

经过长期的医疗活动实践，可以归纳出医学道德修养的原则为：主体原则、认知和实践相统一的原则、自律性和他律性相统一的原则。

1. **主体原则**　加强医学道德修养要遵守以人为本，以医务人员为主体地位的原则。医学道德的修养是医学道德教育的需要，也是医务人员自身道德追求的需要。医务人员作为道德修养的主体，必须亲自对道德的内容进行感悟、理解、选择、内化等，才能使其成为自身的品格。

2. **认知和实践相统一的原则**　医学道德的养成包括认知和实践两个层面。"认知"是对医学道德的清晰明确认识，"实践"是医务人员对医学道德的主动践行。在医学道德的修养中，"认知"和"实践"是有机结合在一起的。"认知"离不开"实践"。若医学道德的修养只是片面的知识学习，脱离实际，不能解决"认知"的问题。只有"认知"和"实践"的有机结合是医学道德养成的基本途径。

3. **自律性和他律性相统一的原则**　良好的医学道德修养是自律与他律有机结合、综合作用的结果，两者互为补充，缺一不可。自律即自我约束，他律即他人约束。外因通过内因起作用，自律属于内因，他律属于外因。自律是有条件的，也包括世界观，价值取向，自尊，自爱，养成自律习惯等等。自律的作用不足以使广大医务人员养成良好的医德，还需要他律的约束，而且是最严密最有效的监督。他律应该是全方位的，比如制度法律法规、家人的提醒、师长的教诲、朋友的帮助等这些都是他律的手段。医学道德的修养是自我修养与外在监督相结合的过程，要将外在的医学道德规范内化为自身的品质。

（三）医学道德修养的途径

1. **认真学习，事必躬亲**　医学道德的修养必须是自身亲自实践、学习的过程，旁人不能代替，是通过后天的学习而获得。医德的修养，即要学习医德的理论知识，又要学习先进人物的医德，先进单位的医风。医德的修养，还要在医疗实践中去检验自身的理论知识是否足够经得起考验。在考验之后，针对自身的不足，加以完善。

2. **增强决心，持之以恒**　医学道德的修养还要增强决心，要有持之以恒的精神。坚持不断的提高医务人员的医疗道德，从基本的道德原则，达到为人民服务的最高境界。

3. 加强法律的约束作用 医学道德的修养需要用法律来约束、保障。在医疗活动中,不良的医疗行为往往靠自身的自律来约束,这种约束时常起不到很好的效果。加强法律法规对不良医疗行为惩戒,遏制不良的医德医风,使健康的医德医风得到宣扬。从而形成良好的医疗环境,保障医疗活动的顺利开展。

案例 3

三国时期,吴国侯官(今福建闽侯县)有一位叫董奉的人,是一位很高明的医生,传说有"仙术"。董奉曾长期隐居在江西庐山南麓,热忱为山民诊病疗疾。他在行医时从不索取酬金,每当治好一个重病患者时,就让病家在山坡上栽五棵杏树;看好一个轻病,只栽一棵杏树。所以四乡闻讯前来求治的病人云集,而董奉均以栽杏作为医酬。几年之后,庐山一带的杏林多达十万余株。杏子成熟后,董奉又将杏子变卖成粮食用来赈济庐山贫苦百姓和南来北往的饥民,一年之中救助的百姓多达二万余人。正是由于董奉行医济世的高尚品德,赢得了百姓的普遍敬仰。

为了感激董奉的德行,有人写了"杏林春暖"的条幅挂在他家门口。从此,许多中药店都挂上了"杏林春暖"的匾额,"杏林"也逐渐成了中医药行业的代名词。

讨论:医务人员应该具备哪些道德品质?医务人员在医疗活动中怎样体现其职业道德?

(周建军 杨 黎)

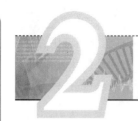

第二章

人际交流和沟通技巧

社会、经济的发展为医疗条件的提高带来了有利的一面,同时也造就了医患间出现了新的矛盾。医患间矛盾的升级对医患双方都有弊无利。目前,不论是患者还是医护人员都不同程度地认为医患关系不和谐。了解医患关系的基本知识才能构建和谐的医患关系。

第一节 医患关系概述

一、医患关系的定义

(一) 医方

狭义的医方即指医务人员,是指经过考核和卫生行政部门批准和承认,取得相应资格及执业证书的各级各类卫生技术人员。卫生技术人员包括医疗防疫人员、药剂人员、护理人员、检验人员等其他技术人员。作为一名卫生技术人员,首先,必须是按照国家有关法律法规和规章规定取得卫生技术人员资格或职称;其次,必须具备相关从业资格证书,才能够从事诊疗、护理等活动。

广义的医方不仅包括医务人员,还包括医疗机构的其他人员,如行政管理人员、后勤管理人员、工程技术人员等。他们虽不直接从事诊疗、护理工作,但他们的工作与病人疾病的康复有着重要的联系,他们工作的好坏,将会对整个医疗工作产生影响。

(二) 患方

传统上,患方一般指前来就医的病人本身,即直接接受诊疗、护理的人。但随着时代的发展,患方现在不仅指病人本身,还包括病人的亲属(包括直系亲属和旁系亲属)、代理人、监护人以及病人所属的组织、单位等。

(三) 医患关系

学者对于医患关系有不同的定义。有学者认为,医患关系是医疗机构与患者及其亲属之间因诊疗、护理行为而产生的一种特殊的权利义务关系;也有学者认为,医患关系是医务人员与病人在医疗过程中产生的特定医治关系。在这些定义中都强调了医患关系的主体是医务人员和患者及其家属,它的服务对象是人,它的客体是疾病和健康。它产生于医疗过程之中。

医患关系(Doctor-patient relationship)可以定义为医方与患方在医疗活动中建立的特殊的人际关系。由于医患关系的特殊性,它可以是医患间的契约关系、合同关系以及行政法律关系、民事法律关系。医患关系会随着人们的道德、价值观念的变化而发生改变,出现新的发展趋向。

二、医患关系的性质

(一) 医患关系是信托关系

医患关系是信托关系,它建立在信任的基础之上。信任在前,托付其后。在医疗活动中,患者依靠对医生医疗技术水平的信任,将自身的健康和生命托付给医生,将自身的生理、心理、家庭状况等透露给医生。医生应尊重患者对其的信任,保护其隐私。医生还应遵守医学伦理学的行善原则、尊重原则、公正原则、无伤原则,以诊治疾病为根本,为患者提供最优质的医疗服务,更多地给予患者人文关怀和帮助,解除患者的病痛。

但是患者出于对医生的完全信任将自己身体或健康的处置权交付给医生,而医生将完全出于患者的利益代替患者做出最有利的处理。这种关系排除了患者的能动性和自主性,从而导致和谐的医患关系难以长久维持。

(二)医患关系是契约关系

医患关系是契约关系,它建立在平等基础之上。医方掌握治疗患方疾病的医疗技术,病人需向医生寻求治疗疾病、促进健康的帮助。医生的医疗行为关乎着患者的生命与健康,医患关系单纯依靠医患间的信任,通常难以长久。因此,医患之间的关系需要强而有力的保障。病人在挂号就诊时,医生与病人就形成了医患间的契约关系,患者的就医行为和医生的医疗行为都受到法律的保护。一方面,患方应该主动地配合医方的诊疗、护理活动,尊重他们的劳动,共同维护病人的健康。另一方面,医方应当对所有的患者提供平等的医疗服务,尊重他们的医疗权利。因此,医生不仅要具有精湛的医疗技术,还要求医生应该具有良好的职业道德。随着法制社会的建立,医患关系更加依靠法律的调节力量。

三、医患关系的特征

(一)目的的共同性

医患关系不同于一般的人际关系,患者与医务人员间的目的具有共同性。尽管在医疗活动中,医患间的交往形式多样,但其目的都是为了解除病痛,促进健康。保护患者的生命健康权这一目的贯穿于整个医疗过程中。

(二)利益的一致性

患者在医务人员的帮助下,重新获得了健康,得到了利益。而患者通过支付医疗费用,使得医务人员得到了经济利益。医务人员在对患者的诊治过程中,自身的价值也得到了实现。医患间的利益具有一致性,都是为了取得健康利益以及自身的价值的实现。

四、医患关系的特点

由于社会经济发展水平、医疗服务水平、人们的思想观念、价值观念等的不同,不同时代的医患关系具有不同的特点。

(一)古代医患关系特点

古代医学的发展是建立在经验医学基础之上,古代医患关系则是建立在农耕文化基础之上,它具有直接性、整体性和稳定性三大特点。

1. 直接性　古代的医者与病人直接接触,通过"望、闻、问、切"四大诊法来获得患者的临床信息,根据自己的从医经验,对患者的疾病进行诊治。整个医疗过程都是医者亲自实施,不依靠其他人或者仪器的帮助。

2. 整体性　古代的医者将患者看作一个有机的整体,对患者的诊治是全方位的。医者在行医过程中,通过对患者生理、心理的变化进行观察,全面了解与患者疾病或者健康相关的要素,如日常生活、家庭因素、社会交往等。不仅对患者的疾病进行诊治,还帮助患者消除因疾病对生活产生的不利影响。

3. 稳定性　古代的医者的服务范围通常是在一定的地域内,面对的是较为稳定的人群。医者通常要精通内、外、妇、儿等多方面的知识,对患者的疾病从始至终的负责到底,承担全部的医疗责任,形成较为稳定的医患关系。

（二）近现代医患关系特点

十六世纪以来，西方传教士陆续进入中国，"医务传教"将西方医学带进中国，中医地位受到冲击，古代医患关系失去平衡。近代医患关系发生了深刻的变化，形成了新的特点。

1. **医患关系物化趋势**　传统的医患关系具有直接性、稳定性、整体性特点，医生了解和掌握病人的病情主要依靠医生的经验判断。随着现代医学的进步，大量的诊疗设备介入医生的诊断、治疗，并且起到越来越有效的作用。医生对诊疗设备的依赖性变强，医务人员甚至可以利用现代医学工程仪器和远程信息技术的应用，不直接接触病人就可进行疾病的诊疗。但这些诊疗设备隔阂了医患之间的联系，制约了医患间情感的交流，医患关系在一定程度上被物化了。医生重视的往往只有疾病的体征、仪器检查的结果，而疾病和患病的人被分割开来，医患间的感情淡化。

2. **医患关系分解趋势**　近现代医学的快速发展，对临床医学的分科越来越细，导致一个医生往往只诊治某一类疾病。病人要实现生命健康权，需要多个不同科室的医生来共同完成。古代医患关系中稳定的医患关系逐渐分解，医患间的沟通减少，情感联系变弱。

3. **医患关系民主化趋势**　现代社会，社会主义市场经济高速发展、医疗保障制度逐渐完善、健康教育与健康促进的快速发展使得医患关系的民主化趋势逐渐增强。我国以"指导－合作型"医患关系模式为主，也越来越重视"共同参与型"医患关系的发展。"知识型病人"正在逐渐增多，患者的要求日趋多元化，也更加重视自身的权利，积极主动地参与到医疗活动中来。

4. **医患关系法制化趋势**　在传统的医患关系中，主要依赖道德规范去维系双方的权利与义务。医患关系以诚信为基石。伴随社会主义法制建设，在依法治国的基本方略下，病人的权利更多地在法律上得到保障。我国相继出台了《执业医师法》《医疗机构管理条例》《医疗事故处理条例》等，其中《执业医师法》的颁布为医患关系的法制化奠定了基础，法律规范逐步成为医患关系最主要的制约手段。

（三）医患关系的发展趋势对医务人员道德的要求

1. **医患关系民主化趋势对医德的要求**　医患关系的民主化使得患者对医疗服务的需求更多，要求更加多元化、多层次化，也容易产生难以避免的医患间的矛盾。医患关系的民主化趋势要求医师恪守职业道德，对待一视同仁。

2. **医患关系法制化趋势对医德的要求**　医患关系的法制化趋势也对医生的职业道德提出了较高的要求。法律反映道德的进步，因此法制化建设对道德进步具有保障和促进作用。法治的力量只有以道德建设的发展为依托，同德治有机结合起来才能取得预期的成果。

3. **医患关系物化趋势对医德的要求**　医患关系的物化使得医患间的语言沟通减少，情感交流减少。医患关系的物化趋势要求医务人员加强职业道德修养，在应用新的诊疗技术中，提高医生的人文关怀能力，更加关心病人、尊重病人。

4. **医患关系分解趋势对医德的要求**　多与患者进行融洽的沟通，了解患者因为疾病所产生的生理上的病痛、心理上的负担以及社会适应能力上的影响。积极去开导病人，不仅在生理上消除患者的病痛，在心理上也要给予更多的关怀。

五、医患关系的模式

关于医患关系的模式，国内外学者提出了很多的看法，下文将介绍比较典型的萨斯－荷伦德模式（表 1-2-1）。

表 1-2-1　萨斯－荷伦德医患模式

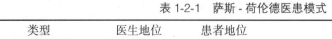

类型	医生地位	患者地位	特点
主动－被动模式	主动地位	被动地位	父权主义模式、被动配合、医患地位不平等
指导－合作模式	指导地位	合作地位	双向活动、患者主张权利、医者受义务约束
共同参与模式	主动帮助	主动参与	互相配合、充分沟通

（一）主动 - 被动模式

这一模式又称为父权主义模式,是历史悠久的医患相处模式。在传统的医患关系中,患者居于被动地位,医生居于主动地位。两者处于不平等的关系之中,双方并非互相作用于对方,仅仅是患者出于对医生的信赖而表现出的服从。其特点为,患者到医院就诊,医生利用其掌握的医学技能为患者进行救治,患者不会过问医生所做的医疗活动的原因、目的等,通常只是被动地配合。这种模式带有极强的行政色彩,医方对治疗享有绝对的权力,患者权利严重欠缺,双方居于明显的不平等地位。患者在诊疗过程中被"物化",医方只针对疾病治疗,鲜少考虑患者人格因素。

（二）指导 - 合作模式

这一模式是现代医患模式中比较基础的模式。但随着医学模式的改变,医患双方信息不对称越发严重,患者降低了对医生的信赖程度,医生权威性也较降低。其特点为,医生仍旧处于指导地位,但患者不再完全被动地接受诊疗,而是开始主动参与医疗活动的过程,提供各种情况,将自身的意见表达给医生。医生在诊疗过程中充分听取患者的意见,合理的采取诊疗措施。医患双方的相处由单向作用转向双向活动,双方较能发挥自身的主动性和积极性。在这种模式下,患方的权利意识觉醒,开始主张自身的权利,医方也开始受到义务的约束。目前,我国实践中大部分医患关系都属于指导合作模式。

（三）共同参与模式

这一模式是现代医患关系模式的发展趋势。在此模式中,患方的主动性进一步增强,双方形成了平等的关系,具有对等的权利,共同参与到医疗活动过程中。其特点为,病人不是在医生的权威之下配合医疗活动,而是基于对自身身体健康的重视而主动与医生合作,主动参与诊疗过程;医生在了解病人所提供的情况之后,综合病人的意见,通过分析整理,做出正确的诊疗方案。共同参与模式建立在医患双方权利义务对等的前提之上,患方清楚地了解自身的相关权利,以权利主体的身份向医方提出要求;医方则遵守各项医疗规则,依据权利、义务的要求规范自身的医疗行为。此种医患关系模式有助于消除医患间的隔阂,促进良好的医患关系的形成,提高诊疗质量。

六、医患关系存在的问题

（一）医患意见不统一

医院应"以病人为中心",作为医患关系中的主体,首先从自身查找原因,在可解决的范围内不断完善,力求提升患者的满意度、促进医患之间相互信任,把"以病人为中心"落实到实处。

（二）政府投入不足,医疗行业公益性弱化

很多学者认为"医患关系的核心是经济问题",政府在经济投入上的不足,使得医院的发展要依靠自身。受市场经济等其他因素影响,少数医院的医风、医生的医德出现了偏差,从中谋取经济利益,出现违反职业道德的行为,造成医患之间矛盾加深,医患关系恶化。

（三）医患间沟通欠佳

医患沟通主要体现在两个方面,一方面是与患者的沟通,在治疗过程中,由于患者医学知识的缺乏,处于依从关系的患者和医务人员的沟通不到位,造成的患者不满意;二是与患者家属的沟通,缺少有效的沟通,没有和患者家属达到诊疗方案上的一致意见,导致患者家属的不理解和抱怨。

（四）医患间信息的不对称性增加

在医患关系中,医方的可信任性是指医生能认识到自己利益的实现往往取决于实现别人对自己的信任的可能性或者能力,医患双方信息不对称,导致理性思维缺乏。随着生活水平的提高,患者对于生活质量和健康水平的要求也随之提高。然而,医学是一门复杂的科学,大多数患

者对于医学知识均是一知半解,对医学及医疗工作的高风险和局限性缺乏理性认识,因此在治疗过程中,对诊疗效果期望值过高,甚至很多患者及家属过多干预治疗,对医生的不信任也随之产生。

第二节　医患沟通

大部分医护人员和患者认为,医患之间的沟通一般或者基本上没有沟通;双方信任度降低是医患沟通困难的主要原因。了解医患沟通困难的原因,提高医患沟通的技巧对促进良好医患关系的形成具有重要的意义。

一、医患沟通

医患沟通(Doctor-Patient Communication),狭义的医患沟通,即指医方在日常医疗活动中,与患方就疾病、健康问题及相关因素(如费用、服务等)进行的沟通交流。狭义的医患沟通发生在医患个体之间,牵涉到的范围小、影响小。

广义的医患沟通,即指医务工作者、医疗卫生机构管理人员、卫生行政人员以及医学教育工作者等,主要围绕医疗卫生的医疗技术与服务标准、医德、法律法规、政策制度等方面,以非诊疗的方式与社会各界进行沟通。广义的医患沟通发生于医疗卫生服务相关群体与整个社会之间,它不仅有利于医患双方个体的信任合作及关系融洽,也能推动医学发展和社会进步。

二、医患沟通的内容

医患沟通可以分为技术沟通和非技术沟通。

(一) 技术沟通

医患沟通是技术沟通。医患双方在医疗技术活动中,为了收集病史、临床检查、诊疗疾病、确立治疗方案等而进行的沟通。如,体格检查需病人配合,要进行沟通;治疗方案需得到病人的同意,要进行沟通。若医患间没有充分的技术沟通,医生就难以采集确切的病史资料;病史资料不详细,医生难以进行综合的诊断。因此,良好的医患间的技术沟通对于医生正确分析、诊断疾病起着重要的作用。医患间技术沟通中,医生由于自身丰富的医学知识和精湛的技术,常处于主动地位,医患间的沟通是不平等的。医生在技术沟通中,应去除主观的个人感情与情绪,客观地与病人沟通。

(二) 非技术沟通

医患关系是非技术沟通。医患双方在医疗活动中,双方会产生道德关系、经济关系、法律关系、价值关系等非技术关系,而在这种非技术关系中医患间的沟通就是非技术沟通。非技术沟通中,情感交流的作用至关重要。医患间的非技术沟通中,患者和医生处于平等地位,以医患间的信任为基础,以情感为纽带,以法律为保障。良好的非技术沟通中,患者视医生的服务态度、医疗作风等方面的情况,主动参与疾病的诊治;而医生则处于对患者的关心和法律的保护,尽心的为病人服务。非技术沟通常能引起患者及社会各界的关注。

医患间的技术沟通与非技术沟通相互依赖、相互影响。如,良好的非技术沟通有利于医生采集病史、促进检查和治疗的开展,有利于技术沟通。同样,不良的技术沟通(如医生误诊),会对医患间的非技术沟通产生负面影响。要构建良好的医患关系,既要建立良好的技术沟通,又要建立良好的非技术沟通。

三、医患间沟通障碍的原因

(一) 医方的原因

1. 对医患沟通的重要性认识不够　医患双方在沟通过程中处于不平等的地位,医务人员占主导作用。但部分医务人员对医患沟通的重要性认识不够,尚未建立起"以病人为中心"的服务理念。也有部分医务人员对患者的沟通只是医学信息的沟通,而忽略了对患者的人文关怀。

2. 工作繁忙,限制沟通时间　有研究显示我国三甲医院一个门诊医生给每位患者的平均诊治时间为5分钟。医生难以完全倾听患者的所有倾述,只能要求其回答与疾病有关联的部分,从而导致患者对医患间沟通的不满意。

3. 缺乏沟通技巧　部分医务人员没有良好的语言与非语言沟通的方式,在沟通中没有使用得体性、幽默性、鼓励性的语言;或者没有把握好沟通时的面部表情、身体动作,甚至没有形成良好的第一印象;或者对患者使用专业的医学术语,而没有加以解释,只是进行单向的信息传递,忽略了双向的、互动的信息传递和反馈过程。

4. 医学专业的特殊性　医学专业具有特殊性,它既能为患者诊治疾病,也可能会给患者带来伤害(如临床检查中出现的伤害)。现今医学技术的发展还具有局限性,难以掌握疾病的所有状况,也无法全面预知诊疗过程中出现的不可确定性。当出现未预知的问题时,医患间可能出现沟通的障碍。同时,由于医学专业的特殊性,医务人员要掌握丰富的医学知识和临床工作经验才能顺利地为患者进行诊治。但部分医务人员缺乏较高的业务能力,在沟通中难以满意的回答患者提出的疑问等,影响沟通效果。

5. 部分医务人员医德缺失　市场经济下,一些医务人员为了追求更高的经济效益,追求更优越的物质生活,违背了作为医生的誓言。部分医务人员见利忘义,缺少了"救死扶伤"的责任,也缺失了"医者仁心"的道德。从而导致医患间的沟通出现障碍,医患关系不和谐。

(二) 患方的原因

1. 患者缺乏医学知识　由于医学专业的特殊性,绝大多数的患者对医学知识的了解甚少,或者了解了错误的知识。患者较难准确地理解医务人员发出的信息,难以做出正确的行为反应。医患间的沟通有时难以顺利进行。

2. 患者对治疗效果期望过高　随着社会经济的发展,患者对于健康的需求越来越迫切,对医疗服务的要求也越来越高。患者及其家属由于对治疗效果期望过高,难以做出理性的判断,从而对医务人员产生误解。

(三) 政府

随着社会主义市场经济的发展,医院也进入到了市场的竞争之中。目前,我国各级政府对医疗机构的投入不足以支撑其正常的运营。医疗机构为了发展,必须要增加其医疗收入,重视经济利益的发展,而忽略了社会利益的发展。社会利益与经济利益不统一。医患双方也成为了经济利益的对立体,患方将其不满归咎于医方,导致沟通的不畅通。

医疗机构能提供的医疗服务能力与人民日益增长的健康需求间也存在矛盾。目前,我国医疗资源配置依旧不合理,优质医疗资源存在于大城市、大医院。基层医疗卫生机构的医疗条件难以满足人民的需求,而大型医疗机构又人满为患,"一床难求","看病难"的现象引发患者的不满,导致医患间的矛盾。

(四) 媒体

当前,某些过度放大医患间的负面新闻(如医务人员收受红包、医疗事故等),强调患者的弱势地位。当发生医患间的纠纷时,一边倒的站在患者一方,把医生当做敌人,谴责医生。把部分医务人员医德堕落、医风败坏的现象扩大为整个群体的现象,使医疗机构、医务人员的社会形象受损,加深了医患间的矛盾。如案例1中的"8毛门"事件,被媒体炒得沸沸扬扬,虽后经调查被证实媒体误读,但却也加深了医患间的矛盾。媒体对负面消息的夸大报道,加重了医患间的防卫心理,使本来缺乏信任的更加相互猜忌,导致双方沟通不畅,对医患关系的恶化起到了推波助澜的作用。

四、医患间良好沟通的方式

（一）医患间的语言沟通

希波克拉底说："有两样东西能治病，一是语言，二是药物。"语言沟通是以词语符号为载体实现的沟通，如语言沟通、书面沟通等。实现医患间良好的语言沟通，需要做到以下几点。

1. 运用得体的称呼语　医务人员在诊治病人时，患者在咨询医生时，都应使用得体的称呼语，如"您""请""谢谢"等最基本的礼貌用语。如患者在称呼医生时，不应直呼其名，应尊称为某某医生；医生在称呼患者时，也应注意不可用患者的就诊号或住院号代替名字。

2. 充分利用语言的幽默　患者在就诊时，因为对疾病的不了解，内心会产生恐惧、焦虑、抑郁等负面情绪。医生在向患者询问病情或介绍检查内容时，应适当的运用幽默的语言，缓解患者紧张的情绪。

3. 多用称赞的语言　医患间在沟通时，要多称赞对方。如，患者遵医嘱进行治疗活动的过程中，医务人员可以说"坚持下去，就可以好转的""你的康复锻炼做得很好"等，鼓励患者，共同对抗疾病。

4. 语言表达简洁明确　医患间在沟通时，表达问题要言简意赅，既要把意思表达清楚，又不能过于冗长。

5. 讲究提问的技巧　患者在陈述病史时，可能出现不知如何表达自身的感受；或在表述过程中夹杂太多的修饰性词语，医生无法获知准确的病史。这就需要医生在提问时，讲究提问的技巧。如，患者腹痛就诊，通常主诉疼痛，此时医生可提问是刺痛、绞痛、阵痛等，以帮助诊断。

6. 使用保护性语言，忌用伤害性语言　医患间在沟通时，应多使用保护性语言，切忌使用伤害性语言，伤害对方的人格尊严，从而造成医患间的矛盾。如医务人员在医疗过程中，"不要乱动，哪儿治疗不痛苦的""你这人怎么这么麻烦"等语言都可能会对患者造成心理上的伤害。

7. 不评价他人的诊断与治疗　医方和患方都不应去评价他人的诊断与治疗，尊重其他患者的隐私与尊严。

（二）医患间的非语言沟通

非语言沟通是指使用语言之外的方式进行沟通，如身体动作、眼神、声音、衣着打扮等。

1. 重视第一印象　医务人员要服装整洁，在医疗活动过程中着统一的服饰，态度和蔼可亲，给患者良好的第一印象。

2. 举止端庄　医务人员要重视"小节"，"小节"虽小，却是影响人整体形象的关键因素。

3. 目光接触　医务人员不可用异样的眼光去审视患者。

4. 面部表情　微笑是最好的语言。医务人员对待患者应时刻保持微笑。

5. 接触　医患间还应建立良好的接触沟通。如，对患者进行身体检查时，动作要轻缓；检查之后，医生应帮助其整理好衣被。

第三节　和谐的医患关系构建

和谐医患关系（Harmonious doctor-patient relationship）简单讲是指医方与患方在医学活动中建立起来的协调匀称的相互关系。通俗一点就是指在医学活动过程中医生与病人之间和睦、融洽、相互理解信任的一种人际关系。构建和谐的医患关系，对提高医疗服务质量，满足人民的健康需求具有重要意义。

一、强化政府责任职能，加大卫生投入

1. 健全社会医疗保障制度，扩大医疗保障覆盖范围　目前我国医疗保障体系最根本的特点

是医疗保障范围的缩小和居民自费比例的快速增长,患者的负担过于沉重。针对这一现象,国家应积极推进医疗保障制度改革,健全社会医疗保障制度,扩大医疗保障覆盖范围,确保人人都享有基本的医疗保障,减轻患者的经济负担。

2. **加大卫生投入,提高医疗机构公益性** 在构建和谐医患关系中,政府最根本的措施是加快卫生事业发展,努力解决好群众"看病难、看病贵"问题。目前,公立医院的发展依靠的是自收自支,医院为了生存和发展,忽视了其公益性的特点。政府必须加大医疗投入,规范医疗机构医疗服务项目的收费机制;提高就医的公平性;打击违法提高药品价格、检查价格等情况,减轻患者就医成本;缓解医患间的利益对立。必须走适合我国国情的卫生事业发展道路,坚持卫生事业的公益性质,转换公立医疗机构运行机制,加强政府对医疗服务行业监管,加大对公立医院的投入,提高医疗机构的公益性。

二、加强医务人员医德修养,提高医疗技术水平

医务人员是建立和谐医患关系的关键。

1. **医务人员要具备良好的医疗技术** 医学具有特殊性,它所服务的对象是人,服务的内容是采取各种手段去维护人的健康。因此,医务人员要具有良好的专业素质(扎实的医学理论知识和丰厚的临床经验),才能为患者提供良好医疗服务,才能更好地"治病救人"。医学具有特殊性还表现在医学的发展是没有界限的,现今的医疗技术水平还不足以让人们诊治所有的疾病。医学的发展要求医务人员必须与时俱进,学习最新的医学理念和医疗技术,以更好地为人们的健康服务。

2. **医务人员要具备高尚的职业道德** 《医务人员医德规范及其实施办法》中规定医务人员应具有"救死扶伤、人道待人;尊重病人,一视同仁;文明礼貌,关心体贴;谨言慎行,保守医密;互学互尊,奋发进取;廉洁奉公,遵纪守法。"的职业道德。当今社会,医患关系紧张的一个重要原因是社会认为医务人员医德缺失。医务人员要加强自身的人文素质修养,培养职业道德。在进行医疗活动过程中,以"患者利益至上"为首要原则,坚持"患者自主权利"原则,平等的与患者进行沟通;坚持医疗的公平公正,消除社会公众负面情绪,减少医患的冲突。

3. **医务人员还应掌握一定的沟通能力与技巧** 医患之间沟通的不畅通,会导致医患间矛盾逐渐扩大,医患关系深受影响。对医方的误解加深,患方出现了对医方言语上的辱骂行为,肢体上的殴打行为,甚至出现案例2中"温岭杀医案"。因此,医务人员应掌握一定的沟通能力与技巧,建立有效的医患沟通,缓解医患间的误解,构建和谐的医患关系。

三、构建和谐的医患关系,需要全社会的参与

构建和谐的医患关系,需要全社会各个方面的努力。

1. **提高患者的医学知识,消除医患间的误解** 首先,医患间信息不对称是造成医患关系紧张的重要原因。医方应向患者普及医学知识,增强他们对医学的局限性的理解,让其知晓医学是具有风险的、局限的,降低他们对疾病诊疗的过高期望。患者进入医院,疾病没有得到康复,原因通常是复杂的。不可将医生当做是万能的"神",要理解医生劳动和付出。其次,要向患者宣传主动参与医疗活动,不可将诊治疾病的任务完全交给医生,而不对自身的健康负责。医患间应形成"共同参与型"的医患关系。患者还要多关注自身的健康问题,选择健康的生活方式,与医生共同承担疾病的诊疗义务和责任。最后,还应向患者宣传国家的医疗政策,帮助其选择适合自身的医疗服务。

2. **加强与媒体沟通,端正舆论导向** 媒体的不公正报道也是医患关系紧张的重要原因。作为引导舆论风向的媒体,应当尊重公众的知情权,公正的向大众报道信息。媒体应坚持客观、公正、真实的原则。对医疗活动中出现的不良现象报道要不夸大事实,客观分析、正确宣传;对于

17

医疗活动中出现的感人事迹,也要真实地加以报道,形成良好的舆论导向。而医方也应加强与媒体的沟通,及时向媒体提供准确、全面的信息。与媒体共同宣传和引导医患间形成和谐的人际关系。

案例1

2011年9月5日某牙科诊所医生陈某向媒体报料称:8月19日刚出生的儿子因腹胀,21日转入A市儿童医院,24日医院出具病情告知书,告知孩子有肠梗阻、小肠结肠炎,疑为先天性巨结肠。建议进行造瘘活检手术,手术费超过十万。

陈某签字拒绝手术,25日带儿子到B市儿童医院就诊,称接诊医生开了八毛钱的药,"孩子就治好了,能吃能拉"。陈先生怀疑A市儿童医院过度医疗,要求医院撤销科主任,退还3900元住院费,赔偿10万元。

此事引发网上热议,基本上都是一边倒地指责医院。

事件随后引发医患信任危机,A市儿童医院多名患儿受"8毛门"事件影响,患儿家属拒做手术,导致病情恶化。

9月7日,A市儿童医院召开新闻发布会称,所有诊断治疗符合诊疗规范。患儿在两地是处于不同疾病阶段,当时要求患儿做造瘘活检手术有指征。10万元手术费用的说法是家长杜撰,医院从未提过,手术约需两万。

9月12日,该患儿因病情反复,再次进入A市儿童医院治疗。

9月12日,曾引发广泛关注的"8毛门"患儿因"腹胀严重,还影响到呼吸不畅"再次来到B市儿童医院。B市儿童医院称症状较重,两次洗肠后家长签字要求出院,患儿家长称复诊后出院回A市,现在孩子挺好的。

B市儿童医院接诊医生表示,虽然未最终确诊,孩子患上先天性巨结肠的可能性很大,这种病光靠灌肠是无法解决问题的,还是建议尽早手术治疗。

2011年10月20日,患儿在C市某医院小儿外科被证实患先天性巨结肠,已做手术。

讨论:医患关系是怎样的关系? 医生和患者间的信任应该如何去维系?

案例2

2013年10月25日,某医院发生一起患者刺伤医生案件,3名医生在门诊为病人看病时被一名男子捅伤,其中耳鼻咽喉科主任医师王某因抢救无效死亡。2014年1月27日,某市中级人民法院一审判处被告人连某死刑,剥夺政治权利终身。2014年4月1日下午,此案终审维持死刑判决,将报最高法核准。

讨论:案例中,医患矛盾的发生是因为何种原因? 如何构建和谐的医患关系?

案例3

2009年11月3日上午,5个月大的"徐宝宝"被双亲送至某儿童医院。医院初步诊断病症为眼眶蜂窝组织炎。住院后至4日凌晨,患儿病情迅速恶化,经抢救无效死亡。事后"徐宝宝"亲属在网络上发帖,称值班医生毛某当晚打网络游戏而疏于治疗,对患儿母亲下跪哀求医生抢救患儿态度冷漠。11月10日,某儿童医院对此做出反应,否定了"医生打游戏"和"家属下跪"等事实。对于患儿的死亡原因,某儿童医院的初步分析为眼眶蜂窝组织炎,中度感染,海绵窦血栓。

某市卫生局对诊疗情况的调查结果称,"急诊接诊医师、管床医师诊断明确,治疗措施符合规范;患儿生命垂危时多科参与的联合抢救措施符合规范"。

11月11日,某市政府及卫生局宣布,成立第三方的调查组对此事进行重新调查。12日中午,包括媒体记者、网民代表等在内的14人组成的调查组成立。调查组分头问讯了医患双方当事人共33人次,并调阅了相关录像资料,检查了值班医生使用的计算机等,形成了最终调查结果。当事医生毛某在QQ上玩了两盘游戏,每盘持续约半个小时,正是在这一个多小时的时间段中,他没有理睬婴儿家属要求查看病情的请求。11月12日下午,某市政府召开新闻发布会表示,根据第三方的调查结果,"患儿家长所反映的情况基本属实"。某儿童医院的有关医护人员存在明显的失职行为:包括没有及时请会诊,没有重点向夜班医生交班,没有发现应当发现的病情变化,未按照一级护理要求巡查等等。

某市卫生局对事件中医院所有当事人进行了处理。其中,值班医生毛某被吊销医师执业证书、行政开除处分;因对事件负有处置不力、初步调查结果不实等负有领导责任,院长方某被记行政记大过、党内严重警告处分。

讨论:试联系本案例谈医患间沟通的重要性? 怎样进行良好的医患沟通?

(周建军　杨　黎)

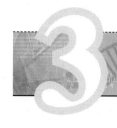

第三章

临床技能和卫生法律

随着传统医学模式向生物医学模式的转变,医患间的关系变得更加复杂。单纯靠道德的约束有时难以起到所期望的效果,此时就要求医务人员的行为必须受到法律的约束和保护。随着国家法制的逐步完善和实施,法制观念应在临床诊疗过程中充分得到体现。

第一节　卫生法的渊源

一、卫生法渊源的概念

卫生法(Health law),是指由国家制定或认可,在保护人体健康活动中,由国家强制力保证的具有普遍约束力的社会规范的总和。我国的卫生法是根据宪法的原则制定,主要涉及:国家卫生管理体制、卫生机构设置、任职资格、职权范围、公民、法人及其他组织在卫生活动中的权力与义务、行政责任与行政处罚等,是卫生监督的主要依据。

卫生法的渊源又称卫生法的法源,是指卫生法律规范创立方式及表现为何种法律文件形式,包含其外部表现形式和根本来源。

二、卫生法的渊源

我国卫生法的渊源有以下几种形式。

(一) 宪法

宪法是国家的根本大法,它具有最高的法律权利。它规定国家的根本任务和根本制度,包括社会制度、国家制度的原则和国家政权的组织以及公民的基本权利义务等内容,是所有立法的依据。

宪法中与医学相关的内容:(第二十一条)国家发展医疗卫生事业,发展现代医药和我国传统医药,鼓励和支持农村集体经济组织、国家企业事业组织和街道组织举办各种医疗卫生设施,开展群众性的卫生活动,保护人民健康。

它从最高层规定了国家发展医疗卫生事业以及开展相关的一系列活动最终的目的是为了保护人民的健康。

(二) 法律

法律(Law)是一系列的规章制度,它由制度来落实。我国法律是由全国人民代表大会所制定,但我国尚未制定基本的卫生法律。现行的卫生法是由全国人民代表大会常务委员会制定。主要包括《中华人民共和国母婴保健法》、《中华人民共和国执业医师法》、《中华人民共和国传染病防治法》、《中华人民共和国职业病防治法》、《中华人民共和国国境卫生检疫法》、《中华人民共和国食品安全法》、《中华人民共和国药品管理法》、《中华人民共和国献血法》、《中华人民共和国人口与计划生育法》、《中华人民共和国红十字会法》共十部卫生单行法律。

(三）行政法规

行政法规是国务院根据宪法和法律,并且按照《行政法规制定程序条例》的规定制定的。卫生行政法规是由国务院制定的,其法律效力低于法律而高于地方性卫生法规。我国现行的卫生行政法规包括《国境口岸卫生监督办法》、《公共场所卫生管理条例》、《麻醉药品管理办法》、《中华人民共和国尘肺病防治条例》、《艾滋病监测管理的若干规定》、《女职工劳动保护规定》、《医疗用毒性药品管理办法》、《精神药品管理办法》、《放射性药品管理办法》、《中华人民共和国国境卫生检疫法实施细则》、《放射性同位素与射线装置放射防护条例》、《化妆品卫生监督条例》、《学校卫生工作条例》、《中华人民共和国传染病防治法实施办法》、《中药品种保护条例》、《医疗机构管理条例》、《食盐加碘消除碘缺乏危害管理条例》、《中华人民共和国红十字标志使用办法》、《血液制品管理条例》等 30 余部。

(四）地方性法规

地方性法规是由省、自治区、直辖市的人民代表大会及其常委会;省、自治区人民政府所在地的市和经国务院批准的"较大的市"人民代表大会及其常委会;经济特区市(深圳、厦门、汕头、珠海)人民代表大会及其常委会所制定的。地方性法规在本行政区域内有效,其效力低于宪法、法律和行政法规。

(五）自治条例、单行条例

单行条例是由民族自治地方的人民代表大会制定,它在民族自治权的范围内,根据当地民族的政治、经济和文化特点,制定的关于某一方面具体事项的规范性文件。它只在民族自治地方适用。

(六）规章

行政规章分为部门规章和地方政府规章。部门规章即指国家最高行政机关所属的各部门、委员会在自己的职权范围内发布的调整部门管理事项的规范性文件。地方性规章即指省、自治区、直辖市人民政府,省、自治区人民政府所在地的市和国务院批准的较大的市以及经济特区市的人民政府制定发布的各方面的规范性文件。

卫生部门规章指国家卫生计生委单独或与国务院有关部门联合制定发布的规范性文件,简称卫生规章。地方性卫生规章指省、自治区、直辖市人民政府,省、自治区人民政府所在地的市和国务院批准的较大的市以及经济特区市的人民政府制定发布的卫生方面的规范性文件。

(七）卫生标准

卫生标准即要求人们在日常生活和生产中,所接触环境中危害因素的程度的最低限度,使其对接触的健康不产生不良作用。如《生活饮用水卫生标准》、《医疗事故分级标准》等。

(八）法律解释

法律解释指有关部门依据法定权限和程序,按照一定的标准和原则,对卫生法律、卫生行政法规等作出的进一步说明。法律解释可以分为立法解释、司法解释和行政解释。

1. **立法解释** 我国全国人大常委会对关于法律、法令条文本身需要进一步明确界限或补充规定的进行解释。

2. **司法解释** 法院审判工作中具体应用法律、法令的问题,由最高人民法院进行解释;检察院检察工作中具体应用法律、法令的问题,由最高人民检察院进行解释。两院解释如果有原则性的分歧,报请全国人大常委会解释或决定。

3. **行政解释** 行政解释是指由国家行政机关对于不属于审判和检察工作中的其他法律、法令的具体应用问题以及自己依法制定的法规进行的解释。凡属于地方性法规条文中本身需要进一步明确界限或做补充规定的,由制定法规的省、自治区、直辖市人大常委会进行解释或作出规定。凡属于地方性法规如何具体应用的问题,由省、自治区、直辖市人民政府主管部门进行解释。

（九）卫生国际条约

卫生国际公约由全国人大常委会决定同外国缔结，或者由国务院按职权范围同外国缔结。虽不属于国内法范畴，但其一旦生效，除我国声明保留的条款外，对我国具有约束力。如《烟草控制框架公约》是第一部卫生国际公约。

第二节 医生的执业规则及法律责任

为了加强医师队伍的建设，提高医师的职业道德和业务素质，保障医师的合法权益，保护人民健康，1998 年 6 月 21 日我国制定了《中华人民共和国执业医师法》。该法内容涉及患者的权利与义务，以及明确规定了医生的权利与义务。

一、患者的权利与义务

根据我国现行的卫生法律、法规，可将患者的权利与义务总结如下。

（一）患者的权利

1. **生命健康权** 是最为基础的权利。WHO 提出，到 2000 年人人享有基本医疗保健，每个人有获得基本医疗保健的权利，任何违背这权利实现的现象，都是对病人医疗健康权利的侵犯，是有悖医务人员救死扶伤的宗旨的。

2. **医疗权** 我国宪法第 21 条规定，公民享有医疗权。

3. **知情同意权** 诊治过程中患者有权获悉有关病情的全部信息，有权对医务人员的诊疗方案做出同意或拒绝的选择。

4. **自主决策权** 具有自主行为能力的患者，在医疗活动之中，自主决定采取是否就医、是否接受诊疗方法等的行为决策。

5. **监督权** 有权监督医疗机构、医务人员的行为，出现医疗事故、医疗差错时，要保持头脑清醒，客观、冷静地分析问题，病人及家属有权通过法律手段来解决问题。

（二）患者的义务

1. **患者应谨遵医嘱** 按照医生的诊疗建议，改变不利于健康和病情恢复的不良的各种生活方式，树立健康的生活习惯。

2. **尊重医务人员** 包括尊重其劳动成果和人格。尊重医务人员的医疗技术劳动，配合医生的诊疗，与医生共同参与到疾病的诊疗之中，信任医生的医疗技术能力。病人有义务对医务工作者的工作特性予以理解和包容。当出现医疗差错、医疗事故，引发医疗纠纷时，要客观、冷静，利用法律手段来处理问题，切不可随意对医务人员实施暴力，侵害医疗工作者的人格尊严和人身权利。

二、医生的权利与义务

（一）医生的权利

《中华人民共和国执业医师法》中第二十一条规定医师在执业活动中享有下列权利：

1. 在注册的执业范围内，进行医学诊查、疾病调查、医学处置、出具相应的医学证明文件，选择合理的医疗、预防、保健方案；

2. 按照国务院卫生行政部门规定的标准，获得与本人执业活动相当的医疗设备基本条件；

3. 从事医学研究、学术交流，参加专业学术团体；

4. 参加专业培训，接受继续医学教育；

5. 在执业活动中，人格尊严、人身安全不受侵犯；

6. 获取工资报酬和津贴，享受国家规定的福利待遇；

7. 对所在机构的医疗、预防、保健工作和卫生行政部门的工作提出意见和建议,依法参与所在机构的民主管理。

（二）医生的义务

《中华人民共和国执业医师法》第二十二条规定医师在执业活动中履行下列义务：

1. 遵守法律、法规,遵守技术操作规范；

2. 树立敬业精神,遵守职业道德,履行医师职责,尽职尽责为患者服务；

3. 关心、爱护、尊重患者,保护患者的隐私；

4. 努力钻研业务,更新知识,提高专业技术水平；

5. 宣传卫生保健知识,对患者进行健康教育。

三、医生的基本原则

《中华人民共和国执业医师法》第二十六条至三十条规定医师在职业活动应遵守以下执业规则：

（一）医师实施医疗、预防、保健措施,签署有关医学证明文件,必须亲自诊查、调查,并按照规定及时填写医学文书,不得隐匿、伪造或者销毁医学文书及有关资料。医师不得出具与自己执业范围无关或者与执业类别不相符的医学证明文件。

（二）对急危患者,医师应当采取紧急措施进行诊治；不得拒绝急救处置。

（三）医师应当使用经国家有关部门批准使用的药品、消毒药剂和医疗器械。除正当诊断治疗外,不得使用麻醉药品、医疗用毒性药品、精神药品和放射性药品。

（四）医师应当如实向患者或者其家属介绍病情,但应注意避免对患者产生不利后果。医师进行实验性临床医疗,应当经医院批准并征得患者本人或者其家属同意。

（五）医师不得利用职务之便,索取、非法收受患者财物或者牟取其他不正当利益。

（六）遇有自然灾害、传染病流行、突发重大伤亡事故及其他严重威胁人民生命健康的紧急情况时,医师应当服从县级以上人民政府卫生行政部门的调遣。

（七）医师发生医疗事故或者发现传染病疫情时,应当按照有关规定及时向所在机构或者卫生行政部门报告。医师发现患者涉嫌伤害事件或者非正常死亡时,应当按照有关规定向有关部门报告。

（八）执业助理医师应当在执业医师的指导下,在医疗、预防、保健机构中按照其执业类别执业。在乡、民族乡、镇的医疗、预防、保健机构中工作的执业助理医师,可以根据医疗诊治的情况和需要,独立从事一般的执业活动。

四、医生的法律责任

《中华人民共和国执业医师法》第三十六条至四十二条规定医师在职业活动具有以下法律责任。

（一）以不正当手段取得医师执业证书的,由发给证书的卫生行政部门予以吊销；对负有直接责任的主管人员和其他直接责任人员,依法给予行政处分。

（二）医师在执业活动中,违反本法规定,有下列行为之一的,由县级以上人民政府卫生行政部门给予警告或者责令暂停六个月以上一年以下执业活动；情节严重的,吊销其执业证书；构成犯罪的,依法追究刑事责任：

1. 违反卫生行政规章制度或者技术操作规范,造成严重后果的；

2. 由于不负责任延误急危患者的抢救和诊治,造成严重后果的；

3. 造成医疗责任事故的；

4. 未经亲自诊查、调查,签署诊断、治疗、流行病学等证明文件或者有关出生、死亡等证明文

23

件的;

5. 隐匿、伪造或者擅自销毁医学文书及有关资料的;

6. 使用未经批准使用的药品、消毒药剂和医疗器械的;

7. 不按照规定使用麻醉药品、医疗用毒性药品、精神药品和放射性药品的;

8. 未经患者或者其家属同意,对患者进行实验性临床医疗的;

9. 泄露患者隐私,造成严重后果的;

10. 利用职务之便,索取、非法收受患者财物或者牟取其他不正当利益的;

11. 发生自然灾害、传染病流行、突发重大伤亡事故以及其他严重威胁人民生命健康的紧急情况时,不服从卫生行政部门调遣的;

12. 发生医疗事故或者发现传染病疫情,患者涉嫌伤害事件或者非正常死亡,不按照规定报告的。

(三)医师在医疗、预防、保健工作中造成事故的,依照法律或者国家有关规定处理。

(四)未经批准擅自开办医疗机构行医或者非医师行医的,由县级以上人民政府卫生行政部门予以取缔,没收其违法所得及其药品、器械,并处十万元以下的罚款;对医师吊销其执业证书;给患者造成损害的,依法承担赔偿责任;构成犯罪的,依法追究刑事责任。

(五)阻碍医师依法执业,侮辱、诽谤、威胁、殴打医师或者侵犯医师人身自由、干扰医师正常工作、生活的,依照治安管理处罚条例的规定处罚;构成犯罪的,依法追究刑事责任。

(六)医疗、预防、保健机构未依照本法第十六条的规定履行报告职责,导致严重后果的,由县级以上人民政府卫生行政部门给予警告;并对该机构的行政负责人依法给予行政处分。

(七)卫生行政部门工作人员或者医疗、预防、保健机构工作人员违反本法有关规定,弄虚作假、玩忽职守、滥用职权、徇私舞弊,尚不构成犯罪的,依法给予行政处分;构成犯罪的,依法追究刑事责任。

第三节 临床执业相关的卫生法律、行政法规内容

一、传染病防治法

(一)制定时间

《中华人民共和国传染病防治法》于1989年2月21日第七届全国人民代表大会常务委员会第六次会议通过;2004年8月28日第十届全国人民代表大会常务委员会第十一次会议对《传染病防治法》进行了修订。

(二)主要内容

国家为了预防、控制和消除传染病的发生与流行,保障人体健康和公共卫生,制定了《传染病防治法》,其中医师应知晓的主要内容为:

1.《传染病防治法》第三条规定传染病分为甲类、乙类、丙类

甲类传染病(2种):鼠疫、霍乱。

乙类传染病(26种):传染性非典型肺炎(严重急性呼吸综合征)、艾滋病、病毒性肝炎、脊髓灰质炎、人感染高致病性禽流感、甲型H1N1流感、麻疹、流行性出血热、狂犬病、流行性乙型脑炎、登革热、炭疽、细菌性和阿米巴性痢疾、肺结核、伤寒和副伤寒、流行性脑脊髓膜炎、百日咳、白喉、新生儿破伤风、猩红热、布鲁氏菌病、淋病、梅毒、钩端螺旋体病、血吸虫病、疟疾。

丙类传染病(11种):流行性感冒、流行性腮腺炎、风疹、急性出血性结膜炎、麻风病、流行性和地方性斑疹伤寒、黑热病、包虫病、丝虫病,除霍乱、细菌性和阿米巴性痢疾、伤寒和副伤寒以外的感染性腹泻病、手足口病。

2.《传染病防治法》第六十九条规定医疗机构所承担的法律责任

医疗机构违反本法规定,有下列情形之一的,由县级以上人民政府卫生行政部门责令改正、通报批评,给予警告;造成传染病传播、流行或者其他严重后果的,对负有责任的主管人员和其他直接责任人员,依法给予降级、撤职、开除的处分,并可以依法吊销有关责任人员的执业证书;构成犯罪的,依法追究刑事责任:

(1) 未按照规定承担本单位的传染病预防、控制工作、医院感染控制任务和责任区域内的传染病预防工作的;

(2) 未按照规定报告传染病疫情,或者隐瞒、谎报、缓报传染病疫情的;

(3) 发现传染病疫情时,未按照规定对传染病病人、疑似传染病病人提供医疗救护、现场救援、接诊、转诊的,或者拒绝接受转诊的;

(4) 未按照规定对本单位内被传染病病原体污染的场所、物品以及医疗废物实施消毒或者无害化处置的;

(5) 未按照规定对医疗器械进行消毒,或者对按照规定一次使用的医疗器具未予销毁,再次使用的;

(6) 在医疗救治过程中未按照规定保管医学记录资料的;

(7) 故意泄露传染病病人、病原携带者、疑似传染病病人、密切接触者涉及个人隐私的有关信息、资料的。

二、母婴保健法

(一) 制定时间

《中华人民共和国母婴保健法》于 1994 年 10 月 27 日第八届全国人民代表大会常务委员会第十次会议通过,自 1995 年 6 月 1 日起施行。

(二) 主要内容

为了保障母亲和婴儿健康,提高出生人口素质,根据宪法,制定《中华人民共和国母婴保健法》,其中医师需知晓的主要内容为:

1.《母婴保健法》第七条至十三条规定婚前保健服务的内容

婚前卫生指导:关于性卫生知识、生育知识和遗传病知识的教育;

婚前卫生咨询:对有关婚配、生育保健等问题提供医学意见;

婚前医学检查:对准备结婚的男女双方可能患影响结婚和生育的疾病进行医学检查。(包括严重遗传性疾病、指定传染病、有关精神病)

2.《母婴保健法》第十四至二十四条规定孕产妇保健服务内容

母婴保健指导:对孕育健康后代以及严重遗传性疾病和碘缺乏病等地方病的发病原因、治疗和预防方法提供医学意见;

孕妇、产妇保健:为孕妇、产妇提供卫生、营养、心理等方面的咨询和指导以及产前定期检查等医疗保健服务;

胎儿保健:为胎儿生长发育进行监护,提供咨询和医学指导;

新生儿保健:为新生儿生长发育、哺乳和护理提供医疗保健服务。

三、血液管理法

(一) 制定时间

《中华人民共和国血液制品管理条例》于 1996 年 12 月 6 日国务院第 52 次常务会议通过,12 月 30 日起施行。

（二）主要内容

为了加强血液制品管理,预防和控制经血液途径传播的疾病,保证血液制品的质量,根据药品管理法和传染病防治法,制定《中华人民共和国血液制品管理条例》,其中医师需知晓的主要内容为:

1.《血液管理条例》第五条、第六条规定单采血浆站的资格条件

单采血浆站由血液制品生产单位设置或者由县级人民政府卫生行政部门设置,专门从事单采血浆活动,具有独立法人资格。其他任何单位和个人不得从事单采血浆活动。

设置单采血浆站,必须具备下列条件:

(1) 符合单采血浆站布局、数量、规模的规划;

(2) 具有与所采集原料血浆相适应的卫生专业技术人员;

(3) 具有与所采集原料血浆相适应的场所及卫生环境;

(4) 具有识别供血浆者的身份识别系统;

(5) 具有与所采集原料血浆相适应的单采血浆机械及其他设施;

(6) 具有对采集原料血浆进行质量检验的技术人员以及必要的仪器设备。

2.《血液管理条例》第十二条至第十七条规定采血实施者的操作原则

第十二条 单采血浆站在采集血浆前,必须对供血浆者进行身份识别并核实其《供血浆证》,确认无误的,方可按规定程序进行健康检查和血液化验;对检查、化验合格的,按照有关技术操作标准及程序采集血浆,并建立供血浆者健康检查及供血浆记录档案;对检查、化验不合格的,由单采血浆站收缴《供血浆证》,并由所在地县级人民政府卫生行政部门监督销毁。严禁采集无《供血浆证》者的血浆。血浆采集技术操作标准及程序,由国务院卫生行政部门制定。

第十三条 单采血浆站只能向一个与其签订质量责任书的血液制品生产单位供应原料血浆,严禁向其他任何单位供应原料血浆。

第十四条 单采血浆站必须使用单采血浆机械采集血浆,严禁手工操作采集血浆。采集的血浆必须按单人份冰冻保存,不得混浆。

严禁单采血浆站采集血液或者将所采集的原料血浆用于临床。

第十五条 单采血浆站必须使用有产品批准文号并经国家药品生物制品检定机构逐批检定合格的体外诊断试剂以及合格的一次性采血浆器材。

采血浆器材等一次性消耗品使用后,必须按照国家有关规定予以销毁,并作记录。

第十六条 单采血浆站采集的原料血浆的包装、储存、运输,必须符合国家规定的卫生标准和要求。

第十七条 单采血浆站必须依照传染病防治法及其实施办法等有关规定,严格执行消毒管理及疫情上报制度。

四、医疗事故处理的法律制度

（一）制定时间

《医疗事故处理条例》于 2002 年 2 月 20 日国务院第 55 次常务会议通过,于 2002 年 9 月 1 日起公布施行。

（二）主要内容

为了正确处理医疗事故,保护患者和医疗机构及其医务人员的合法权益,维护医疗秩序,保障医疗安全,促进医学科学的发展,制定《医疗事故处理条例》,其中医师需知晓的主要内容为:

1.《医疗事故处理条例》第四条规定,根据对患者人身造成的损害程度,医疗事故分为四级

一级医疗事故:造成患者死亡、重度残疾的;

二级医疗事故:造成患者中度残疾、器官组织损伤致严重功能障碍的;

三级医疗事故:造成患者轻度残疾、器官组织损伤导致一般功能障碍的;

四级医疗事故:造成患者明显人身损害的其他后果的。

具体分级标准由国务院卫生行政部门制定。

2.《医疗事故处理条例》医务人员在医疗活动中应遵守的原则

第六条　医疗机构及其医务人员在医疗活动中,必须严格遵守医疗卫生管理法律、行政法规、部门规章和诊疗护理规范、常规,恪守医疗服务职业道德。

第十一条　在医疗活动中,医疗机构及其医务人员应当将患者的病情、医疗措施、医疗风险等如实告知患者,及时解答其咨询;但是,应当避免对患者产生不利后果。

第十三条　医务人员在医疗活动中发生或者发现医疗事故、可能引起医疗事故的医疗过失行为或者发生医疗事故争议的,应当立即向所在科室负责人报告,科室负责人应当及时向本医疗机构负责医疗服务质量监控的部门或者专(兼)职人员报告;负责医疗服务质量监控的部门或者专(兼)职人员接到报告后,应当立即进行调查、核实,将有关情况如实向本医疗机构的负责人报告,并向患者通报、解释。

第十五条　发生或者发现医疗过失行为,医疗机构及其医务人员应当立即采取有效措施,避免或者减轻对患者身体健康的损害,防止损害扩大。

3.《医疗事故处理条例》第二十八条规定,医疗机构提交的有关医疗事故技术鉴定的材料应当包括下列内容

住院患者的病程记录、死亡病例讨论记录、疑难病例讨论记录、会诊意见、上级医师查房记录等病历资料原件;住院患者的住院志、体温单、医嘱单、化验单(检验报告)、医学影像检查资料、特殊检查同意书、手术同意书、手术及麻醉记录单、病理资料、护理记录等病历资料原件;抢救急危患者,在规定时间内补记的病历资料原件;封存保留的输液、注射用物品和血液、药物等实物,或者依法具有检验资格的检验机构对这些物品、实物作出的检验报告;与医疗事故技术鉴定有关的其他材料。

4.《医疗事故处理条例》第五十五条规定,发生医疗事故后对医疗机构和医务人员的责罚

医疗机构发生医疗事故的,由卫生行政部门根据医疗事故等级和情节,给予警告;情节严重的,责令限期停业整顿直至由原发证部门吊销执业许可证,对负有责任的医务人员依照刑法关于医疗事故罪的规定,依法追究刑事责任;尚不够刑事处罚的,依法给予行政处分或者纪律处分。

对发生医疗事故的有关医务人员,除依照前款处罚外,卫生行政部门并可以责令暂停 6 个月以上 1 年以下执业活动;情节严重的,吊销其执业证书。

案例

怀孕三个月的吴某因脾破裂做腹腔手术急需大量 A 型的血,卫生院与某市中心血站取得联系后,告知血液将在一小时内送到。由于情况紧急医生王某一边给吴某进行手术,一边打电话催促血站,由于天黑路远,加之有一段路坎坷不平,血站的血迟迟未到。吴某的弟弟见情况紧急两次提出要给姐姐献血,均被医院拒绝。当血站的送血员赶到时,吴某已因失血过多身亡。

讨论:在该案例中,医生的处置是否符合法律的规定?又是否符合医学伦理学的原则?试从该案例中分析伦理与法律的关系。

(周建军　杨　黎)

第二篇 体格检查技能

第一章

体格检查的基本要求

体格检查(physical examination)是基本临床技能的重要组成部分,也是临床医师和医学生必备的基本功。它是医生用自己的感官或传统的辅助器具(听诊器、叩诊锤、血压计、体温计等)对患者进行系统地观察和检查,其目的是收集患者有关健康的正确资料。通过体格检查结合临床表现和实验室检查的结果,可对大多数疾病做出临床诊断。

一、全身体格检查的基本要求

1. 内容务求全面系统。搜集尽可能完整的客观资料,在全面系统的基础上有所侧重,使检查内容既能涵盖住院病历的要求条目,又能重点深入患病的器官系统。

2. 顺序应从头到脚分段进行。强调合理、规范的逻辑顺序,尽量减少被检者的不适和不必要的体位变动,同时也方便检查者操作。实施的关键是认真细致。

3. 遵循基本原则,实施中可酌情对个别检查顺序作适当调整。如甲状腺触诊,常需从被检者背后进行。因此,卧位检查的被检者在坐位检查后胸时可予以补充。检查前胸时,为了对所发现的肺部体征有全面了解,也可立即检查后胸部。腹部检查采取视听叩触顺序更好。四肢检查中,上肢检查习惯由手至肩,而下肢由近及远进行。

4. 注意原则的灵活性。面对具体病例,如急诊、重症病例,简单查体后即着手抢救或治疗,遗留的内容待病情稳定后补充。根据病情需要确定是否应行肛门、直肠、外生殖器的检查,如确需检查应特别注意保护被检者隐私。

5. 全身体格检查的方法具有很强的技艺性,务求正规合理,应用得当。为符合完整连贯的检查要求,检查方法应适当取舍。如甲状腺触诊,视不同体位采用不同方法;腹水的检查以移动性浊音检查较方便,特殊检查方法留待必要时重点深入进行。

6. 全身体格检查的顺序可按下述进行,以保证分段而集中的体格检查顺利完成。

以卧位被检者为例:一般情况和生命体征━━►头颈部━━►前、侧胸部(心、肺)$\xrightarrow{\text{被检者取坐位}}$后背部(包括肺、脊柱、肾区、骶部)$\xrightarrow{\text{卧位}}$腹部━━►上、下肢━━►肛门直肠━━►外生殖器━━►神经系统(最后站立位)。

以坐位被检者为例:一般情况和生命体征━━►上肢━━►头颈部━━►后背部(包括肺、脊柱、肾区、骶部)$\xrightarrow{\text{被检者取卧位}}$前、侧胸部(心、肺)━━►腹部━━►下肢━━►肛门直肠━━►外生殖器━━►神经系统(最后站立位)。

7. 检查过程中与被检者适当交流,以融洽医患关系,并可以补充病史资料,如补充系统回顾的内容,查到哪里、问到哪里,简单几个问题可十分自然而简捷地获取各系统患病的资料;健康教育及精神支持也可在检查过程中体现。

8. 强调边查边想,正确评价,边问边查,核实补充。根据全身体格检查的基本项目做好思想准备,可以减少重复的次数和对被检者的干扰。

9. 掌握检查的进度和时间。一般应尽量在 30~40 分钟内完成。熟悉检查项目之后,可以从容不迫、井然有序地进行体检。

10. 检查结束时应与被检者简单交谈,说明重要发现、应注意的事项或下一步检查计划。明确职业责任,掌握分寸,不要随便解释,以免增加被检者思想负担或给医疗工作造成紊乱。

二、全身体格检查的注意事项

(一) 准备工作

1. **体位**　被检者可取卧位或坐位,适当披盖。检查者一般应站在被检者右侧,按一定顺序进行全身体格检查,依次暴露各检查部位;背部检查可取坐位,不能坐起者,只能侧卧进行;避免反复翻动,避免重复和遗漏,尽可能做到在一个体位时完成更多的检查。通常首先进行生命征和一般检查,然后按头、颈、胸、腹、脊柱、四肢和神经系统的顺序进行检查,必要时进行生殖器、肛门和直肠检查。根据病情轻重、避免影响检查结果等因素,可调整检查顺序,利于及时抢救和处理患者。

2. **环境**　光线应适当,最好以自然光线作为照明;室温应适宜,环境应安静。检查手法应规范轻柔;被检查部位暴露应充分。

3. **检查工具**　病床或体检床应置于适当位置。检查者除运用自己的感官外,常需借助于简便的检查工具(表 2-1-1)。

表 2-1-1　体格检查的常用工具

必要的	选择性的	必要的	选择性的
体温计	近视力表	直尺、卷尺	鹅颈灯
血压计	检眼镜	叩诊锤	纱布
听诊器	检耳镜	棉签	胶布
压舌板	检鼻镜	大头针	手套
手电筒	裂隙灯	音叉	润滑油

(二) 特殊情况的体格检查

1. **老年人的体格检查**　应正确区分年龄改变与病态,注意检查的技巧。

(1) 老年人年龄变化:①记忆力减退,视力、听力有一定下降;②皮肤弹性降低,瞳孔对光反应稍迟钝,眼球向上凝视能力下降,角膜边缘及周围出现老年环;③收缩压略升高,但仍在正常范围;④胸廓前后径增加与脊柱后弓、椎体塌陷有关,肺部检查时捻发音不意味着疾病,心脏收缩期杂音明显,肠蠕动功能下降;⑤性器官萎缩,男性前列腺增大;⑥肌肉常有轻度萎缩;⑦步态变慢,跨步一般变小。

(2) 特别注意事项:①定期体格检查,老年人可能因骨关节改变而行动不便,应按被检者实际情况,耐心、细致进行体检。根据病情轻重和避免影响检查结果等因素,可调整检查顺序。②检查内容与成人无异,生命征十分重要。血压检查最好包括坐、卧、立位,可以了解循环代偿能力,并应两侧检查。③检查方法应灵活机动。如在交谈中有效地了解记忆力、智力。从家人和护理人员处获取信息。精神状态可从被检者一般状态、情感反应及语言、行为是否适度加以评价,也可从交谈中了解被检者的时间、地点、人物定向力。④注意被检者视力、听力下降程度,一般对耳语音及高调语音分辨特别差。⑤心脏检查时注意第一心音改变及第三心音可能为病态。⑥腹部听诊注意血管杂音,触诊注意腹主动脉有否增宽。⑦骨关节改变应区分骨关节炎,观察步态,各运动器官功能可结合日常生活自理能力分析。⑧神经系统检查时注意踝反射减弱,其他深反射及肌力亦可稍减弱。

2. 小儿的体格检查　体检对象是 14 岁以下儿童。年龄越小,体检次数越多。检查内容包括体格发育测量及全身各系统的检查。重视问诊与查体的结合,并做出评价。

(1) 儿童年龄变化:①询问出生年月日(公历),计算实足年龄。②各年龄段体检重点。新生儿:出生后一般健康状况,有无窒息、黄疸;婴幼儿:有无佝偻病早期症状;小儿会坐、爬、站、走的月龄;小儿视力、听力、语言发育情况;学龄前:神经精神发育情况。③儿童体格发育测量:体重、身长、头围、胸围。④全身各系统检查。

(2) 特别注意事项:①检查前做好与小儿的沟通,取得家属和小儿的配合;适当表扬或抚触,有时可用一些物品如玩具来吸引小儿。②不能过多问诊,以免造成小儿恐惧而不实回答。③体检时要耐心,仔细地了解被检者的全面情况;视诊尤为重要,密切观察患儿的精神状况、面色;选用合适的听诊器、体温计、软尺等。④动作轻柔适度,手法正确,注意保暖,先进行对小儿无明显刺激及不适并且要求配合的体检。⑤检查时不一定要按照常规顺序,可根据情况灵活掌握,利用合适时机做相应检查。如安静的时候先听诊检查,而口腔检查等对小儿刺激大的检查应放到最后,尽可能不遗漏。⑥注意小儿神经发育的检查,新生儿、婴儿神经系统检查时应注意姿势反射等。

(周建军)

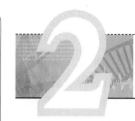

第二章

体格检查的基本技能

体格检查的基本技能有五种：视诊、触诊、叩诊、听诊和嗅诊。要想熟练地进行全面、有序、重点、规范和正确的体格检查，既需要扎实的医学知识，更需要反复的临床实践和丰富的临床经验。体格检查的过程既是基本技能的训练过程，也是临床经验的积累过程，它也是与患者交流、沟通、建立良好医患关系的过程。

一、视　　诊

视诊是医师用眼睛观察被检者全身或局部表现的一种诊断方法。视诊可观察患者一般状态和许多全身性的体征。如年龄、发育、营养、意识状态、面容、表情、体位、姿势、步态等。局部视诊可了解患者机体各部分的改变，如皮肤、黏膜颜色的变化、舌苔的有无，头颈、胸廓、腹部、四肢、肌肉、骨骼和关节外形的异常等。但对特殊部位，如眼底、鼓膜、喉、支气管等需借助于某些器械如耳镜、鼻镜、检眼镜及内镜等协助检查。

一般外观包括意识状态和个人整洁状况，如表情是否安详或呈痛苦状，一般情况是否良好或呈病态。此外，还需要注意患者外表整洁与否，此对判断患者自尊和精神状态可提供有用的信息。

视诊可评价患者的营养状态，营养不良者多表现为眼窝下陷，颊部消瘦和皮肤松弛。长期罹患慢性消耗性疾病的患者如癌肿、结核或甲亢等，可表现明显消瘦的外观，严重者称为恶病质。

体型对诊断某些疾病亦具有参考价值，如无力型者常见于结核病或胃十二指肠溃疡的患者。反之，超力型患者则有罹患高血压、冠心病的趋势。

某些疾病亦常表现一种特殊体位，如大量心包积液的患者常端坐呼吸并前倾以图缓解心脏受压的症状，肾或胆绞痛的患者常辗转不安。反之，全腹膜炎患者多屈膝仰卧，尽量使腹肌松弛以达到降低腹内压减轻腹痛的目的。

能行走的患者可观察其步态和姿势，包括神经和骨骼肌系统是否协调，有无跛行，步伐是否正常等。通过与患者的交流，可了解其语音形式、发音是否含糊不清，这些均有助于对四肢肌肉、骨骼、神经系统、呼吸系统的疾病提供线索。

不同部位的视诊内容和方法不同，但它简便易行，适用范围广，常能提供重要的诊断资料和线索，有时仅用视诊就可明确一些疾病的诊断。但视诊又是一种常被忽略的诊断和检查方法。只有在丰富医学知识和临床经验的基础上才能减少和避免视而不见的现象；只有反复临床实践，才能深入、细致、敏锐地观察；只有将视诊与其他检查方法紧密结合起来，将局部征象与全身表现结合起来，才能发现并确定具有重要诊断意义的临床征象。

二、触　　诊

触诊是医师通过手接触被检查部位时的感觉来进行判断的一种方法。它可以进一步检查视诊发现的异常征象，也可以明确视诊所不能明确的体征，如体温、湿度、震颤、波动、压痛、摩擦感以及包块的位置、大小、轮廓、表面性质、硬度、移动度等。触诊的适用范围很广,尤以腹部检查更为重要。由于手指指腹对触觉较为敏感,掌指关节部掌面皮肤对震动较为敏感,手背皮肤对温度较为敏感,因此触诊时多用这些部位。

（一）触诊方法

触诊时,由于目的不同而施加的压力有轻有重,因而可分为浅部触诊法和深部触诊法。

1. **浅部触诊法**　适用于体表浅在病变(关节、软组织、浅部动脉、静脉、神经、阴囊、精索等)的检查和评估。腹部浅部触诊可触及的深度约为1cm。

触诊时,将一手放在被检查部位,用掌指关节和腕关节的协同动作以旋转或滑动方式轻压触摸。浅部触诊一般不引起患者痛苦或痛苦较轻,也多不引起肌肉紧张,因此有利于检查腹部有无压痛、抵抗感、搏动、包块和某些肿大脏器等。浅部触诊也常在深部触诊前进行,有利于患者做好接受深部触诊检查的心理准备(图2-2-1)。

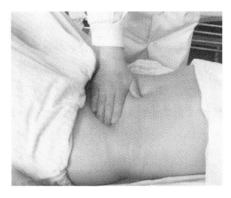

图 2-2-1　浅部触诊法

2. **深部触诊法**　检查时可用单手或两手重叠由浅入深,逐渐加压以达到深部触诊的目的。腹部深部触诊法触及的深度常常在2cm以上,有时可达4~5cm,主要用于检查和评估腹腔病变和脏器情况。

根据检查目的和手法不同可分为以下几种。

(1) 深部滑行触诊法:检查时嘱患者张口平静呼吸,或与患者谈话以转移其注意力,尽量使腹肌松弛。医师用右手并拢的二、三、四指平放在腹壁上,以手指末端逐渐触向腹腔的脏器或包块,在被触及的包块上作上下左右滑动触摸,如为肠管或索条状包块,应向与包块长轴相垂直的方向进行滑动触诊。这种触诊方法常用于腹腔深部包块和胃肠病变的检查。

(2) 双手触诊法:将左手掌置于被检查脏器或包块的背后部,右手中间三指并拢平置于腹壁被检查部位,左手掌向右手方向托起,使被检查的脏器或包块位于双手之间,并更接近体表,有利于右手触诊检查。用于肝、脾、肾和腹腔肿物的检查。

(3) 深压触诊法:用一个或两个并拢的手指逐渐深压腹壁被检查部位,用于探测腹腔深在病变的部位或确定腹腔压痛点,如阑尾压痛点、胆囊压痛点、输尿管压痛点等。检查反跳痛时,在手指深压的基础上迅速将手抬起,并询问患者是否感觉疼痛加重或察看面部是否出现痛苦表情。

(4) 冲击触诊法:又称为浮沉触诊法。检查时,右手并拢的示、中、环三个手指取 70°~90°角,放置于腹壁拟检查的相应部位,做数次急速而较有力的冲击动作,在冲击腹壁时指端会有腹腔脏器或包块浮沉的感觉。这种方法一般只用于大量腹水时肝、脾及腹腔包块难以触及者。手指急速冲击时,腹水在脏器或包块表面暂时移去,故指端易于触及肿大的肝脾或腹腔包块。冲击触诊会使患者感到不适,操作时应避免用力过猛(图2-2-2)。

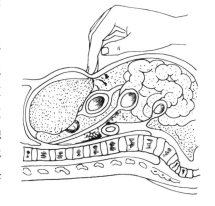

图 2-2-2　冲击触诊法

（二）触诊注意事项

1. 检查前讲清触诊的目的,消除患者的紧张情绪,取得被检者的密切配合。

2. 医师手应温暖,手法应轻柔,以免引起肌肉紧张,影响检查效果。在检查过程中,应随时观察患者表情。

3. 患者应采取适当体位,才能获得满意检查效果。通常取仰卧位,双手置于体侧,双腿稍曲,腹肌尽可能放松。检查肝、脾、肾时也可嘱患者取侧卧位。

4. 检查下腹部时,应嘱被检者排尿,以免将充盈的膀胱误认为腹腔包块。有时也须排便后检查。

5. 触诊时医师应手脑并用,边检查边思索。应注意病变的部位、特点、毗邻关系,以明确病变的性质和来源。

三、叩 诊

叩诊是医师用手指叩击身体表面某一部位,使之震动而产生音响,根据震动和音响的特点来判断被检查部位的脏器状态有无异常的一种诊断方法。

叩诊多用于确定肺尖宽度、肺下缘位置、胸膜病变、胸膜腔中液体多少或气体有无、肺部病变大小与性质、纵隔宽度、心界大小与形状、肝脾的边界、腹水有无与多少,以及子宫、卵巢、膀胱有无胀大等情况。另外用手或叩诊锤直接叩击被检查部位,诊察反射情况和有无疼痛反应也属叩诊。

(一) 叩诊方法

根据检查目的与手法的不同可分为间接叩诊法和直接叩诊法。

1. **间接叩诊法** 为应用最多的叩诊方法。医师将左手中指第二指节紧贴于叩诊部位,其他手指稍微抬起,勿与体表接触;右手指自然弯曲,用中指指端叩击左手中指末端指关节处或第二节指骨的远端,因为该处易与被检查部位紧密接触,而且对于被检查部位的震动较敏感。叩击方向应与叩诊部位的体表垂直(图 2-2-3)。

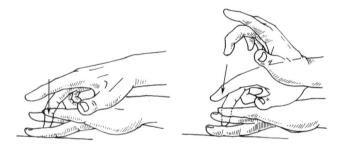

图 2-2-3 间接叩诊法

叩诊时应以腕关节与掌指关节的活动为主,避免肘关节和肩关节参与运动。叩击动作要灵活、短促、富有弹性。叩击后右手中指应立即抬起,以免影响音响的振幅与频率而对叩诊音不易判断。在同一叩诊部位可连续叩击 2~3 次,若未获得明确印象,可再连续叩击 2~3 次。应避免不间断地连续地快速叩击,因为这不利于叩诊音的分辨。

为了检查患者肝区或肾区有无叩击痛时,检查者可将左手手掌平置于被检查部位,右手握成拳状,并用其尺侧叩击左手手背,询问或观察被检者有无疼痛感。

2. **直接叩诊法** 医师右手中间三手指并拢,用其掌面直接拍击被检查部位,借助于拍击的反响和指下的震动感来判断病变情况的方法称为直接叩诊法。该法适用于胸部和腹部范围较广泛的病变,如胸膜粘连或增厚、大量胸水或腹水及气胸等。

(二) 叩诊音

叩诊时被叩击部位产生的反响称为叩诊音。叩诊音的不同取决于被叩击部位组织或器官的致密度、弹性、含气量及与体表的间距。叩诊音根据音响的频率(高音者调高,低音者调低)、振幅(大者音响强,小者音响弱)和是否乐音(音律和谐)的不同,临床上将叩诊音分为清音、浊音、实音、鼓音、过清音五种。

1. **清音** 是正常肺部的叩诊音。频率约为 100~128 次/秒,振动持续时间较长,音响不甚一致的非乐音。提示肺组织的弹性、含气量、致密度正常。

2. **鼓音** 如同击鼓声,是一种和谐的乐音,音响比清音更强,振动持续时间也较长,在叩击含有大量气体的空腔脏器时出现。正常情况下可见于胃泡区和腹部,病理情况下可见于肺内空洞、气胸、气腹等。

3. **过清音** 介于鼓音与清音之间,是属于鼓音范畴的一种变音,音调较清音低,音响较清音强,为一种类乐性音,正常成人是不会出现的一种病态叩击音。临床上常见于肺组织含气量增多、弹性减弱时,如肺气肿。正常儿童可叩出相对过清音。

4. **浊音** 是一种音调较高,音响较弱,振动持续时间较短的非乐性叩诊音。除音响外,板指所感到的振动也较弱。当叩击被少量含气组织覆盖的实质脏器时产生,如叩击心或肝被肺段边缘所覆盖的部分,或在病理状态下如肺炎(肺组织含气量减少)的叩诊音。

5. **实音** 是一种音调较浊音更高,音响更弱,振动持续时间更短的一种非乐性音,如叩击心和肝等实质脏器所产生的音响。在病理状态下可见于大量胸腔积液或肺实变等。几种叩诊音及其特点见表2-2-1。

表 2-2-1 常见叩诊音及其特点

叩诊音	音响强度	音调	持续时间	正常可出现的部位
清音	强	低	较长	正常肺
鼓音	更强	更低	较长	胃泡区和腹部
过清音	较强	较低	更长	正常成人不出现,可见于肺气肿时
浊音	较弱	较高	较短	心脏、肝脏被肺缘覆盖部分
实音	更弱	更高	更短	实质脏器部分

(三) 叩诊注意事项

1. 环境应安静,以免影响叩诊音的判断。

2. 根据叩诊部位不同,患者应采取适当体位,如叩诊胸部时,可取坐位或卧位;叩诊腹部时常取仰卧位;确定有无少量腹水时,可嘱患者取肘膝位。

3. 叩诊应自上至下,从一侧至另一侧,并注意对称部位的比较与鉴别。

4. 叩诊时不仅要注意叩诊音响的变化,还要注意不同病灶的震动感差异,两者应相互配合。

5. 操作应规范,叩击力量要均匀适当。应视不同的检查部位、病变性质、范围大小、位置深浅等具体情况来确定叩击力量。被检查部位的病变或脏器范围小、位置表浅,宜采取轻(弱)叩诊;病变或脏器范围比较大、位置比较深时,则需要用中度力量叩诊;若病灶位置距体表达 7cm 左右时则需用重(强)叩诊。

四、听 诊

听诊是医师根据患者身体各部分活动时发出的声音判断正常与否的一种诊断方法。

广义的听诊包括听身体各部分所发出的任何声音,如语声、呼吸声、咳嗽声和呃逆、嗳气、呻吟、啼哭、呼叫发出的声音以及肠鸣音、关节活动音及骨擦音,这些声音有时可对临床诊断提供有用的线索。

(一) 听诊方法

可分为直接听诊和间接听诊两种方法。

1. **直接听诊法** 医师将耳直接贴附于被检查者的体壁上进行听诊,这种方法所能听到的体内声音很弱。这是听诊器出现之前所采用的听诊方法,目前也只有在某些特殊和紧急情况下才会采用。

2. **间接听诊法** 这是用听诊器进行听诊的一种检查方法。此法方便,可以在任何体位听诊时应用,听诊效果好,因听诊器对器官活动的声音有一定的放大作用,且能阻断环境中的噪音。应用范围广,除用于心、肺、腹的听诊外,还可以听取身体其他部位发出的声音,如血管音、皮下气肿音、肌束颤动音、关节活动音、骨折面摩擦音等。

（二）听诊注意事项

1. 环境应安静，温暖，避风。

2. 根据病情和听诊的需要，采取适当的体位。

3. 正确使用听诊器。听诊器体件有钟型和膜型两种：钟型体件适用于听取低调声音，使用时应轻触体表被检查部位；膜型体件适用于听取高调声音，使用时应紧触体表被检查部位。听诊器软管长度应与医师手臂长度相适应。听诊前应注意检查耳件方向是否正确，硬管和软管管腔是否通畅。

4. 听诊时注意力要集中，必要时应嘱被检者控制呼吸配合听诊。

五、嗅 诊

嗅诊是通过嗅觉来判断发自被检者的异常气味与疾病之间关系的一种诊断方法。

来自患者皮肤、黏膜、呼吸道、胃肠道、呕吐物、排泄物、分泌物、脓液和血液等的气味，根据疾病的不同，其特点和性质也不一样。正常汗液无特殊强烈刺激气味。酸性汗液见于风湿热和长期服用水杨酸、阿司匹林等解热镇痛药物的患者；臭味见于腋臭等患者。正常痰液无特殊气味，特殊的痰液呈恶臭味，提示厌氧菌感染，见于支气管扩张症或肺脓肿；恶臭的脓液可见于气性坏疽；呕吐物出现粪便味可见于长期剧烈呕吐或低位肠梗阻患者；呕吐物参杂有脓液并有令人恶心的烂苹果味，可见于胃坏疽；粪便具有腐败性臭味见于消化不良或胰腺功能不良者；腥臭味粪便见于细菌性痢疾；肝腥味粪便见于阿米巴性痢疾；尿呈浓烈氨味见于膀胱炎，由于尿液在膀胱内被细菌发酵所致。呼吸呈刺激性蒜味见于有机磷杀虫药中毒；烂苹果味见于糖尿病酮症酸中毒者；氨味见于尿毒症；肝腥味见于肝性脑病者。临床工作中，嗅诊可迅速提供具有重要意义的诊断线索，但必须要结合其他检查才能做出正确的诊断。

嗅诊时用手将被检者散发的气味扇向自己鼻部，然后仔细判别气味的特点与性质。但必须结合其他检查才能做出正确的诊断。

（周建军）

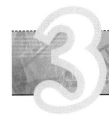

第三章

测 量 数 值

第一节　一般测量(身高、体重、头围、腹围)

一般测量是对被检查者全身健康状况的概括性观察,是体格检查过程中的第一步。包括体温、呼吸、脉搏、血压、身高、体重、头围、腹围等。同时也要注意患者服饰仪容、个人卫生,以及被检查者精神状态和对周围环境中人和物的反应和全身状况及器官功能的综合评估。

一、检 查 方 法

一般测量以借助器械检查为主。检查者第一次接触被检查者时就开始了一般状况的检查,在交谈及全身体检过程中完成这一检查。

二、检 查 内 容

(一)身高

1. **三岁以下**　立位测量不易准确,应采用量板仰卧位测量身长。脱去帽、鞋、袜及外衣,仰卧于量板中线上,助手将被检者扶正并固定,头顶接触头板,测量者一手按直被检者膝部,使两下肢伸直紧贴底板;一手移动足板使紧贴被检者足底,并与底板相互垂直,当量板两侧数字相等时读数,记录至小数点后一位数。

2. **三岁及以上**　取立位,采用身高计或将皮尺钉在平直的墙上测量身高。要求被检者脱鞋、帽并直立,两眼正视前方,两耳珠上缘与眼眶下缘连线成水平位,胸稍挺,腹微收,两臂自然下垂,手指并拢,脚跟靠拢脚尖分开呈60°,背靠身高计的主柱或墙壁,使两足后跟、臀部及两肩三点都接触立柱或墙壁。测量者移动身高计头顶板(或用一木板代替)与被检者头顶接触,板呈水平位时读立柱上数字(cm),记录至小数点后一位数。

3. **临床意义**　身高(长)代表头部、脊柱与下肢的长度;身高(长)的增长规律与体重相似,年龄越小增长越快,有婴儿期和青春期两个生长高峰;身高(长)的增长受遗传、内分泌、宫内生长水平的影响较明显,短期的疾病与营养波动不易影响身高(长)的增长;身高(长)低于同年龄、同性别参照人群值的均值减2SD(SD为标准偏差)为生长迟缓,若低于同年龄、同性别参照人群值的均值减2~3SD为中度生长迟缓,若低于均值减3SD为重度生长迟缓;身高(长)落后于同年龄、同性别正常身高(长)第三百分位数以下,符合矮身材标准,考虑:生长激素缺乏症、家族性矮身材、体质性青春期延迟、先天性卵巢发育不全、先天性甲状腺功能减低症、骨骼发育障碍等;过高要考虑巨人症的可能。

(二)体重

1. 体重的测量应在晨起空腹时将尿排出,平时于进食后2小时称量为佳。测量时以求获取准确测量值,要求只穿内衣裤,衣服不能脱去时应除去衣服重量。

2. 0~1岁一般用载重盘式电子秤或杠杆秤测量,准确读数至10g;1~3岁用载重20~30kg坐式电子秤或杠杆秤测量,准确读数至50g;7岁以上用载重100kg电子秤或杠杆秤测量,准确读数不超过 100g。

3. 临床意义:体重为身体各器官、系统、体液的综合重量,是反映机体生长与营养状况的指标;体重超过同年龄、同性别、同身高参照人群均值的 20% 为肥胖;体重低于同年龄、同性别参照人群均值减 2SD 以下为体重低下;若低于同年龄、同性别参照人群值的均值减 2~3SD 为中度体重低下;若低于均值减 3SD 以下为重度体重低下。

(三)头围

头颅的大小以头围来衡量,测量时以软尺自眉间绕到颅后通过枕骨粗隆。头围在发育阶段的变化为:新生儿约 34cm,出生后的前半年增加 8cm,后半年增加 3cm,第二年增加 2cm,第三、四年内约增加 1.5cm,4~10 岁共增加约 1.5cm,到 18 岁可达 53cm 或以上,以后几乎不再变化。矢状缝和其他颅缝大多在出生后 6 个月骨化,骨化过早会影响颅脑的发育。

头围的增长与脑和颅骨的生长有关,头围的测量在 2 岁以内最有价值。头围小于同年龄、同性别参照人群均值减 2SD 常提示脑发育不良的可能,头围增长过快常提示脑积水。

(四)腹围

当全腹膨隆时,为观察其程度和变化,常需测量腹围。方法为让被检者排尿后平卧,用软尺经脐绕腹一周,测得的周长即为腹围(脐周腹围),通常以厘米为单位,还可以测其腹部最大周长(最大腹围),同时记录。定期在同样条件下测量比较,可以观察腹腔内容物(如腹水、妊娠)的变化。

(周建军)

第二节 体温测量

生理情况下,体温(Temperature)有一定的波动。早晨体温略低,下午略高,在 24h 内波动幅度一般不超过 1℃;运动或进食后体温略高;老年人体温略低,月经期前或妊娠期妇女体温略高。

(一)操作目的

1. 正确测量、记录患者体温。

2. 监测体温变化,分析热型及伴随症状。

(二)适应证

1. 所有就诊患者。

2. 自我监测体温。

3. 有疫区接触者。

(三)操作准备

1. 患者准备 根据实际情况,患者采用合适舒适的体位。

2. 操作者准备

(1) 询问、了解患者的身体状况,向患者解释测量体温的目的,取得患者的配合。

(2) 评估患者适宜的测温方法。

(3) 准备水银体温计、记录单、非接触式体温计等。

(四)操作步骤

1. 洗手,检查体温计是否完好,将水银柱甩至 35℃ 以下。

2. 根据患者生命体征、病情、年龄等因素选择适合的测量方法。

(1) 口测法:将消毒后的体温计置于患者舌下,让其紧闭口唇,5 分钟后读数。正常值为 36.3~37.2℃。使用该法时应嘱患者不用口腔呼吸,以免影响测量结果。该法结果较为准确,但婴幼儿及神志不清者不能使用。

(2) 肛测法:让患者取侧卧位,将肛门体温计头端涂以润滑剂后,缓慢插入肛门内达体温计长度的一半为止,5 分钟后读数。正常值为 36.5~37.7℃。肛测法一般较口测法读数高 0.3~0.5℃。该法测值稳定,多用于婴幼儿及神志不清者。

(3) 腋测法:将体温计头端置于患者腋窝深处,嘱患者用上臂将体温计夹紧,5~10 分钟后读数,有学者认为 7 分钟为最佳测量时间。正常值 36~37℃。使用该法时,注意腋窝处应无致热或降温物品,并应将腋窝汗液擦干,以免影响测定结果。该法简便、安全,且不易发生交叉感染,为国内目前最常用的体温测定方法。

3. 测腋温时应当擦干腋下的汗液,将体温计水银端放于患者腋窝深处并贴紧皮肤,防止脱落。

4. 测口温时应当将水银端斜放于患者舌下,闭口 3 分钟后取出。

5. 测肛温时应当先在肛表前端涂润滑剂,将肛温计的水银端轻轻插入肛门 3~4cm,3 分钟后取出。用消毒纱布擦拭体温计。

6. 读取体温数,消毒体温计。体温测定的结果,应按时记录于体温记录单上,描绘出体温曲线。

(五) 操作中的关键点提示

1. 测量前需将体温计的汞柱甩到 35℃ 以下,否则测量结果高于实际体温。

2. 采用腋测法时,若患者明显消瘦、病情危重或神志不清而不能将体温计夹紧,常致使测量结果低于实际体温。

3. 检测局部存在冷热物品或刺激时,可对测定结果造成影响,如用温水漱口、局部放置冰袋或热水袋、坐浴后等。

(六) 关键问题

1. 引起病人体温升高的原因有哪些?

2. 口测法不慎咬破水银体温计如何处理?

(七) 关键问题答案

1. 引起病人体温升高的原因有哪些?

引起发热的原因很多,最常见的是:

(1) 感染,包括各种细菌感染,病毒感染,支原体感染等。

(2) 是结缔组织病、恶性肿瘤等。

(3) 非感染因素,如术后吸收热、创伤后等。

2. 口测法不慎咬破水银体温计如何处理?

立即清除口腔内玻璃碎片,再口服蛋清或者牛奶延缓汞的吸收。若病情允许,服富含纤维食物以促进汞的排泄。

(海宇修)

第三节　血压的测量

血压(Blood pressure)测定方法有直接测压法和间接测压法:①直接测压法:即经皮穿刺将导管由周围动脉送至主动脉,导管末端接监护测压系统,自动显示血压值。本法虽然精确、实时且不受外周动脉收缩的影响,但为有创方式,仅适用于危重、疑难病例;②间接测压法:即袖带加压法,以血压计测量。血压计有汞柱式、弹簧式和电子血压计,医疗机构常用汞柱式血压计或经国际标准检验合格的电子血压计进行测量。

(一) 操作目的

1. 观察血压变化。

2. 评估循环系统功能,为疾病诊断、治疗、护理提供依据。

（二）适应证

1. 高血压患者。

2. 低血压患者。

3. 心功能异常者。

4. 体格检查。

（三）操作准备

1. 患者准备

(1) 测量前病员应安静休息 15 分钟,心情放松。

(2) 病员取坐位或卧位。

(3) 露出要检查的上臂,将衣袖卷至肩部。

2. 操作者准备

(1) 戴口罩洗手。

(2) 物品准备:水银血压计(或者电子血压计)、听诊器、记录本、笔。

(3) 携用物至床前,核对病员基本信息,解释测量的目的。

（四）操作步骤

1. 嘱患者伸直肘部手掌平放向上,使被测肢体肱动脉与心脏同一水平(血压计"0"点和肱动脉、心脏处在同一水平)。卧位时,被测肢体和腋中线平,坐位时,肱动脉平第四肋软骨。

2. 放平整血压计,驱尽袖带内空气。袖袋的中部对着肘窝,将袖袋平整无折地缠在肘窝,松紧适宜,袖袋下缘应距离肘窝上 2~3cm,松紧以能插入一指为宜。气袖宽度大小应适合患者的上臂,至少应包裹 80% 上臂。

3. 打开水银槽开关,戴好听诊器。

4. 在肘窝内侧摸到肱动脉搏动点,将听诊器胸件紧贴肘窝肱动脉处,左手固定听诊器胸件,轻轻加压,另一手关紧橡皮球的阀门用手握橡皮球充气,至肱动脉搏动音消失,继续充气至汞柱再上升约 20~30mmHg。

5. 渐松橡皮球阀门,缓缓放气使汞柱缓慢下降,放气速度以每秒 4mmHg 为宜(每秒下降0.5Kpa)。同时注意汞柱所指的刻度,视线于汞柱上端保持水平。

6. 从听诊器中听到第一声搏动时的数值为收缩压,搏动变弱或消失时的数值为舒张压。

7. 测量完毕,将袖带内余气排尽,拧紧气门螺旋帽,解开袖带。将袖带卷好,右倾 45°关闭水银槽开关。将袖带放入血压计盆内的固定位置,关闭血压计。

8. 协助病人穿好衣服,安置于舒适体位。将测量结果用分数式方法记录。如 90/70mmHg。

9. 电子血压计测量方法按照说明书操作即可。

10. 动态血压监测:是高血压诊治中的一项进展。测量应使用符合国际标准的动态血压检测仪,设定间期为 24h 记录血压。一般设白昼时间为 6:00~22:00;每 15 或 20 分钟测血压一次;晚间为 22:00~ 次日 6:00,每 30 分钟记录一次。凡是疑有单纯性诊所高血压(白大衣高血压)、隐蔽性高血压、顽固难治性高血压、发作性高血压或低血压,以及降压治疗效果差的患者,均应考虑作动态血压监测作为常规血压的补充手段。

（五）操作中的关键点提示

1. 血压计要定期检查,以保持其准确性,并应放置平稳,切勿倒置或震荡。

2. 打气不可过高、过猛,用后驱尽袖带内的空气,卷好。

3. 凡水银柱下有开关者,用毕应将开关关闭。如水银柱里出现气泡,应及时修理,不可带着气泡测量。

4. 如发现血压计听不清或异常时,应重测。使汞柱降至"0"点再测,必要时测双上臂对照。

5. 须密切观察血压者,应尽量做到四定:定时间、定体位、定部位、定血压计。

6. 对偏瘫病人,应在健侧手臂上测量。

7. 为了避免血液流动作用的影响,在测量血压时,血压计"0"点应和肱动脉、心脏处在同一水平,坐位时,肱动脉平第四肋软骨;卧位时,和腋中线平。如果肢体过高,测出的血压常偏低,位置过低,则测得的血压偏高。

（六）关键问题

1. 根据中国高血压的防治指南,成人高血压标准和分类。

2. 如何测量血压才能判定病人为高血压?

（七）关键问题答案

1. 根据中国高血压的防治指南,成人高血压标准和分类

	收缩压（mmHg）	舒张压（mmHg）
正常血压	<120	<80
正常高值	120~139	80~89
高血压:	≥140	≥90
1 级高血压	140~159	90~99
2 级高血压	160~179	100~109
3 级高血压	≥180	≥110
单纯收缩期高血压	≥140	<90

2. 如何测量血压才能判定病人为高血压?

若在安静、清醒的条件下采用标准测量方法,至少 3 次非同日血压值达到或超过收缩压 140mmHg 和(或)舒张压 90mmHg,即可判定为有高血压,如果仅收缩压达到标准则称为单纯收缩期高血压。

（海宇修）

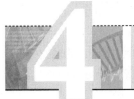

第四章

浅表淋巴结检查(颈部、腋窝和腹股沟)

淋巴结((Lymph node)分布于全身,一般体格检查仅能检查身体各部表浅的淋巴结。正常情况下,淋巴结直径多在 0.2~0.5cm 之间,质地柔软,表面光滑,与毗邻组织无粘连,不易触及,亦无压痛。

第一节 浅表淋巴结分布

(一) 头颈部(图 2-4-1)

1. **耳前淋巴结** 位于耳屏前方。

2. **耳后淋巴结** 位于耳后乳突表面、胸锁乳突肌止点处,亦称为乳突淋巴结。

3. **枕淋巴结** 位于枕部皮下,斜方肌起点与胸锁乳突肌止点之间。

4. **颌下淋巴结** 位于颌下腺附近,在下颌角与颏部之中间部位。

5. **颏下淋巴结** 位于颏下三角内,下颌舌骨肌表面,两侧下颌骨前端中点后方。

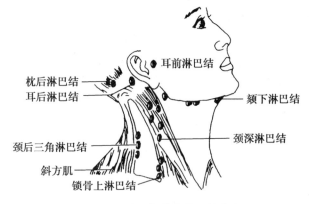

图 2-4-1 头颈部浅表淋巴结分布

6. **颈前淋巴结** 位于胸锁乳突肌表面及下颌角处。

7. **颈后淋巴结** 位于斜方肌前缘。

8. **锁骨上淋巴结** 位于锁骨与胸锁乳突肌所形成的夹角处。

(二) 上肢

1. **腋窝淋巴结** 是上肢最大的淋巴结组群,可分为 5 群。

(1) 外侧淋巴结群:位于腋窝外侧壁。

(2) 胸肌淋巴结群:位于胸大肌下缘深部。

(3) 肩胛下淋巴结群:位于腋窝后皱襞深部。

(4) 中央淋巴结群:位于腋窝内侧壁近肋骨及前锯肌处。

(5) 腋尖淋巴结群:位于腋窝顶部。

2. **滑车上淋巴结** 位于上臂内侧,内上髁上方 3~4cm 处,肱二头肌与肱三头肌之间的肌间沟内。

(三) 下肢

1. **腹股沟淋巴结** 位于腹股沟韧带下方股三角内,它又分为上、下两群。

(1) 上群:位于腹股沟韧带下方,与韧带平行排列,故又称为腹股沟韧带横组或水平组。

(2) 下群:位于大隐静脉上端,沿静脉走向排列,故又称为腹股沟淋巴结纵组或垂直组。

2. 腘窝淋巴结　位于小隐静脉和腘静脉的汇合处。

第二节　浅表淋巴结检查

(一) 操作目的

1. 判定有无浅表淋巴结肿大。

2. 了解浅表淋巴结肿大的部位及肿大的性质。

(二) 适应证

1. 体格检查。

2. 怀疑有引起淋巴结肿大疾患的患者。

(三) 操作准备

1. 受检者准备:心情放松,采取舒适体位,按照医师要求暴露检查部位。

2. 检查者准备

(1) 仪表端庄,向受检者说明检查方法,求得合作。

(2) 准备可能使用到得物品,如棉签、探针等。

(四) 操作步骤

1. **视诊**　视诊时要注意局部征象,包括皮肤是否隆起,颜色有无变化,有无皮疹、瘢痕、瘘管等。同时也要注意全身状态。

2. **触诊**　触诊是检查淋巴结的主要方法。检查者将示、中、环三指并拢,其指腹平放于被检查部位的皮肤上进行滑动触诊,这里所说的滑动是指腹按压的皮肤与皮下组织之间的滑动;滑动的方式应取相互垂直的多个方向或转动式滑动,这有助于淋巴结与肌肉和血管结节的区别。

检查颈部淋巴结时可站在被检查者前面或背后,手指紧贴检查部位,由浅及深进行滑动触诊,嘱被检查者头稍低,或偏向检查侧,以使皮肤或肌肉松弛,有利于触诊。检查锁骨上淋巴结时,让被检查者取坐位或卧位,头部稍向前屈,用双手进行触诊,左手触诊右侧,右手触诊左侧,由浅部逐渐触摸至锁骨后深部。检查腋窝淋巴结时,被检查者前臂稍外展,检查者以右手检查左侧,以左手检查右侧,触诊时由浅及深至腋窝各部。检查滑车上淋巴结时,以左(右)手扶托被检查者左(右)前臂,以右(左)手向滑车上由浅及深进行触摸。

发现淋巴结肿大时,应注意其部位、大小、数目、硬度、压痛、活动度、有无粘连,局部皮肤有无红肿、瘢痕、瘘管等。同时注意寻找引起淋巴结肿大的原发病灶。

3. **检查顺序**　全身体格检查时,淋巴结的检查应在相应身体部位检查过程中进行。为了避免遗漏应特别注意淋巴结的检查顺序。头颈部淋巴结的检查顺序是:耳前、耳后、枕部、颌下、颏下、颈前、颈后、锁骨上淋巴结。上肢淋巴结的检查顺序是:腋窝淋巴结、滑车上淋巴结。腋窝淋巴结应按尖群、中央群、胸肌群、肩胛下群和外侧群的顺序进行。下肢淋巴结的检查顺序是:腹股沟部(先查上群、后查下群)、腘窝部。

(五) 操作中的关键点提示

1. 触诊时滑动是指腹按压的皮肤与皮下组织之间的滑动。

2. 为了避免遗漏应严格按照检查顺序对淋巴结进行检查。

(六) 关键问题

1. 局限性淋巴结肿大的常见原因是什么?

2. 全身性淋巴结肿大的原因是什么?

3. 发现淋巴结肿大应如何描述?

4. 肺癌、乳癌各易转移至何处浅表淋巴结?

5. 颈下部淋巴结肿大破溃常见于什么疾病?

(七) 关键问题答案

1. 局限性淋巴结肿大的常见原因是什么?

(1) 非特异性淋巴结炎　如急性化脓性扁桃体炎、齿龈炎可引起颈部淋巴结肿大。急性炎症初始,肿大的淋巴结柔软、有压痛,表面光滑、无粘连,肿大至一定程度即停止。慢性炎症时,淋巴结较硬,最终淋巴结可缩小或消退。

(2) 淋巴结结核　肿大的淋巴结常发生于颈部血管周围,多发性,质地稍硬,大小不等,可相互粘连,或与周围组织粘连,如发生干酪性坏死,则可触及波动感。晚期破溃后形成瘘管,愈合后可形成瘢痕。

(3) 恶性肿瘤淋巴结转移　恶性肿瘤转移所致肿大的淋巴结,质硬,表面可光滑或突起,与周围组织粘连,不易推动,一般无压痛。如肺癌可向右侧锁骨上窝或腋窝淋巴结群转移;胃癌多向左侧锁骨上窝淋巴结群转移。

2. 全身性淋巴结肿大的原因是什么?

(1) 感染性疾病　病毒感染见于传染性单核细胞增多症、艾滋病等;细菌感染见于布氏杆菌病、血行弥散型肺结核、麻风等;螺旋体感染见于梅毒、鼠咬热、钩端螺旋体病等;原虫与寄生虫感染见于黑热病、丝虫病等。

(2) 非感染性疾病

1) 结缔组织疾病:如系统性红斑狼疮、干燥综合征、结节病等。

2) 血液系统疾病:如急慢性白血病、淋巴瘤、恶性组织细胞病等。

3. 发现淋巴结肿大应如何描述?

部位、大小、质地、数量、活动度、有无粘连、压痛、局部皮肤变化。

4. 肺癌、乳癌各易转移至何处浅表淋巴结?

肺癌:右侧锁骨上窝或腋窝淋巴结群;

乳癌:腋窝、锁骨下,胸骨旁淋巴结。

5. 颈下部淋巴结肿大破溃常见于什么疾病?

淋巴结核、肿瘤转移、淋巴瘤。

(海宇修)

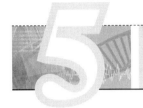

第五章

头面部检查

第一节 眼 的 检 查

（一）操作目的

1. 正确进行眼睑、结膜和眼球运动的检查。

2. 熟练进行角膜、巩膜、虹膜及瞳孔的观察。

（二）适应证

1. 正常体格检查。

2. 眼部疾患。

3. 能够引起眼部变化的其他疾病。

（三）操作准备

1. **受检者准备** 勿用眼过度，检查前勿直视强光灯。

2. **检查者准备**

（1）清洗手部，必要时戴检查手套。

（2）检查环境自然光线充足，勿有阳光直射。

（3）物品准备：棉签、聚光手电筒等。

（四）操作步骤

1. **眼睑检查** 有无睑内翻、上睑下垂、眼睑闭合障碍、眼睑水肿、有无包块、压痛、倒睫等。

2. **结膜检查** 结膜分睑结膜、穹隆部结膜与球结膜三部分。检查者用右手检查受检者左眼；左手检查右眼。翻转要领为：用示指和拇指捏住上睑中外 1/3 交界处的边缘，嘱被检查者向下看，此时轻轻向前下方牵拉，然后示指向下压迫睑板上缘，并与拇指配合将睑缘向上捻转即可将眼睑翻开。翻眼睑时动作要轻巧、柔和，以免引起被检查者的痛苦和流泪。检查后，轻轻向前下牵拉上睑，同时嘱病人往上看，即可使眼睑恢复正常位置。

（1）黏膜充血发红，见于结膜炎、角膜炎；

（2）颗粒与滤泡多见于沙眼；

（3）结膜苍白多见于贫血；

（4）结膜发黄多见于黄疸；

（5）散在的出血点多见于感染性心内膜炎；

（6）充血、分泌物增多，多见于急性结膜炎；

（7）大片的结膜下出血，多见于高血压、动脉硬化。

3. **眼球检查** 检查时注意眼球的外形与运动。

（1）眼球突出及眼球下陷：双侧眼球突出见于甲状腺功能亢进症，患者除突眼外还有以下眼征：①stellwag 征：瞬目（即眨眼）减少；②Graefe 征：眼球下转时上睑不能相应下垂；③Mobius 征：表现为集合运动减弱，即目标由远处逐渐移近眼球时，两侧眼球不能适度内聚；④Joffroy 征：上视时无额纹出现。单侧眼球突出，多由于局部炎症或眶内占位性病变所致，偶见于颅内病变。双侧眼球下陷多见于严重脱水,老年人由于眶内脂肪萎缩亦有双眼眼球下陷;单侧眼球下陷,见于 Horner 综合征和眶尖骨折。

(2) 眼球运动:先检查左眼、再检查右眼。检查者置目标物(棉签或手指尖)于受检者眼前 30~40cm 处,嘱被检查者固定头部位置,眼球随目标物按左→左上→左下,右→右上→右下 6 个方向进行移动,检查每个方向均要从中位开始(两眼平视前方),不能见每个方向连起来画圈。

1) 斜视:用不透明物体遮住眼球,再取下遮盖物,若眼球偏斜,即为斜视,由支配眼肌运动的神经核、神经或眼外肌本身器质性病变所产生的斜视,称为麻痹性斜视,多由颅脑外伤、鼻咽癌、脑炎、脑膜炎、脑脓肿、脑血管病变所引起。

2) 复视:嘱被检者注视光源,若看到两个光点,即为复视。

3) 眼球震颤:嘱被检者眼球随医师手指所示方向(水平和垂直)运动数次,观察是否出现震颤。双侧眼球发生一系列有规律的快速往返运动,称为眼球震颤。运动的速度起始时缓慢,称为慢相;复原时迅速,称为快相,运动方向以水平方向为常见,垂直和旋转方向较少见。自发的眼球震颤见于耳源性眩晕、小脑疾患和视力严重低下等。

4. 角膜检查　检查时用斜照光更易观察其透明度,注意有无云翳、白斑、软化、溃疡、新生血管等。云翳与白斑如发生在角膜瞳孔部位可以引起不同程度的视力障碍;角膜周边的血管增生可能为严重沙眼所造成。角膜软化见于婴幼儿营养不良、维生素 A 缺乏等。角膜边缘及周围出现灰白色混浊环,是类脂质沉着的结果,多见于老年人,故称为老年环,无自觉症状,不妨碍视力。肝豆状核变性时角膜边缘可出现黄色或棕褐色的色素环,环的外缘较清晰,内缘较模糊,称为 Kayser-Fleischer 环,是铜代谢障碍的结果。

5. 巩膜检查　瓷白色,不透明,血管极少。在发生黄疸时,巩膜比其他黏膜更先出现黄染而容易被发现。这种黄染在巩膜是连续的,近角膜巩膜交界处较轻,越远离此越黄。检查时,可让病人向内下视,暴露其巩膜的外上部分更容易发现黄疸。中年以后在内眦部可出现黄色斑块,为脂肪沉着所形成,这种斑块呈不均匀性分布,应与黄疸鉴别。

6. 虹膜　是眼球葡萄膜的最前部分,中央有圆形孔洞即瞳孔,虹膜内有瞳孔括约肌与扩大肌,能调节瞳孔的大小。正常虹膜纹理近瞳孔部分呈放射状排列,周边呈环形排列。纹理模糊或消失见于虹膜炎症、水肿和萎缩。形态异常或有裂孔,见于虹膜后粘连、外伤、先天性虹膜缺损等。

7. 瞳孔　瞳孔是虹膜中央的孔洞,正常直径为 3~4mm。瞳孔缩小,是由动眼神经的副交感神经纤维支配;瞳孔扩大,是由交感神经支配。对瞳孔的检查应注意瞳孔的形状、大小、位置、双侧是否等圆、等大,对光及集合反射等。

(1) 瞳孔的形状与大小:正常为圆形,双侧等大。青光眼或眼内肿瘤时可呈椭圆形;虹膜粘连时形状可不规则。引起瞳孔大小改变的因素很多,生理情况下,婴幼儿和老年人瞳孔较小,在光亮处瞳孔较小,青少年瞳孔较大,兴奋或在暗处瞳孔扩大。病理情况下,瞳孔缩小,见于虹膜炎症、有机磷类农药中毒、药物反应(毛果芸香碱、吗啡、氯丙嗪)等。瞳孔扩大见于外伤、颈交感神经刺激、青光眼绝对期、视神经萎缩、药物影响(阿托品、可卡因)等。双侧瞳孔散大并伴有对光反射消失为濒死状态的表现。一侧眼交感神经麻痹,产生 Honer 综合征,出现瞳孔缩小,眼睑下垂和眼球下陷,同侧结膜充血及面部无汗。

(2) 双侧瞳孔大小不等:常提示有颅内病变,如脑外伤、脑肿瘤、中枢神经梅毒、脑疝等。双侧瞳孔不等,且变化不定,可能是中枢神经和虹膜的神经支配障碍;如双侧瞳孔不等且伴有对光反射减弱或消失以及神志不清,往往是中脑功能损害的表现。

(3) 对光反射:是检查瞳孔功能活动的测验。直接对光反射,通常用手电筒直接照射瞳孔并观察其动态反应。正常人,当眼受到光线刺激后瞳孔立即缩小,移开光源后瞳孔迅速复原。间接对光反射是指光线照射一眼时,另一眼瞳孔立即缩小,移开光线,瞳孔扩大。检查间接对光反射时,应以一手挡住光线以免对检查眼受照射而形成直接对光反射。瞳孔对光反射迟钝或消失,见于昏迷病人。

(4) 集合反射:嘱病人注视 1m 以外的目标(通常是检查者的示指尖),然后将目标逐渐移近眼球(距眼球约 5~10cm),正常人此时可见双眼内聚、瞳孔缩小,称为集合反射。由于视物由远至近,也同时伴有晶状体的调节,因此,以上双眼内聚、瞳孔缩小和晶状体的调节三者又统称为近反射。动眼神经功能损害时,睫状肌和双眼内直肌麻痹,集合反射和调节反射均消失。

(五) 操作中的关键点提示

1. 检查眼球运动时,每个方向均要从中位开始(两眼平视前方),不能见每个方向连起来画圈。

2. 在做眼部检查时,检查环境光线不要太强烈。

(六) 关键问题

1. 眼球突出及眼球下陷的常见原因是什么?

2. 如何检查眼球运动?

3. 如何检查巩膜?

4. 如何做瞳孔集合反射?

5. 两侧瞳孔不等大(一侧缩小)有什么临床意义?

6. 两侧瞳孔(针尖瞳)说明什么问题?

7. 两眼辐辏功能不良(不能聚合)考虑什么?

(七) 关键问题答案

1. 眼球突出及眼球下陷的常见原因是什么?

双侧眼球突出见于甲状腺功能亢进症,患者除突眼外还有以下眼征:①stellwag 征:瞬目(即眨眼)减少;②Graefe 征:眼球下转时上睑不能相应下垂;③Mobius 征:表现为集合运动减弱,即目标由远处逐渐移近眼球时,两侧眼球不能适度内聚;④Joffroy 征:上视时无额纹出现。单侧眼球突出,多由于局部炎症或眶内占位性病变所致,偶见于颅内病变。双侧眼球下陷多见于严重脱水,老年人由于眶内脂肪萎缩亦有双眼眼球下陷;单侧眼球下陷,见于 Horner 综合征和眶尖骨折。

2. 如何检查眼球运动?

先检查左眼、在检查右眼,检查者置目标物(棉签或手指尖)于受检者眼前 30~40cm 处,嘱被检查者固定头部位置,眼球随目标物按左→左上→左下,右→右上→右下 6 个方向进行移动,检查每个方向均要从中位开始(两眼平视前方),不能见每个方向连起来画圈。

3. 如何检查巩膜?

瓷白色,不透明,血管极少。在发生黄疸时,巩膜比其他黏膜更先出现黄染而容易被发现。这种黄染在巩膜是连续的,近角膜巩膜交界处较轻,越远离此越黄。检查时,可让病人向内下视,暴露其巩膜的外上部分更容易发现黄疸。中年以后在内眦部可出现黄色斑块,为脂肪沉着所形成,这种斑块呈不均匀性分布,应与黄疸鉴别。

4. 如何做瞳孔集合反射?

嘱病人注视 1 米以外的目标(通常是检查者的示指尖),然后将目标逐渐移近眼球(距眼球约 5~10cm),正常人此时可见双眼内聚、瞳孔缩小,称为集合反射。由于视物由远至近,也同时伴有晶状体的调节,因此,以上双眼内聚、瞳孔缩小和晶状体的调节三者又统称为近反射。动眼神经功能损害时,睫状肌和双眼内直肌麻痹,集合反射和调节反射均消失。

5. 两侧瞳孔不等大(一侧缩小)有什么临床意义?

中枢神经和虹膜的神经支配障碍,如小脑幕裂孔疝引起的压迫。

6. 两侧瞳孔(针尖瞳)说明什么问题?

见于虹膜炎、有机磷中毒、毛果芸香碱药物反应。

7. 两眼辐辏功能不良(不能聚合)考虑什么?

动眼神经损害。

第二节　鼻的检查和鼻窦的检查

(一) 操作目的

1. 学会鼻外观及鼻腔正确检查。

2. 能用正确顺序进行鼻窦检查。

(二) 适应证

1. 怀疑鼻部有疾患的。

2. 全身性疾病。

3. 体格检查。

(三) 操作准备

1. **患者准备**　坐于检查座椅或高背靠椅,头部直立或略前倾。

2. **操作者准备**

(1) 检查环境宜稍暗,应设窗帘,避免强烈光线直接射入。

(2) 物品准备:光源(或手电筒)、额镜、鼻前镜、膝装镊、棉签、酒精灯、纱布等。

(四) 操作步骤

1. **鼻的外形**　视诊时注意鼻部皮肤颜色和鼻外形的改变。如鼻梁皮肤出现黑褐色斑点或斑片为日晒后或其他原因所致的色素沉着,如黑热病、慢性肝脏疾患等。如鼻梁部皮肤出现红色斑块,可见于系统性红斑狼疮。如发红的皮肤损害主要在鼻尖和鼻翼,并有毛细血管扩张和组织肥厚,见于酒渣鼻。鼻骨骨折是最常见的骨折之一,凡鼻外伤引起鼻出血病人都应仔细检查有无鼻骨或软骨的骨折或移位。

鼻腔完全堵塞、外界变形、鼻梁宽平如蛙状,称为蛙状鼻,见于肥大的鼻息肉患者。鞍鼻是由于鼻骨破坏、鼻梁塌陷所致,见于鼻骨折、鼻骨发育不良、先天性梅毒和麻风病。吸气时鼻孔张大,呼气时鼻孔回缩称为鼻翼扇动,见于呼吸困难或高热患者。

2. **鼻腔**　检查者左手持鼻镜,以拇指及食指捏住前鼻镜的关节,一柄置于掌心,另三指握于另一柄上,将两叶合拢的前鼻镜与鼻底平行伸入鼻前庭并轻轻打开。鼻镜不宜进入过深,以免引起疼痛或损伤鼻中隔黏膜引起出血。取出鼻镜时不可完全闭紧双叶,以免夹持鼻毛引起疼痛。

检查时应注意:黏膜颜色、肿胀、肥厚、萎缩、表面湿润、干燥;总鼻道增宽、狭窄;鼻道分泌物位置、颜色、性质、量;鼻中隔有无偏曲,有无新生物。

正常鼻黏膜为淡红色,表面光滑湿润而有光泽。急性炎症时黏膜呈鲜红色,有黏性分泌物。慢性炎症时黏膜呈暗红色,下鼻甲前端有时呈桑椹状,分泌物为粘脓性,变应性鼻炎的黏膜苍白水肿或呈淡紫色,分泌物水样清稀。萎缩性鼻炎黏膜萎缩、干燥,失去正常光泽,被覆脓痂,下鼻甲缩小,中鼻甲偶见肥厚或息肉样变。

正常成人的鼻中隔很少完全正中,多数稍有偏曲,如有明显的偏曲,并产生呼吸障碍,称为鼻中隔偏曲,严重的高位偏曲可压迫鼻甲,引起神经性头痛,也可因偏曲部骨质刺激黏膜而引起出血。鼻中隔出现孔洞称为鼻中隔穿孔,病人可听到鼻腔中有哨声,检查时用小型手电筒照射一侧鼻孔,可见对侧有亮光透入。穿孔多为鼻腔慢性炎症、外伤等引起。

3. **鼻窦**　鼻窦为鼻腔周围含气的骨质空腔,共四对(图 2-5-1),都有窦口与鼻腔相通,当引流不畅时容易发生炎症。鼻窦炎时出现鼻塞、流涕、头痛和鼻窦压痛。

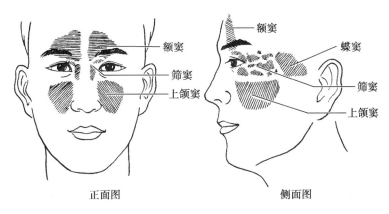

图 2-5-1　鼻窦

各鼻窦区压痛检查法如下。

（1）上颌窦：医师双手固定于病人的两侧耳后，将拇指分别置于左右颧部向后按压，询问有无压痛，并比较两侧压痛有无区别。也可用右手中指指腹叩击颧部，并询问有否叩击痛。

（2）额窦：一手扶持病人枕部，用另一拇指或示指置于眼眶上缘内侧用力向后向上按压。或以两手固定头部，双手拇指置于眼眶上缘内侧向后、向上按压，询问有无压痛，两侧有无差异。也可用中指叩击该区，询问有无叩击痛。

（3）筛窦：双手固定病人两侧耳后，双侧拇指分别置于鼻根部与眼内眦之间向后方按压，询问有无压痛。

（4）蝶窦：因解剖位置较深，不能在体表进行检查。

（五）操作中的关键点提示

1. 注意动作要轻巧，忌粗暴操作。

2. 检查过程中，可根据观察的需要，使受检者头部左右转动，以便能详细观察到鼻腔的内壁和外壁。退镜前，勿将前鼻镜的两叶并拢，以免夹住鼻毛而引起疼痛。

（六）关键问题

1. 检查鼻腔时要注意什么问题？

2. 哪些原因可以导致鼻中隔形态异常？

3. 哪些原因可以导致鼻黏膜异常？

（七）关键问题答案

1. 检查鼻腔时要注意什么问题？

检查时应注意：黏膜颜色、肿胀、肥厚、萎缩、表面湿润、干燥；总鼻道增宽、狭窄；鼻道分泌物位置、颜色、性质、量；鼻中隔有无偏曲，有无新生物。

2. 哪些原因可以导致鼻中隔形态异常？

正常成人的鼻中隔很少完全正中，多数稍有偏曲，如有明显的偏曲，并产生呼吸障碍，称为鼻中隔偏曲，严重的高位偏曲可压迫鼻甲，引起神经性头痛，也可因偏曲部骨质刺激黏膜而引起出血。鼻中隔出现孔洞称为鼻中隔穿孔，病人可听到鼻腔中有哨声，检查时用小型手电筒照射一侧鼻孔，可见对侧有亮光透入。穿孔多为鼻腔慢性炎症、外伤等引起。

3. 哪些原因可以导致鼻黏膜异常？

正常鼻黏膜为淡红色，表面光滑湿润而有光泽。急性炎症时黏膜呈鲜红色，有黏性分泌物。慢性炎症时黏膜呈暗红色，下鼻甲前端有时呈桑椹状，分泌物为粘脓性，变应性鼻炎的黏膜苍白水肿或呈淡紫色，分泌物水样清稀。萎缩性鼻炎黏膜萎缩、干燥，失去正常光泽，被覆脓痂，下鼻甲缩小，中鼻甲偶见肥厚或息肉样变。

第三节　口咽部、扁桃体检查

（一）操作目的

1. 正确进行口咽部及扁桃体的检查。

2. 运用检查结果诊断疾病。

（二）适应证

1. 口咽部及扁桃体疾病患者。

2. 其他疾病引起口咽部改变的患者,如长期使用抗生素、麻疹病人、核黄素缺乏病人等。

3. 正常体检。

（三）操作准备

1. **患者准备**:心情放松,勿使用化妆品等。

2. **检查者准备**:环境光线充足,准备好压舌板、手电筒、棉签等物品。

（四）操作步骤

1. **口唇**　健康人口唇红润光泽,当毛细血管充盈不足或血红蛋白含量降低,口唇即呈苍白,见于贫血、虚脱、主动脉瓣关闭不全等;口唇颜色深红见于急性发热性疾病。口唇发绀见于心力衰竭和呼吸衰竭等。口唇干燥并有皲裂,见于严重脱水患者。口唇疱疹为口唇黏膜与皮肤交界处发生的成簇小水泡,半透明,初发时有痒或刺激感,随后出现疼痛,1周左右即结棕色痂,愈后不留瘢痕,多为单纯疱疹病毒感染所引起,常伴发于大叶性肺炎、感冒、流行性脑脊髓膜炎、疟疾等。唇裂为先天性发育畸形。口唇突然发生非炎症性、无痛性肿胀,见于血管神经性水肿。口角糜烂见于核黄素缺乏症。口唇肥厚增大见于黏液性水肿、肢端肥大症等。

2. **口腔黏膜**　重点观察口腔黏膜颜色,有无色素沉着、瘀斑、出血点、溃疡等。口腔黏膜检查应在充分的自然光线下进行,也可用手电筒照明,正常口腔黏膜光洁呈粉红色。如出现蓝黑色色素沉着斑片多为肾上腺皮质功能减退症。大小不等的黏膜下出血点或瘀斑,则可能为出血性疾病或维生素 C 缺乏所引起。若在相当于第二磨牙的颊黏膜处出现帽针头大小白色斑点,称为麻疹黏膜斑,为麻疹的早期特征。此外,对称性黏膜充血、肿胀并伴有小出血点,称为黏膜疹,见于猩红热、风疹和某些药物中毒。溃疡可见于慢性复发性口疮。雪口病(鹅口疮)为白色念珠菌感染,多见于衰弱的病儿或老年患者,也可出现于长期使用广谱抗生素和抗癌药之后。检查口底黏膜和舌底部,让患者舌头上翘触及硬腭。由于口底组织比较松软,有时需要用触诊法才能触及口底新生物,颌下腺导管结石也最好用触诊法检查。

3. **牙齿**　应注意有无龋齿、残根、缺牙和义齿等。如发现牙疾患,应按下列格式标明所在部位。

右	8	7	6	5	4	3	2	1	上	1	2	3	4	5	6	7	8	左
	8	7	6	5	4	3	2	1	下	1	2	3	4	5	6	7	8	

1. 中切牙　2. 侧切牙　3. 尖牙　4. 第一前磨牙　5. 第二前磨牙
6. 第一磨牙　7. 第二磨牙　8. 第三磨牙

如 $\underline{1}$ 为右上中切牙; $\overline{4}$ 为右下第一前磨牙为某种病变的部位。

牙的色泽与形状也具有临床诊断意义,如牙齿呈黄褐色称斑釉牙,为长期饮用含氟量过高的水所引起;如发现中切牙切缘呈月牙形凹陷且牙间隙分离过宽,称为 Hutchinson 齿,为先天性梅毒的重要体征之一,单纯牙间隙过宽见于肢端肥大症。

4. 牙龈 正常呈粉红色,质韧且与牙颈部紧密贴合,检查时经压迫无出血及溢脓。牙龈水肿见于慢性牙周炎,牙龈缘出血常为口腔内局部因素引起,如牙石等,也可由全身性疾病所致,如维生素 C 缺乏症、肝脏疾病或血液系统出血性疾病等。牙龈经挤压后有脓液溢出见于慢性牙周炎、牙龈瘘管等。牙龈的游离缘出现蓝灰色点线称为铅线,是铅中毒的特征。在铋、汞、砷等中毒时可出现类似的黑褐色点线状色素沉着,应结合病史注意鉴别。

5. 舌 许多局部或全身疾病均可使舌的感觉、运动与形态发生变化,这些变化往往能为临床提供重要的诊断依据。明显干燥舌见于鼻部疾患(可伴有张口呼吸、唾液缺乏)、大量吸烟、阿托品使用后、放射治疗后等;严重的干燥舌可见舌体缩小,并有纵沟,见于严重脱水,可伴有皮肤弹性减退。舌体暂时性肿大见于舌炎、口腔炎、舌的蜂窝组织炎、脓肿、血肿、血管神经性水肿等。长时间的增大见于黏液性水肿、呆小病和先天愚型、舌肿瘤等。舌面上出现黄色上皮细胞堆积而成的隆起部分,状如地图,称为地图舌,可由核黄素缺乏引起。舌面上出现横向裂纹,见于先天愚型与核黄素缺乏,后者有舌痛,纵向裂纹见于梅毒性舌炎。草莓舌见于猩红热或长期发热病人。牛肉舌见于糙皮病(烟酸缺乏)。镜面舌见于缺铁性贫血、恶性贫血及慢性萎缩性胃炎。舌面敷有黑色或黄褐色毛,称为毛舌,此为丝状乳头缠绕了真菌丝以及其上皮细胞角化所形成,见于久病衰弱或长期使用广谱抗生素(引起真菌生长)的病人。舌震颤见于甲状腺功能亢进症;偏斜见于舌下神经麻痹。

6. 咽部及扁桃体 咽部分为三个部分。

(1) 鼻咽:位于软腭平面之上、鼻腔的后方,在儿童时期这个部位淋巴组织丰富,称为腺状体或增殖体,青春期前后逐渐萎缩,如果过度肥大,可发生鼻塞、张口呼吸和语音单调。如一侧有血性分泌物和耳鸣、耳聋,应考虑早期鼻咽癌。

(2) 口咽:位于软腭平面之上、会厌上缘的上方;前方直对口腔,软腭向下延续形成前后两层黏膜皱襞,前面的黏膜皱襞称为舌腭弓,后称为咽腭弓。扁桃体位于舌腭弓和咽腭弓之间的扁桃体窝中。咽腭弓的后方称咽后壁,一般咽部检查即指这个范围。

咽部的检查方法:被检查者取坐位,头略后仰,口张大并发"啊"音,此时医师用压舌板在舌的前 2/3 与后 1/3 交界处迅速下压,此时软腭上抬,在照明的配合下即可见软腭、腭垂、软腭弓、扁桃体、咽后壁等。

若发现咽部黏膜充血、红肿、黏膜腺分泌增多,多见于急性咽炎。若咽部黏膜充血、表面粗糙,并可见淋巴滤泡增生呈簇状,见于慢性咽炎。扁桃体发炎时,腺体红肿、增大,在扁桃体隐窝内有黄白色分泌物,或渗出物形成的苔片状假膜,很易剥离。白喉也可形成假膜,但白喉假膜不易剥离,若强行剥离则易引起出血。扁桃体增大一般分为三度(图 2-5-2):不超过咽腭弓者为Ⅰ

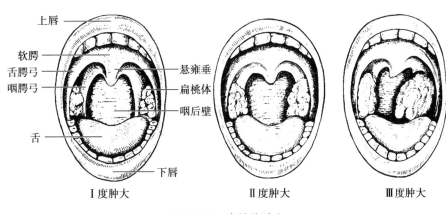

Ⅰ度肿大   Ⅱ度肿大   Ⅲ度肿大

图 2-5-2 扁桃体肿大

度;超过咽腭弓为Ⅱ度;达到或超过咽后壁中线者为Ⅲ度。一般检查未见扁桃体增大时可用压舌板刺激咽部,引起反射性恶心,如看到扁桃体突出为包埋式扁桃体,同时隐窝有脓栓时常构成反复发热的隐性病灶。

(3) 喉咽:位于口咽之下,也称下咽部,其前方通喉腔,下端通食管,此部分的检查需用间接或直接喉镜才能进行。

7. 口腔气味 健康人口腔无特殊气味,饮酒、吸烟的人可有烟酒味,如有特殊难闻的气味称为口臭,可由牙龈炎、牙周炎、胃肠道或其他全身性疾病引起,如牙龈炎、龋齿、牙周炎可产生臭味;牙槽脓肿为腥臭味;牙龈出血为血腥味。糖尿病酮症酸中毒患者可发生烂苹果味;尿毒症病人可发出尿味;肝坏死患者口腔中有肝臭味;肺脓肿患者呼吸时可发出组织坏死的臭味;有机磷农药中毒的患者口腔中可能闻到大蒜味。

8. 腮腺 位于耳屏、下颌角、颧弓所构成的三角区内,正常腮腺体薄而软,触诊时摸不出腺体轮廓。腮腺肿大时可见到以耳垂为中心的隆起,并可触及边缘不明显的包块。腮腺导管位于颧骨下1.5cm处(图2-5-3),横过嚼肌表面,开口相当于上颌第二磨牙对面的颊黏膜上,检查时应注意导管口有无分泌物。腮腺肿大见于急性流行性腮腺炎、急性化脓性腮腺炎、腮腺肿瘤等。

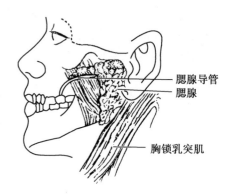

图 2-5-3 腮腺与腮腺导管的位置

(五) 操作中的关键点提示

1. 使用压舌板时,压舌板插入深度不可过深,否则会引起病人呕吐。

2. 咽部及扁桃体看到假膜时,不要强行剥离,否则容易引起出血。

(六) 关键问题

1. 描述扁桃体肿大的分度?

2. 口腔出现异味时的临床意义?

3. 舌的感觉、运动与形态发生变化时的临床意义?

(七) 关键问题答案

1. 描述扁桃体肿大的分度?

扁桃体增大一般分为三度:不超过咽腭弓者为Ⅰ度;超过咽腭弓者为Ⅱ度;达到或超过咽后壁中线者为Ⅲ度。

2. 口腔出现异味时的临床意义?

健康人口腔无特殊气味,饮酒、吸烟的人可有烟酒味,如有特殊难闻的气味称为口臭,可由牙龈炎、牙周炎、胃肠道或其他全身性疾病引起,如牙龈炎、龋齿、牙周炎可产生臭味;牙槽脓肿为腥臭味;牙龈出血为血腥味。糖尿病酮症酸中毒患者可发生烂苹果味;尿毒症病人可发出尿味;肝坏死患者口腔中有肝臭味;肺脓肿患者呼吸时可发出组织坏死的臭味;有机磷农药中毒的患者口腔中能闻到大蒜味。

3. 舌的感觉、运动与形态发生变化时的临床意义?

明显干燥舌见于鼻部疾患、大量吸烟、阿托品使用后、放射治疗后等;严重的干燥舌可见舌体缩小,并有纵沟,见于严重脱水,可伴有皮肤弹性减退。舌炎、口腔炎、舌的蜂窝组织炎、脓肿、血肿、血管神经性水肿等可引起舌体暂时性肿大。长时间的增大见于黏液性水肿、呆小病和先天愚型、舌肿瘤等。核黄素缺乏时,舌面上可出现黄色上皮细胞堆积而成的隆起部分,状如地图,称为地图舌,舌面上出现横向裂纹,见于先天愚型与核黄素缺乏,后者有舌痛,纵向裂纹见于梅毒性舌炎。草莓舌见于猩红热或长期发热病人。牛肉舌见于糙皮病(烟酸缺乏)。镜面舌见于缺铁性贫血、恶性贫血及慢性萎缩性胃炎。舌面敷有黑色或黄褐色毛,称为毛舌,此为丝状乳头缠绕了真菌丝以及其上皮细胞角化所形成,见于久病衰弱或长期使用广谱抗生素(引起真菌生长)的病人。舌震颤见于甲状腺功能亢进症;偏斜见于舌下神经麻痹。

（海宇修）

第六章

颈部检查与其它

第一节　甲状腺检查

（一）操作目的

1. 能识别颈部的各解剖结构。

2. 能对甲状腺进行正确的视诊、触诊和听诊检查。

3. 能描述和检查出正常甲状腺和病态甲状腺的体征。

4. 能描述甲状腺肿大的分度。

（二）适应证

1. 正常甲状腺的体格检查。

2. 甲状腺肿大、结节、肿块、疼痛的检查。

（三）操作准备

1. **设备准备**　听诊器 1 件。

2. **操作者准备**

（1）着装整洁、白大衣干净，仪表端庄、举止大方、语言文明、表现出良好的执业素养。

（2）检查者用肥皂洗手。

3. **患者准备**　被检者采取坐位、解开领口，暴露双侧锁骨以上的颈部。

（四）操作步骤

1. **甲状腺视诊**

（1）识别颈部结构：甲状软骨结节、环状软骨、胸锁乳突肌、胸锁关节、胸骨上窝、颞骨乳突、锁骨上窝（图 2-6-1）。

（2）颈部体位：普通检查为颈部放松常规体位。清晰暴露体位为两手放于枕后，头向后仰。

（3）嘱被检者做吞咽动作，可见甲状腺随吞咽动作而向上移动。

（4）描述甲状腺的大小和对称度。

2. **甲状腺的触诊**　包括甲状腺峡部和甲状腺侧叶。

（1）甲状腺侧叶后面触诊（图 2-6-2）

1）被检者取坐位，患者稍低头，颈部肌肉放松，检查者站在其后；

2）一手示、中指施压于一侧甲状软骨，将气管推向对侧，另一手拇指在对侧胸锁乳突肌后缘向前推挤甲状腺，示、中指在其前缘触诊甲状腺；

3）检查过程中，嘱被检者做吞咽动作；

4）用同样方法检查另一侧甲状腺。

（2）甲状腺侧叶前面触诊

1）被检者取坐位，稍低头，颈部肌肉放松，检查者面对被检者；

2）检查者一手拇指施压于一侧甲状软骨，将气管推向对侧，另一手示、中指在对侧胸锁乳突肌后缘向前推挤甲状腺，拇指在胸锁乳突肌前缘触诊。

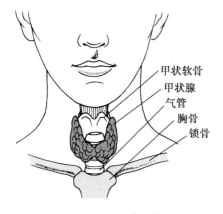

图 2-6-1　甲状腺的位置

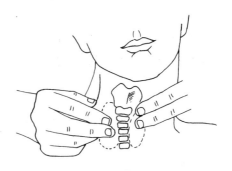

图 2-6-2　甲状腺的后面触诊

3）检查过程中,嘱被检者做吞咽动作;

4）用同样方法检查另一侧甲状腺。

（3）甲状腺峡部触诊

1）检查者面对被检者;

2）用拇指自胸骨上切迹向上触摸,可触及气管前甲状腺组织,判断有无增厚;

3）嘱被检者做吞咽动作。

3. 甲状腺的听诊　包括甲状腺两叶。

（1）检查者面对被检者;

（2）检查者用听诊器钟形体件放于甲状腺部位听诊甲状腺是否有血管杂音,两侧均需检查。

（五）操作中的关键点提示

1. 甲状腺视诊

（1）视诊甲状腺时,颈部标识不清楚,无法看出甲状腺的潜在轮廓位置;

（2）颈部皮肤尽可能绷紧,做吞咽动作。

2. 甲状腺的触诊

（1）颈部放松不够;

（2）后面检查时,大拇指不可以放在颈后;前面检查时,示、中指不可以放在颈后;

（3）甲状腺峡部的位置在颈部的下 1/3,在环状软骨的下缘;

（4）吞咽动作（总共最少需要 4 次）。

3. 甲状腺的听诊　钟形听诊器,需要听两侧甲状腺。

（六）关键问题

1. 甲状腺肿大的分度?

2. 甲状腺功能亢进的颈部体征?

3. 单纯性甲状腺肿的颈部体征?

4. 甲状腺癌的颈部体征?

5. 慢性淋巴性甲状腺炎（桥本甲状腺炎）的颈部体征?

（七）关键问题答案

1. 甲状腺肿大的分度?

甲状腺肿大可分三度:不能看出肿大但能触及者为Ⅰ度;能看到肿大又能触及,但在胸锁乳突肌以内者为Ⅱ度;超过胸锁乳突肌外缘者为Ⅲ度。

2. 甲状腺功能亢进的颈部体征?

肿大的甲状腺质地柔软,触诊时可有震颤,可能听到"嗡鸣"样血管杂音。

3. 单纯性甲状腺肿的颈部体征？

腺体肿大很突出,可为弥漫性,也可为结节性,不伴有甲状腺功能亢进体征。

4. 甲状腺癌的颈部体征？

触诊时包块可有结节感,不规则、质硬。进展慢。

5. 慢性淋巴性甲状腺炎(桥本甲状腺炎)的颈部体征？

弥漫性或结节性肿大,可以有轻压痛。

第二节　气管和颈部血管的检查

(一) 操作目的

1. 能识别气管和颈部血管的解剖结构。

2. 能对气管和颈部血管进行正确的视诊、触诊和听诊检查。

3. 能描述和检查气管和颈部血管的正常位置和形态。

4. 能描述气管偏移的特点。

5. 能描述颈部血管形态异常和血管杂音的特点和常见疾病。

(二) 适应证

1. 正常颈部气管和血管的体格检查。

2. 胸腔内、肺和心脏病理改变后引起颈部气管和血管的变化。

(三) 操作准备

1. 设备准备　听诊器 1 件;皮尺 1 根。

2. 操作者准备

(1) 着装整洁、白大衣干净,仪表端庄、举止大方、语言文明、表现出良好执业素养;

(2) 检查者用肥皂洗手。

3. 被检者准备　被检者采取坐位、半坐位或仰卧位,解开领口,暴露双侧锁骨以上颈部。

(四) 操作步骤

1. 气管检查:检查气管有无移位

(1) 嘱受检者取端坐位或仰卧位,两上肢下伸,使颈部处于自然直立状态。

(2) 检查者站其前(或右)侧,将示指和无名指指端分别固定于两侧胸锁关节上,手掌与受检者胸骨平行,中指远端在胸骨上窝处上下、左右触摸气管后,指端置于气管正中处(图 2-6-3)。

(3) 观察中指与示指、无名指指端之间距离。

2. 颈部血管检查

(1) 颈静脉视诊

1) 正常:立位或坐位颈静脉不显露,平卧时可稍见充盈,充盈水平仅限于锁骨上缘至下颌角距离的下 2/3 以内(图 2-6-4、图 2-6-5)。

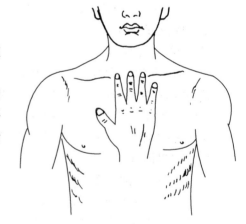

图 2-6-3　气管移位检查

2) 颈静脉充盈:30°~45°的半卧时静脉充盈度超过正常水平,见于右心衰、心包积液、缩窄性心包炎,上腔静脉阻塞综合征。

3) 颈静脉搏动:见于三尖瓣关闭不全颈部血管检查。

(2) 颈动脉搏动

1) 正常:正常安静时不明显。

2) 搏动增强:主动脉关闭不全,高血压,甲亢,严重贫血。

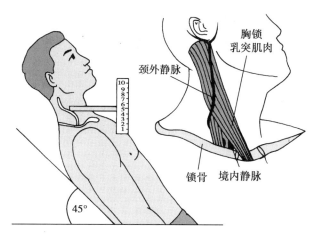

图 2-6-4　正常颈部静脉压

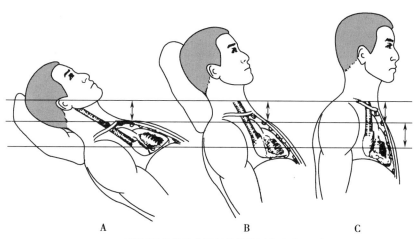

（该图示从胸骨角算起的静脉压高度为5cm）

图 2-6-5　体位变化颈部静脉压的变化
A.30 度　B.60 度　C.90 度

（五）操作中的关键点提示

1. 气管检查

（1）气管居中依据：中指距示指、无名指指端间的距离相等。

（2）气管移位依据：中指触在气管前正中线上，中指距示指、无名指指端之间的距离不相等，气管移位侧距离小。

（3）气管移向健侧见于：一侧大量胸腔积液、一侧胸腔积气、纵隔肿瘤。

（4）气管移向患侧见于：肺不张、广泛胸膜粘连、肥厚。

2. 颈部血管检查　在做颈部血管检查时需要患者把头尽可能偏向被检查侧的对面,可以充分显露血管。

（六）关键问题

1. 气管偏移分类及常见哪些疾病?

2. 何为颈静脉充盈和颈静脉怒张?

3. 颈静脉搏动反映了什么变化?

（七）关键问题答案

1. 气管偏移分类及常见哪些疾病?

偏向健侧——胸腔积液、气胸、纵隔肿瘤等;偏向患侧——肺不张、肺硬化、胸膜增厚粘连。

2. 何为颈静脉充盈和颈静脉怒张?

正常人立位或坐位时,颈外静脉充盈,超过锁骨上缘至下颌角距离的 2/3 处,或半卧位 45°时,颈静脉充盈、胀大、饱满则称颈静脉怒张,表明静脉压增高。

3. 颈静脉搏动反映了什么变化?

颈静脉是右心房的压力计,它可以反映右心房压力变化及容量变化。由于右侧颈静脉较左侧颈静脉为短,并且为上腔静脉的直接延续,所以右侧颈静脉较左侧更能反映右心房的压力变化。

（秦啸龙）

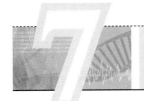

第七章

胸 部 检 查

胸部指颈部以下和腹部以上的区域。可分为前胸部、侧胸部和背部。胸廓由12个胸椎和12对肋骨、锁骨及胸骨组成。胸部检查的内容很多,本章以视、触、叩、听的顺序依次介绍胸部检查项目及方法,心脏检查另列章节介绍。

第一节 胸 部 视 诊

胸部视诊的内容包括胸部的体表标志、胸壁与胸廓以及呼吸运动、呼吸频率、呼吸节律、呼吸时相等。

一、胸部的体表标志

包括骨骼标志、垂直线标志、自然陷窝和解剖分区。

(一)操作目的

1. 能正确识别胸部的体表标志。

2. 能通过体表标志确定胸廓内各脏器的位置。

(二)适应证

1. 正常的体格检查。

2. 准确标记胸廓内部脏器的轮廓和位置。

3. 标记异常体征的部位和范围。

(三)操作设备

无需特殊设备。检查环境安静、温暖,光线充足。

(四)操作者准备

1. 着装整齐、洁净,仪表端庄、举止大方、语言文明、表现出良好的职业素养。

2. 操作前洗手。

3. 保持手部温暖。

4. 立于被检查者之右侧。

(五)被检查者准备

1. 充分暴露胸部。

2. 被检查者可采取坐位或卧位。

(六)操作步骤

1. **骨骼标志** 胸部的骨骼标志见图2-7-1。

(1)胸骨:位于胸壁前正中,由上而下可分为胸骨柄、胸骨体、剑突。

(2)胸骨上切迹:位于胸骨柄上方,正常气管位于其后正中。

(3)剑突:位于胸骨体下端的三角形部分。

(4)胸骨角:由胸骨柄与胸骨体连接处向外突起所形成。其两端与第二肋软骨相连,可由此

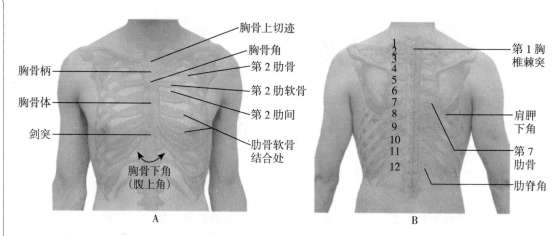

胸骨柄
胸骨体
剑突
胸骨下角
（腹上角）

胸骨上切迹
胸骨角
第2肋骨
第2肋软骨
第2肋间
肋骨软骨
结合处

第1胸
椎棘突

肩胛
下角
第7
肋骨
肋脊角

A

B

图 2-7-1　胸部的骨骼结构

A.正面观　B.背面观

开始计数肋间隙和肋骨。胸骨角还标志支气管分叉、心房上缘和上下纵隔交界、第4胸椎水平。

（5）腹上角：左右肋弓在胸骨下端汇合所形成的夹角，所以也称胸骨下角。相当于横膈的穹隆部，其后为肝左叶、胃及胰腺。

（6）肩胛下角：肩胛骨位于后胸壁第 2~8 肋骨之间，其最下端称肩胛下角。被检查者取直立位或端坐位，两臂自然下垂，此时肩胛下角位于第 7 肋或第 7 肋间，第 8 胸椎的水平。可以此作为后胸部计算肋骨的标志。

（7）第七颈椎棘突：颈部前屈，颈根部最突出的部位即为第七颈椎棘突。其下方为胸椎的起点，常以此处作为计数胸椎的标志。

（8）肋脊角：为第 12 肋骨与脊柱构成的夹角。其前为肾脏和输尿管上端所在的区域。

2. 垂直线标志

（1）前正中线：即胸骨中线。为通过胸骨正中的垂直线。即其上端位于胸骨柄上缘的中点，向下通过剑突中央的垂直线。

（2）锁骨中线（左、右）：为通过锁骨的肩峰端与胸骨端两者中点的垂直线。即通过锁骨中点向下的垂直线。锁骨中线正好穿过乳头。

（3）胸骨线（左、右）：为沿胸骨边缘与前正中线平行的垂直线。

（4）胸骨旁线（左、右）：为通过胸骨线和锁骨中线中间的垂直线。

（5）腋前线（左、右）：为通过腋窝前皱襞沿前侧胸壁向下的垂直线。

（6）腋中线（左、右）：为自腋窝顶端于腋前线和腋后线之间向下的垂直线。

（7）腋后线（左、右）：为通过腋窝后皱襞沿后侧胸壁向下的垂直线。

（8）肩胛下角线（左、右）：为双臂下垂时通过肩胛下角与后正中线平行的垂直线。

（9）后正中线：即脊柱中线。为通过椎骨棘突，或沿脊柱正中下行的垂直线。

3. 自然陷窝和解剖分区

（1）腋窝（左、右）：为上肢内侧与胸壁相连的凹陷部。

（2）胸骨上窝：为胸骨柄上方的凹陷部，正常气管位于其后。

（3）锁骨上窝（左、右）：为锁骨上方的凹陷部，相当于两肺上叶肺尖的上部。

（4）锁骨下窝（左、右）：为锁骨下方的凹陷部，下界为第 3 肋骨下缘。相当于两肺上叶肺尖的下部。

（5）肩胛上区（左、右）：为肩胛冈以上的区域，其外上界为斜方肌的上缘。相当于上肺尖的下部。

（6）肩胛下区（左、右）：为两肩胛下角的连线与第 12 胸椎水平线之间的区域。后正中线将此区分为左、右两部。

(7) 肩胛间区(左、右):为两肩胛骨内缘之间的区域。后正中线将此区分为左、右两部。

胸部体表标线与分区见图 2-7-2。

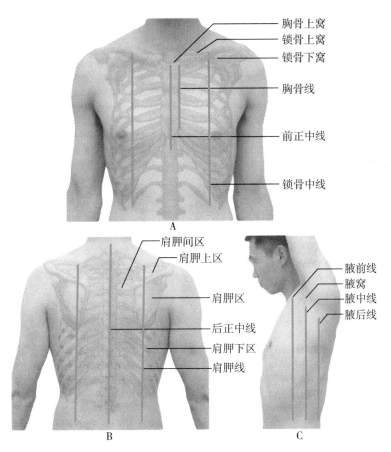

图 2-7-2 胸部体表标线与分区
A.正面观 B.背面观 C.侧面观

（七）操作中的关键点提示

1. 所有体表标志均应熟识。必须做到随机指出任一体表标志,都能说出准确的定位。

2. 当视诊不明显时,可以结合触诊定位。

3. 检查前需向被检查者告知,并征得被检查者同意以获得配合。与被检查者沟通态度和蔼,检查过程中注意为被检查者保暖,动作轻柔,注意保护被检查者隐私。检查结束后告知,全过程有爱伤意识。

（八）关键问题

1. 请指出肩胛下区的范围。

2. 用肩胛下角定位肋骨应注意什么?

3. 请说出胸骨角的临床意义。

（九）关键问题答案

1. 请指出肩胛下区的范围。

肩胛下区为两肩胛下角的连线与第 12 胸椎水平线之间的区域。后正中线将此区分为左右两部。

2. 用肩胛下角定位肋骨应注意什么?

被检查者取直立位或端坐位,两臂自然下垂。此时肩胛下角位于第 7 肋或第 7 肋间,第 8

胸椎的水平。在胸腔穿刺时有重要的参考意义。

3. 请说出胸骨角的临床意义。

胸骨角由胸骨柄与胸骨体连接处向外突起所形成。其两端与第二肋软骨相连,可由此开始计数肋间隙和肋骨。胸骨角还标志支气管分叉、心房上缘和上下纵隔交界及相当于第4或第5胸椎的水平。

二、胸壁与胸廓

(一)操作目的

1. 能识别胸壁静脉曲张并能检查血流方向。

2. 能识别异常胸廓并知晓其临床意义。

(二)适应证

1. 正常的体格检查。

2. 明确异常情况及程度。

(三)操作设备

无需特殊设备。检查环境安静、温暖,光线充足。

(四)操作者准备

1. 着装整齐、洁净,仪表端庄、举止大方、语言文明、表现出良好的职业素养。

2. 操作前洗手。

3. 保持手部温暖。

4. 检查者站在被检查者前面或右侧。

(五)被检查者准备

1. 充分暴露胸部(前胸部和背部)。

2. 被检查者可采取坐位或卧位。

(六)操作步骤

1. 胸壁视诊

(1)被检查者充分暴露前胸部。取坐位时,检查者站在被检查者前面或右侧,取仰卧位时,检查者站于被检查者右侧。

(2)视诊内容包括皮疹、疤痕、蜘蛛痣,胸壁静脉有无充盈、曲张。

(3)蜘蛛痣:通常出现于上腔静脉分布的区域,如面颈部、前胸部、肩部及上臂和手背等处(图2-7-3)。检查者用竹签等物品压迫蜘蛛痣中心,其辐射状小血管网即刻消失,去除压力后又复出现。

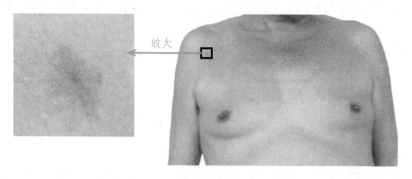

放大

图2-7-3 蜘蛛痣

(4)胸壁静脉:正常胸壁无明显静脉可见,当上腔静脉或下腔静脉血流受阻建立侧支循环时,胸壁静脉可充盈或曲张。上腔静脉阻塞时,静脉血流方向自上而下;下腔静脉阻塞时,血流方向则自下而上。

2. 胸廓视诊

（1）被检查者充分暴露前胸部和背部。取坐位时，检查者站在被检查者前面或右侧，取仰卧位时，检查者站于被检查者右侧。

（2）观察胸廓形状，两侧是否对称，有无畸形、局部隆起，肋间隙有无异常。

（3）常见胸廓异常

扁平胸：胸廓呈扁平状，其前后径不及左右径的一半。见于瘦长体型者，亦可见于慢性消耗性疾病，如肺结核等。

桶状胸：胸廓前后径增加，有时与左右径几乎相等，甚或超过左右径，故呈圆桶状。肋间隙增宽且饱满。腹上角增大，且呼吸时改变不明显。见于严重肺气肿被检查者。

佝偻病胸：佝偻病所致的胸廓改变，多见于儿童（图 2-7-4）。沿胸骨两侧各肋软骨与肋骨交界处常隆起，形成串珠状，谓之**佝偻病串珠**。下胸部前面的肋骨常外翻，沿膈附着的部位其胸壁向内凹陷形成的沟状带，称为**肋膈沟**。若胸骨剑突处显著内陷，形似漏斗，谓之**漏斗胸**。胸廓的前后径略长于左右径，其上下距离较短，胸骨下端常前突，胸廓前侧壁肋骨凹陷，称为**鸡胸**。

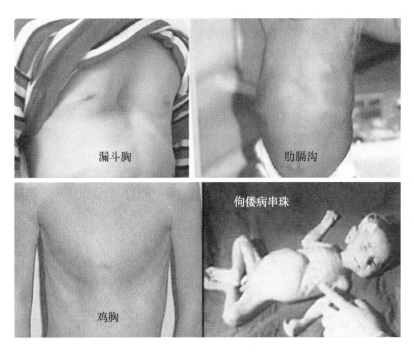

图 2-7-4　佝偻病胸

胸廓一侧变形：胸廓一侧膨隆多见于大量胸腔积液、气胸、或一侧严重代偿性肺气肿。胸廓一侧平坦或下陷常见于肺不张、肺纤维化、广泛性胸膜增厚和粘连等。

胸廓局部隆起见于心脏明显肿大、心包大量积液、主动脉瘤及胸内或胸壁肿瘤等。此外，还见于肋软骨炎和肋骨骨折等，前者于肋软骨突起处常有压痛，后者于前后挤压胸廓时，局部常出现剧痛，还可于骨折断端处查到骨摩擦音。

脊柱畸形引起的胸廓改变：严重者因脊柱前凸、后凸或侧凸，导致胸廓两侧不对称，肋间隙增宽或变窄。

（七）操作中的关键点提示

1. 胸壁静脉血流方向的检查手法：选择一段没有分支的胸壁静脉，检查者将右手示指和中指并拢压在静脉上，然后一只手指紧压静脉向外滑动，挤出该段静脉内血液，至一定距离后放松该手指，另一手指紧压不动，看静脉是否充盈，如迅速充盈，则血流方向是从放松的一端流向紧压手指的一端。再同法放松另一手指,观察静脉充盈速度,即可判断出血流方向。

2. 佝偻病胸的类型与特征。

3. 检查结束报告检查结果求内容完整,语言规范准确。

4. 检查前需向被检查者告知,并征得被检查者同意以获得配合。与被检查者沟通态度和蔼,检查过程中注意为被检查者保暖,动作轻柔,注意保护被检查者隐私。检查结束后告知,全过程有爱伤意识。

(八) 关键问题

1. 佝偻病胸的常见类型有哪些?

2. 引起胸廓一侧膨隆的常见原因有哪些?

3. 引起胸廓局部隆起的常见原因有哪些?

4. 何谓鸡胸? 鸡胸常见于什么病变?

(九) 关键问题答案

1. 佝偻病胸的常见类型有哪些?

佝偻病胸的常见类型有鸡胸、漏斗胸、佝偻病串珠和肋膈沟。

2. 引起胸廓一侧膨隆的常见原因有哪些?

胸廓一侧膨隆多见于大量胸腔积液、气胸或一侧严重代偿性肺气肿。

3. 引起胸廓局部隆起的常见原因有哪些?

胸廓局部隆起见于心脏明显肿大、心包大量积液、主动脉瘤及胸内或胸壁肿瘤等。此外,还见于肋软骨炎和肋骨骨折等。

4. 何谓鸡胸? 鸡胸常见于什么病变?

胸廓的前后径略大于左右径,其上下距离较短,胸骨下端常前突,胸骨前侧壁肋骨凹陷称为鸡胸,常见于佝偻病患儿。

三、呼吸运动、呼吸频率、呼吸节律

(一) 操作目的

1. 能识别正常的呼吸运动、频率、节律。

2. 能区分异常的呼吸运动、频率、节律。

3. 能说出异常的呼吸运动、频率、节律的临床意义。

(二) 适应证

1. 正常的体格检查。

2. 呼吸异常或呼吸困难的鉴别。

(三) 操作设备

计数器。检查环境安静、温暖,光线充足。

(四) 操作者准备

1. 着装整齐、洁净,仪表端庄、举止大方、语言文明、表现出良好的职业素养。

2. 操作前洗手。

3. 保持手部温暖。

4. 站在被检查者之右侧。

(五) 被检查者准备

1. 充分暴露胸部和腹部。

2. 被检查者可采取仰卧位或坐位。

(六) 操作步骤

1. 检查者站在被检查者右侧,被检查者取仰卧位时,检查者下蹲使其视线与胸廓同水平视诊,仔细观察胸部与腹部的起伏情况。

2. 注意区分呼吸运动类型(腹式呼吸与胸式呼吸)。

3. 仔细观察呼吸运动的强弱,两侧呼吸运动是否对称。

4. 观察并计数呼吸频率,计数时间为 1 分钟,正常呼吸频率为 16~20 次 / 分,超过 24 次 / 分为呼吸过速,小于 12 次 / 分为呼吸过缓。

5. 仔细观察呼吸节律是否均匀而整齐。

（七）操作中的关键点提示

1. 胸、腹部暴露要充分。

2. 被检查者取仰卧位更便于视诊。视诊时,检查者视线应与胸部在同一水平。

3. 熟知视诊内容,包括正常与常见的呼吸异常。

4. 检查结束报告检查结果务求内容完整,语言规范准确。

例:正常成年男性的检查结果如下:呼吸运动以胸式呼吸为主,频率 15 次 / 分,节律规整,两侧呼吸运动对称,无增强或减弱。

5. 检查前需向被检查者告知,并征得被检查者同意以获得配合。与被检查者沟通态度和蔼,检查过程中注意为被检查者保暖,动作轻柔,注意保护被检查者隐私。检查结束后告知,全过程有爱伤意识。

（八）关键问题

1. 胸式呼吸减弱而腹式呼吸增强的临床意义是什么?

2. 潮式呼吸(陈 - 施呼吸)及临床意义是什么?

3. 间停呼吸(比奥呼吸)及临床意义是什么?

4. 库斯莫尔(Kussmaul)呼吸及临床意义是什么?

5. 三凹征的临床表现及意义是什么?

6. 男性,63 岁,咳嗽、咳痰 20 年,加重半月。10 年前已诊断为"慢支、肺气肿"。在胸廓视诊方面可能有何发现?

7. 男性,32 岁,因左肩关节酸痛,4 小时前曾接受针灸治疗,现左侧胸痛,呼吸困难,即来急诊。在为病人做胸廓视诊时可能有何发现?

8. 右侧大量胸腔积液患者,胸部视诊检查可发现哪些阳性体征?

（九）关键问题答案

1. 胸式呼吸减弱而腹式呼吸增强的临床意义是什么?

见于肺或胸膜疾病如肺炎、重症肺结核和胸膜炎等,或胸壁疾病如肋间神经痛,肋骨骨折等。

2. 潮式呼吸(陈 - 施呼吸)及临床意义是什么?

呼吸由浅慢逐渐变为深快,然后再由深快转为浅慢,随之出现一段呼吸暂停后,又开始如上变化的周期性呼吸。系呼吸中枢兴奋性降低所致,提示呼吸即将停止。

3. 间停呼吸(比奥呼吸)及临床意义是什么?

表现为有规律呼吸几次后,突然停止一段时间,又开始呼吸,即周而复始的间停呼吸。系呼吸中枢兴奋性降低所致,提示呼吸即将停止。间停呼吸比潮式呼吸更为严重,预后多不良,常在临终前发生。

4. 库斯莫尔(Kussmaul)呼吸及临床意义是什么?

当严重代谢性酸中毒时,出现深长而慢的呼吸,称 Kussmaul 呼吸。见于糖尿病酮中毒和尿毒症酸中毒等。

5. 三凹征的特征及临床意义是什么?

吸气时胸骨上窝、锁骨上窝及肋间隙向内凹陷,称为"三凹征"。为吸气性呼吸困难,常见于上呼吸道部分阻塞,如气管肿瘤、异物等。

6. 男性,63 岁,咳嗽、咳痰 20 年,加重半月。10 年前已诊断为"慢支、肺气肿"。在胸部视诊方面可能有何发现?

可发现桶状胸,肋间隙增宽及呼吸运动减弱,心尖搏动不明显。

7. 男性,32 岁,因左肩关节酸痛,4 小时前曾接受针灸治疗,现左侧胸痛,呼吸困难,即来急诊。在为患者做胸部视诊时可能有何发现?

视诊:左侧胸廓较右侧饱满;左侧肋间隙变宽;左侧呼吸运动减弱。

8. 右侧大量胸腔积液患者,胸部视诊检查可发现哪些阳性体征?

右侧胸廓饱满,呼吸运动减弱。

第二节　胸 部 触 诊

胸部触诊的内容包括胸廓扩张度、语音震颤和胸膜摩擦感。

(一)操作目的

1. 能进行胸廓扩张度检查。

2. 能进行语音震颤检查。

3. 能进行胸膜摩擦感检查。

(二)适应证

1. 正常的体格检查。

2. 发现或排除异常体征。

(三)操作设备

无需特殊设备。检查环境安静、温暖,光线充足。

(四)操作者准备

1. 着装整齐、洁净,仪表端庄、举止大方、语言文明、表现出良好的职业素养。

2. 操作前洗手。

3. 保持手部温暖。

4. 站在被检查者之右侧。

(五)被检查者准备

1. 充分暴露胸部(前胸部和背部)。

2. 被检查者可采取卧位或坐位。

(六)操作步骤

1. 胸廓扩张度:即呼吸时的胸廓动度,也称(胸廓)呼吸动度。

(1)前胸廓扩张度的检查:检查者两手置于被检查者胸廓下面的前侧部,左右拇指分别沿两侧肋缘指向剑突,拇指尖在前正中线两侧对称部位,而手掌和伸展的手指置于前侧胸壁,嘱被检查者作深呼吸运动。在吸气相时,观察两手拇指随胸廓扩张而分离的距离(图 2-7-5),同时感觉呼吸运动范围和对称性(比较两手的动度是否一致)。

(2)后胸廓扩张度的检查:检查者两手平置于被检查者背部,约于第 10 肋骨水平,拇指与中线平行,并将两侧皮肤向中线轻推,嘱被检查者作深呼吸运动,观察比较两手的动度是否一致(图 2-7-6)。

2. 语音震颤:又称触觉震颤

(1)检查者将左右手掌的尺侧缘或掌面轻放于两侧胸壁的对称部位,然后嘱被检查者用同等的强度重复发"yi"长音,比较两侧相应部位两手感触到的语音震颤的异同,注意有无增强或减弱(图 2-7-7)。

(2)在同一部位双手交叉重复一次(图 2-7-8)。

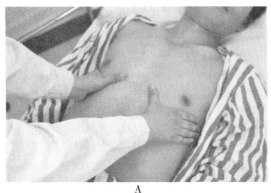
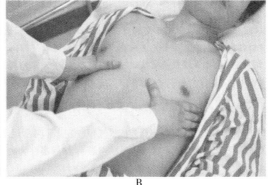

图 2-7-5 胸廓扩张度的检查手法（前胸）

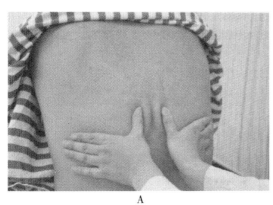
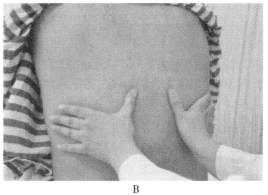

图 2-7-6 胸廓扩张度的检查手法（背部）

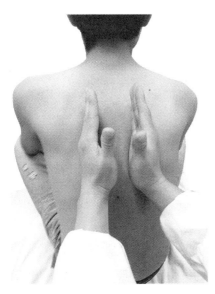
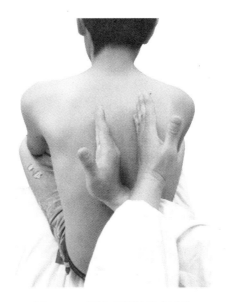

图 2-7-7 语音震颤的检查手法　　图 2-7-8 语音震颤的检查手法

（3）自上而下、从内到外、先前后背重复上述动作。

（4）语音震颤检查的部位及顺序见图 2-7-9。

3. 胸膜摩擦感

（1）检查者将两手掌平置于前胸的下前侧部或腋下部（腋中线第 5、6 肋间）。

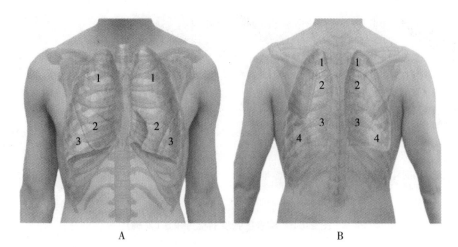

图 2-7-9 语音震颤检查的部位及顺序
A. 前胸部 B. 后胸部

（2）嘱被检查者作深呼吸运动，注意感受有无如皮革样相互摩擦的感觉。

（3）嘱被检查者屏住呼吸，重复前述检查。

（七）操作中的关键点提示

1. 胸廓扩张度检查的重点是前胸廓扩张度的检查。

2. 检查者用于感触语音震颤的部位是双手的小鱼际肌（手掌的尺侧缘），一定要轻放而不能用力。在同一部位需要双手交叉重复检查一次。语音震颤检查的部位不要遗漏。

3. 熟记胸膜摩擦感的检查部位。

4. 检查结束报告检查结果求求内容完整，语言规范准确。

例如正常人：胸廓扩张度（呼吸动度）两侧一致，两侧（肺）语音震颤对称，无增强或减弱，两侧均未触及胸膜摩擦感。

5. 检查前需向被检查者告知，并征得被检查者同意以获得配合。与被检查者沟通态度和蔼，检查过程中注意为被检查者保暖，动作轻柔，注意保护被检查者隐私。检查结束后告知，全过程有爱伤意识。

（八）关键问题

1. 胸廓扩张度检查临床意义？

2. 语音震颤检查的原理是什么？

3. 男性，27 岁，发热、右侧胸痛，干咳 4 天，昨天开始胸痛减轻，但逐渐出现呼吸困难，即来院急诊。在为病人做胸（肺）部触诊时，右胸（肺）可能有何发现？

4. 语音震颤增强的临床意义？

（九）关键问题答案

1. 胸廓扩张度检查临床意义？

正常人的两侧胸廓扩张度应相等，若一侧胸廓的扩张受限，可见于大量胸腔积液，气胸，胸膜增厚和肺不张等。

2. 语言震颤检查的原理是什么？

当被检查者发出语言时，声波起源于喉部，沿气管、支气管及肺泡，传到胸壁所引起的共鸣的振动，可由检查者的手触及，故又称触觉语颤。根据其振动的增强或减弱，可判断胸内病变的性质。

3. 男性，27 岁，发热、右侧胸痛，干咳 4 天，昨天开始胸痛减轻，但逐渐出现呼吸困难，即来院急诊。在为病人做胸（肺）部触诊时，右胸（肺）可能有何发现？

触诊右侧：语言震颤减弱或消失；心尖搏动移向左侧，气管也左移。

4. 语音震颤增强的临床意义?

大范围肺实变(大叶性肺炎、大面积肺梗死),接近胸膜的肺内巨大空腔(肺结核空洞、肺脓肿空洞)等。

第三节 胸 部 叩 诊

用于胸部叩诊的方法有间接叩诊法和直接叩诊法。本节介绍的是胸部的间接叩诊法。胸部叩诊的内容包括前胸、侧胸、背部及肺上下界的叩诊。

(一) 操作目的

1. 能熟练标准地进行叩诊(叩诊手法)。

2. 能进行胸部叩诊检查。

3. 能区分胸部叩诊音。

4. 能叩出肺上下界。

5. 能进行肺下界移动度叩诊检查。

(二) 适应证

1. 正常的体格检查。

2. 发现或排除异常体征。

(三) 操作设备

1. 直尺、记号笔。

2. 检查环境安静、温暖,光线充足。

(四) 操作者准备

1. 着装整齐、洁净,仪表端庄、举止大方、语言文明、表现出良好的职业素养。

2. 操作前洗手。

3. 保持手部温暖。

4. 站在被检查者之右侧。

(五) 被检查者准备

1. 充分暴露胸部(可脱去上衣,使腰部以上的胸部充分暴露)。

2. 被检查者可采取坐位或卧位,肌肉放松,两臂自然下垂,呼吸均匀。

(六) 操作步骤

1. 胸部叩诊口诀:自上而下、由外向内、先前后背、左右对称。

2. 首先检查前胸,其后检查侧胸,最后检查背部。

3. 前胸的叩诊方法

(1) 从锁骨上窝开始,叩出肺上界(肺尖)。方法:自斜方肌前缘中央部开始叩诊,逐渐叩向外侧,当由清音变为浊音时,即为肺上界的外侧终点,在此点做好标记;然后再由上述中央部叩向内侧,直至清音变为浊音时,即为肺上界的内侧终点,同样在此点做好标记。用直尺测量内外侧终点间的距离,即为肺尖的宽度。此项操作也可在背部叩诊时进行。

(2) 沿锁骨中线、腋前线自第 1 肋间隙从上至下逐一肋间隙进行叩诊。每一肋间隙均先叩诊左侧,再叩诊右侧;每侧均由外向内叩诊。

(3) 当叩诊音从清音变为浊音(右侧)或鼓音(左侧)时,即为肺下界,在锁骨中线的肺下界点做好标记。

4. 侧胸的叩诊方法

(1) 嘱被检查者举起上臂置于头部,自腋窝开始沿腋中线、腋后线叩诊,自上而下逐一肋间隙进行叩诊直至肋缘。

(2) 先叩诊左侧,再叩诊右侧。

(3) 在腋中线的肺下界点做好标记。

5. 背部叩诊

(1) 嘱被检查者取坐位,向前稍低头,双手交叉抱肘,尽可能使肩胛骨移向外侧方,上半身略向前倾。叩诊自肺尖开始,先叩出肺尖宽度,然后沿肩胛线自上而下逐一肋间隙进行叩诊,每一肋间隙先左后右对称叩诊,叩诊手法(板指与肋骨平行)与前胸叩诊一致,直至在肩胛下角线叩出肺下界,并做好标记。

(2) 也可采用以下方法进行背部叩诊:嘱被检查者取坐位,向前稍低头,双臂自然下垂。叩诊自肺尖开始,先叩出肺尖宽度,然后叩诊左右肩胛间区,此处叩诊采用扳指与脊柱平行的手法,自上而下、先左后右对称叩诊,最后叩诊肩胛下区,叩诊手法(板指与肋骨平行)与前胸叩诊一致,直至在肩胛下角线叩出肺下界,并做好标记。

6. 肺下界移动度叩诊

(1) 嘱被检查者取坐位,向前稍低头,两臂自然下垂。

(2) 检查者先找到肩胛下角,在肩胛下角线上叩出肺下界,并做好标记。

(3) 嘱被检查者作深吸气后屏住呼吸,检查者沿肩胛下角线继续向下叩诊,当由清音变为浊音时,即为肩胛线上肺下界的最低点,在此点做好标记。

(4) 嘱被检查者平静呼吸 2~3 个周期,再嘱被检查者作深呼气后屏住呼吸,检查者沿肩胛下角线肺下界点往上叩诊,直至浊音变为清音时,即为肩胛线上肺下界的最高点,在此点做好标记。

(5) 用直尺测量最高至最低两点间的距离,测得数据即为肺下界的移动范围(肺下界移动度)。

(七) 操作中的关键点提示

1. 叩诊时板指应平贴于肋间隙并与肋骨平行,叩击力量要均匀,轻重应适宜,频率不易过快。

2. 叩诊姿势(手法)标准 以左手中指第 2 指节作为叩诊板指,平紧贴于叩击部位表面,左手余部不要接触皮肤,右手中指指端为叩诊锤,右手中指末端垂直叩击左手中指第 2 指节前端或末端指关节上,叩击动作由右腕关节和掌指关节的运动来完成,避免肘关节和肩关节参与活动,叩击动作要灵活、短促、富有弹性,在同一部位连续叩诊 2~3 下。

3. 被检查者体位摆放及呼吸配合正确。

4. 叩诊顺序正确。

5. 注意左右、内外对比。

6. 检查前需向被检查者告知,并征得被检查者同意以获得配合。与被检查者沟通态度和蔼,检查过程中注意为被检查者保暖,动作轻柔,注意保护被检查者隐私。检查结束后告知,全过程有爱伤意识。

(八) 关键问题

1. 肺上界叩诊正常人宽度? 肺上界变窄、变宽的临床意义?

2. 男性,50 岁,患慢性支气管炎 30 余年,每年冬季咳嗽加剧,咳出白色黏液痰,量多,晨间可咳出半杯泡沫痰,近日来咳嗽加重伴低热,夜间不能平卧,咳出脓性痰液。为患者做胸(肺)部叩诊时可能发现哪些体征?

3. 女性,45 岁。搬运重物后,出现进行性呼吸困难伴右侧胸痛来医院急诊,在进行胸部叩诊检查时可能有什么发现?

4. 女性,23 岁,发热、左侧胸痛,干咳 4 天,昨天开始胸痛减轻,但逐渐出现呼吸困难,来院就诊。在为患者做胸部叩诊时,左胸部可能有何发现?

（九）关键问题答案

1. 肺上界叩诊正常人宽度？肺上界变窄、变宽的临床意义？

肺上界叩诊宽度即肺尖的宽度，正常人为4~6cm；肺上界变窄，常见于肺结核所致肺尖浸润、纤维性变及萎缩；肺上界变宽，叩诊稍呈过清音，常见于肺气肿的病人。

2. 男性，50岁，患慢性支气管炎30余年，每年冬季咳嗽加剧，咳出白色黏液痰，量多，晨间可咳出半杯泡沫痰，近日来咳嗽加重伴低热，夜间不能平卧，咳出脓性痰液。为患者做胸（肺）部叩诊时可能发现哪些体征？

双肺呈过清音，肺下界下移并移动度减小，心浊音界缩小。

3. 女性，45岁。搬运重物后，出现进行性呼吸困难伴右侧胸痛来医院急诊，在进行胸部叩诊检查时可能有什么发现？

右侧胸部呈鼓音；左侧胸部呈清音（叩诊音正常）。

4. 女性，23岁，发热、左侧胸痛，干咳4天，昨天开始胸痛减轻，但逐渐出现呼吸困难，来院就诊。在为患者做胸部叩诊时，左胸部可能有何发现？

叩诊左胸部呈浊音（积液区）。左肺下界及肺下界移动度不能叩出。

第四节 胸 部 听 诊

本节介绍的是肺部听诊。肺部听诊的内容包括呼吸音、啰音、语音共振及胸膜摩擦音。

（一）操作目的

1. 能熟练进行肺部听诊检查。

2. 能指出四种正常呼吸音的听诊部位。

3. 能进行语音共振检查。

4. 能进行胸膜摩擦音检查。

（二）适应证

1. 正常的体格检查。

2. 发现或排除异常体征。

（三）操作设备

1. 听诊器。

2. 检查环境安静、温暖，光线充足。

（四）操作者准备

1. 着装整齐、洁净，仪表端庄、举止大方、语言文明、表现出良好的职业素养。

2. 操作前洗手。

3. 保持手部温暖。

4. 站在被检查者之右侧。

（五）被检查者准备

1. 充分暴露胸部。

2. 被检查者可采取坐位或卧位。

（六）操作步骤

1. 检查者先用手掌心捂热听诊器胸体件。双耳戴上听诊器耳件，右手拇指与中指握住听诊器胸体件，示指放于听诊器胸体件的背面，将听诊器胸体件紧密而适度地置于听诊部位（图2-7-10）。

2. 嘱被检查者作均匀呼吸，必要时可作较深

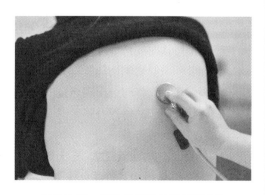

图2-7-10　听诊器胸体件的持握方法

的呼吸或咳嗽数声后立即听诊。

3. 听诊由肺尖开始,自上而下,左右对称听诊。分别检查前胸部、侧胸部和背部,顺序与叩诊相同,听诊前胸部应沿锁骨中线和腋前线;听诊侧胸部应沿腋中线和腋后线;听诊背部应沿肩胛线,自上至下逐一肋间进行,而且要在上下、左右两侧对称部位进行对比。每处至少听 1~2 个呼吸周期。

4. 四种正常呼吸音的听诊部位

(1) 气管呼吸音:于胸外气管上面可闻及。

(2) 支气管呼吸音:于喉部、胸骨上窝、背部第 6、7 颈椎及第 1、2 胸椎附近可闻及。

(3) 支气管肺泡呼吸音:于胸骨两侧第 1、2 肋间隙,肩胛间区第 3、4 胸椎水平以及肺尖前后部的肺野部位可闻及。

(4) 肺泡呼吸音:除上述部位以外的大部分肺野内均可听及。

5. 语音共振检查

(1) 嘱被检查者用同等的强度重复发 "yi" 长音,检查者将听诊器胸体件放在被检查者前胸、背部,自上而下、左右两侧对称部位对比听诊。

(2) 语音共振检查的部位及顺序与语音震颤检查的部位和顺序完全相同。

6. 胸膜摩擦音检查

(1) 检查者将听诊器胸体件放在被检查者前胸的下前侧部或腋下部(腋中线第 5、6 肋间)进行听诊。

(2) 嘱被检查者作深慢呼吸,注意听诊吸气相和呼气相有无胸膜摩擦的声音。

(3) 如闻及胸膜摩擦音,嘱被检查者屏住呼吸,胸膜摩擦音即消失。以此证实闻及的摩擦音为胸膜摩擦音,而非心包摩擦音。

(七) 操作中的关键点提示

1. 检查前应将听诊器胸体件捂热;持握听诊器胸体件的手姿必须正确;不得隔衣听诊。

2. 听诊部位及顺序必须正确。

3. 必须自上而下、左右两侧对称部位对比听诊,每处至少听 1~2 个呼吸周期。

4. 考试时,应边检查边指出听诊部位及该部位的听诊内容。

5. 语音共振检查的部位及顺序必须正确,且不得遗漏。

6. 胸膜摩擦音的检查部位必须正确;应嘱被检查者屏住呼吸,以确认之。

7. 被检查者取卧位时,检查者站于右侧;取坐位时,检查者站于前面或右侧。

8. 检查前需向被检查者告知,并征得被检查者同意以获得配合。与被检查者沟通态度和蔼,检查过程中注意为被检查者保暖,动作轻柔,注意保护被检查者隐私。检查结束后告知,全过程有爱伤意识。

(八) 关键问题

1. 男性,22 岁,建筑工人,三天前在大雨中施工,当晚寒战、发热;三天来热度不退;现咳嗽时觉左胸疼痛,咳出少量铁锈色痰。对该病人胸(肺)进行听诊时可能会发现哪些体征?

2. 在胸壁左前下侧听到摩擦音时,如何区别胸膜摩擦音与心包摩擦音?

3. 胸部听诊时哪些部位听到支气管呼吸音属不正常呼吸音?

4. 胸腔积液时患侧胸部听诊有何变化?

5. 哮喘患者发作时可出现严重的呼气性呼吸困难,听诊时有哪些重要体征?

6. 管状呼吸音的特点及临床意义?

(九) 关键问题答案

1. 男性,22 岁,建筑工人,三天前在大雨中施工,当晚寒战、发热;三天来热度不退;现咳嗽时觉左胸疼痛,咳出少量铁锈色痰。对该病人胸(肺)进行听诊时可能会发现哪些体征?

听诊病变区域,实变期:可听到支气管呼吸音,肺泡呼吸音减弱;消散期:支气管呼吸音减弱或可听到湿啰音。

2. 在胸壁左前下侧听到摩擦音时,如何区别胸膜摩擦音与心包摩擦音?

嘱患者屏住呼吸,摩擦音消失即为胸膜摩擦音。而心包摩擦音与心脏搏动有关,患者屏住呼吸,摩擦音不消失。

3. 胸部听诊时哪些部位听到支气管呼吸音属不正常呼吸音?

除了喉部、胸骨上窝,背部第6、7颈椎及第1、2胸椎附近之外部位听到支气管呼吸音属不正常呼吸音。

4. 胸腔积液时患侧胸部听诊有何变化?

患侧呼吸音减弱或消失,积液区上方有时可听到支气管呼吸音,少量积液时可能听到胸膜摩擦音。

5. 哮喘患者发作时可出现严重的呼气性呼吸困难,听诊时有哪些重要体征?

两肺满布哮鸣音或呼吸音明显减弱。

6. 管状呼吸音的特点及临床意义?

管状呼吸音即异常支气管呼吸音,指在正常肺泡呼吸音部位听到支气管呼吸音。常见于肺组织实变(大叶性肺炎实变期)、压迫性肺不张(胸腔积液)、肺内大空洞(肺结核空洞或肺脓肿空洞)。

第五节 乳 房 检 查

(一) 操作目的

1. 能进行乳房检查。

2. 知晓乳房检查的内容。

3. 知晓乳房常见病变并能予以鉴别。

(二) 适应证

1. 健康乳房的体格检查。

2. 乳房病变的检查与鉴别。

(三) 操作设备

无特殊操作设备。检查环境安静、温暖,光线充足;有相对独立的空间或屏风遮挡。

(四) 操作者准备

1. 着装整齐、洁净,仪表端庄、举止大方、语言文明、表现出良好的职业素养。

2. 操作前洗手。

3. 保持手部温暖。

4. 检查者站在被检查者前面或右侧。

5. 男医生检查女性患者,需要女性医务工作者陪同。

(五) 被检查者准备

1. 充分暴露前胸部。

2. 被检查者可采取坐位或卧位。

(六) 操作步骤

1. 乳房视诊

(1) 被检查者双臂自然下垂,需要时可嘱被检查者双臂高举过头部或双手叉腰。

(2) 乳房视诊内容包括对称性、皮肤改变及乳头。

(3) 皮肤改变:有无发红、水肿、溃疡、色素沉着、瘢痕、回缩。

(4) 乳头:位置、大小、两侧是否对称,有无乳头内陷、回缩,有无分泌物。

2. 乳房触诊

（1）被检查者取坐位，先双臂自然下垂，然后双臂高举过头部或双手叉腰。取仰卧位时，双臂充分外展或高举过头部，可在肩部垫一小枕以抬高肩部。以乳头为中心作一水平线和垂直线，可将乳房分为 4 个象限（图 2-7-11）。

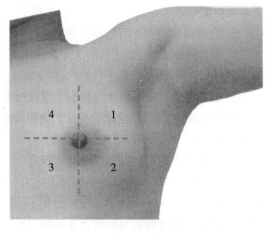

（2）检查先由健侧乳房开始，后检查患侧。

（3）检查者的手指和手掌应平置在乳房上，应用指腹，轻施压力，以旋转或来回滑动进行触诊。

（4）检查左侧乳房时由外上象限开始，沿顺时针方向进行，由浅入深触诊，直至 4 个象限检查完毕为止，最后触诊乳头和乳晕区。

图 2-7-11　乳房病变的定位与划区

（5）检查右侧乳房时也从外上象限开始，沿逆时针方向进行，由浅入深触诊，直至 4 个象限检查完毕为止，最后触诊乳头。

（6）乳房触诊内容：硬度和弹性、压痛、包块（部位、大小、外形、硬度、压痛、活动度）及乳头有无硬结、弹性消失、触痛和分泌物。

（7）报告（记录）检查结果。

（七）操作中的关键点提示

1. 乳房检查应有女性医务人员在场。

2. 被检查者体位的摆放。

3. 熟知乳房检查的内容（视诊内容和触诊内容）。

4. 乳房触诊先健侧后患侧；两侧乳房均从外上象限开始检查，左侧沿顺时针方向进行，右侧沿逆时针方向进行，最后均应检查乳头。

5. 检查结果报告（记录）完整、规范。

6. 检查前需向被检查者告知，并征得被检查者同意以获得配合。与被检查者沟通态度和蔼，检查过程中注意为被检查者保暖，动作轻柔，注意保护被检查者隐私。检查结束后告知，全过程有爱伤意识。

（八）关键问题

1. 乳房皮肤"橘皮样变"的常见病因是什么？

2. 乳头出现血性分泌物常见的病因是什么？

3. 乳房触诊发现包块，应注意包块的哪些特征？

4. 视诊乳房时主要内容有哪些？

（九）关键问题答案

1. 乳房皮肤"橘皮样变"的常见病因是什么？

乳癌。因癌细胞浸润阻塞皮内淋巴管所致。

2. 乳头出现血性分泌物常见的病因是什么？

最常见的病因是乳管内乳头状瘤。也见于乳癌和乳管炎。

3. 乳房触诊发现包块，应注意包块的哪些特征？

应注意包块的部位、大小、外形、硬度、压痛、活动度等特征。

4. 视诊乳房时主要内容有哪些？

视诊乳房时主要内容有：1. 观察两侧乳房是否对称，乳房有无溢液；2. 乳房表观情况：皮肤颜色、皮下浅表静脉、皮肤有无红肿，"橘皮"征，"酒窝"征，溃疡等；3. 乳头：位置、大小、对称、内陷等。

（胡建伟）

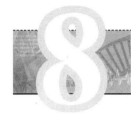

第八章

心 脏 检 查

第一节 心 脏 视 诊

（一）操作目的

1. 能对心脏进行正确的视诊检查。

2. 能描述和检查出正常心脏和病态心脏的视诊体征。

3. 能描述心前区隆起、心尖搏动异常的临床意义。

4. 能描述心前区其它部位异常搏动的临床意义。

（二）适应证

1. 正常心脏的视诊检查。

2. 心前区隆起的视诊检查。

3. 心尖搏动的位置、范围、强弱、节律等有无异常的视诊检查。

4. 心前区其它部位异常搏动的视诊检查。

（三）操作准备

1. 医生准备

（1）仪表端庄，举止大方，着装整洁，白大衣干净。

（2）做好解释，取得合作。

2. 被检查者准备

被检查者采取坐位或仰卧位，解开上衣，暴露心前区。

（四）操作步骤

1. 心前区隆起

（1）医生站在被检者右侧或足端，两眼与被检者胸廓同高。

（2）在自然光线下仔细观察心前区有无隆起。

2. 心尖搏动、心前区其它部位搏动

（1）医生站在被检者右侧或足端，两眼或视线与心尖搏动点呈切线位置（图 2-8-1）。

（2）在自然光线下仔细观察心尖搏动点。

（3）指出心尖搏动点的位置、范围。

（4）观察心前区其它部位有无异常搏动。

（五）操作中的关键点提示

1. 被检者注意保持身体不要倾斜，以免使心脏的位置发生变化。

2. 部分正常人的心尖搏动看不见。

3. 观察心尖搏动时应注意其位置、范围、强弱、节律等有无异常。

4. 正常心尖搏动的位置受人体体型、年

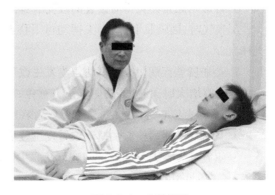

图 2-8-1 心脏视诊

龄、体位、呼吸等因素的影响。

5. 心尖搏动强弱与胸壁的厚薄有关。肥胖者胸壁厚,搏动较弱;瘦弱者胸壁薄,搏动较强,范围亦较大。剧烈运动、精神紧张、发热、甲状腺功能亢进时,心尖搏动常增强。

(六) 关键问题

1. 心前区隆起见于哪些疾病?

2. 正常人心尖搏动的位置、范围?

3. 体型对正常心尖搏动位置的改变有哪些?

4. 年龄对正常心尖搏动位置的改变有哪些?

5. 体位对正常心尖搏动位置的改变有哪些?

6. 呼吸对正常心尖搏动位置的改变有哪些?

7. 心脏哪些疾病使心尖搏动位置发生改变?

8. 胸部哪些疾病使心尖搏动位置发生改变?

9. 腹部哪些疾病使心尖搏动位置发生改变?

10. 胸壁的厚薄与心尖搏动强弱有何关系?

11. 心脏哪些疾病使心尖搏动强弱发生改变?

12. 负性心尖搏动见于哪些疾病?

13. 心前区其它部位异常搏动见于哪些疾病?

(七) 关键问题答案

1. 心前区隆起见于哪些疾病?

心前区隆起多见于儿童期即已患心脏病且心脏显著增大者(常为右心室肥大),如先天性心脏病或风湿性心脏病。成人有大量心包积液时,心前区可显饱满。

2. 正常人心尖搏动的位置、范围?

正常成人心尖搏动一般位于第五肋间、左锁骨中线内 0.5~1.0cm 处。搏动范围直径约 2.0~2.5cm。部分正常人的心尖搏动看不见。

3. 体型对正常心尖搏动位置的改变有哪些?

超力型的人,心脏呈横位,心尖搏动位置可上移至第四肋间。无力型的人,心脏呈悬垂型,心尖搏动位置可下移至第六肋间。

4. 年龄对正常心尖搏动位置的改变有哪些?

婴儿与儿童心脏体积与胸廓容积之比,较成人为大,心脏近于横位,心尖搏动可在第四肋间、左锁骨中线之外。

5. 体位对正常心尖搏动位置的改变有哪些?

体位对心尖搏动位置的影响较大,卧位时,心尖搏动可较坐位高一肋间。右侧卧位时,心尖搏动向右移 1.0~2.5cm。左侧卧位时,向左移 2.0~3.0cm。

6. 呼吸对正常心尖搏动位置的改变有哪些?

深吸气时,因膈肌下降,心尖搏动可下移至第六肋间。深呼气时,膈肌上升,心尖搏动则向上移。

7. 心脏哪些疾病使心尖搏动位置发生改变?

左心室增大时,心尖搏动向左下方移位;右心室增大时,左心室被推向左后,心尖搏动向左移位;先天性右位心时,心尖搏动位于右侧第五肋间,即正常心尖搏动的镜像位置。

8. 胸部哪些疾病使心尖搏动位置发生改变?

一侧大量气胸或大量胸腔积液可使心尖搏动向健侧移位。胸膜粘连、阻塞性肺不张时,均可使心尖搏动向患侧移位。

76

9. 腹部哪些疾病使心尖搏动位置发生改变?

腹腔内大量腹水、巨大肿瘤、妊娠或气腹治疗时,心尖搏动向左上方移位。

10. 胸壁的厚薄与心尖搏动强弱有何关系?

肥胖者胸壁厚,搏动较弱;瘦弱者胸壁薄,搏动较强,范围亦较大。剧烈运动、精神紧张、发热、甲状腺功能亢进时,心尖搏动常增强。

11. 哪些心脏疾病使心尖搏动强弱发生改变?

左心室肥大时,心尖搏动增强有力而明显。心肌炎、重度心力衰竭时心尖搏动可减弱。心包积液,左侧气胸、胸腔积液或肺气肿时心尖搏动常减弱,甚至消失。

12. 负性心尖搏动见于哪些疾病?

粘连性心包炎,也可见于右室肥大。

13. 心前区其它部位异常搏动见于哪些疾病?

右侧第二肋间搏动见于主动脉扩张或主动脉瘤;胸骨左缘第二、三肋间搏动见于肺动脉扩张;右心室增大时,在胸骨左缘第三、四肋间可见有较明显的搏动。上腹部的搏动见于肺气肿心脏垂位时,当肺心病伴右心室增大时,该处搏动更为明显有力,上腹部搏动应与右心室搏动鉴别,方法即让病人深吸气,若上腹部的搏动加强,则为右心室的搏动;若是减弱,则为腹主动脉的搏动。

第二节 心脏触诊

(一) 操作目的

1. 能对心脏进行正确的触诊检查。

2. 能描述和检查出正常心脏和病态心脏的触诊体征。

3. 能描述心尖搏动与心前区搏动、心前区震颤、心包摩擦感的临床意义。

(二) 适应证

1. 正常心脏的触诊检查。

2. 心前区搏动的触诊检查。

3. 心前区震颤的触诊检查。

4. 心包摩擦感的触诊检查。

(三) 操作准备

1. 医生准备

(1) 仪表端庄,态度和蔼,着装整洁,白大衣干净。

(2) 做好解释,取得合作。

2. 被检查者准备

采取坐位或仰卧位,解开上衣,暴露心前区。

(四) 操作步骤

1. 医生站在被检者右侧。

2. 检查者先用右手全手掌开始检查,置于心前区,然后逐渐缩小到用手掌尺侧(小鱼际)或食指和中指指腹并拢同时触诊(图 2-8-2),必要时也可单指指腹触诊。

3. 仔细感觉心尖搏动位置、强弱有无改变,心前区有无异常搏动,心前区有无震颤、心包摩擦感。

(五) 操作中的关键点提示

1. 心脏触诊检查,除可证实视诊的结果外,还可发现视诊未发现的体征。

2. 视诊与触诊应同时进行,能起互补效果。

3. 被检者采取坐位或平卧位时,两上肢自然平放或下垂于躯干的两侧,身体勿左右倾斜以

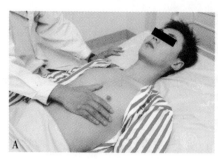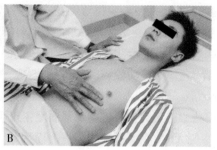

图 2-8-2 心脏触诊

免影响心尖搏动的位置。

4. 心脏触诊的部位,除心尖部外,应依次检查心前区、胸骨两旁及上腹部。

5. 当触及任何搏动时,均应注意搏动的位置、范围、强度及时期等。

6. 心包摩擦感在胸骨中、下端左缘处较易触及,心脏收缩期及舒张期均能触知,收缩期更明显;坐位前倾或呼气末时更易触及。如心包腔内渗液增多,摩擦感消失。

（六）关键问题

1. 心尖抬举样搏动能说明有左心室肥大吗?

2. 心尖搏动能确定收缩期或舒张期吗?

3. 心前区触及震颤一定有器质性心血管疾病吗?

4. 收缩期震颤见于哪些疾病?

5. 舒张期震颤见于哪些疾病?

6. 连续性震颤见于哪些疾病?

7. 心包摩擦感见于哪些疾病?

（七）关键问题答案

1. 心尖抬举样搏动能说明有左心室肥大吗?

心尖抬举样搏动是左心室肥厚的一个特征性体征。

2. 心尖搏动能确定收缩期或舒张期吗?

心尖搏动冲击手指的时间标志着心室收缩期的开始,因此临床上常用以确定心动周期的收缩期或舒张期,以判断心音、心脏杂音及震颤出现的时期。

3. 心前区触及震颤一定有器质性心血管疾病吗?

心前区触及震颤为器质性心血管疾病的特征性体征之一。

4. 收缩期震颤见于哪些疾病?

胸骨右缘第二肋间触及收缩期震颤见于主动脉瓣狭窄;胸骨左缘第二肋间触及收缩期震颤见于肺动脉瓣狭窄;胸骨左缘第三、四肋间触及收缩期震颤见于室间隔缺损。

5. 舒张期震颤见于哪些疾病?

心尖部触及舒张期震颤见于二尖瓣狭窄。

6. 连续性震颤见于哪些疾病?

胸骨左缘第二肋间及其附近触及连续性震颤见于动脉导管未闭。

7. 心包摩擦感见于哪些疾病?

心包摩擦感见于急性心包炎。

第三节　心脏叩诊

（一）操作目的

1. 能对心脏进行正确的叩诊检查。

2. 能描述和叩出心浊音界。

3. 能描述心浊音界改变及其临床意义。

（二）适应证

1. 正常心脏的叩诊检查。

2. 确定心脏病的心脏大小、形态。

（三）操作准备

1. **设备准备**　测量尺、笔、纸。

2. **医生准备**

（1）仪表端庄，态度和蔼，着装整洁，白大衣干净。

（2）做好解释，取得合作。

3. **被检查者准备**　采取坐位或仰卧位，解开上衣，暴露心前区。

（四）操作步骤

叩诊应依一定顺序进行：一般可先叩左界，后叩右界，由下而上，由外向内。

1. 医生位于被检者右侧，或与其相对而坐，采用间接叩诊法。

2. 叩诊心左界：从心尖搏动最强点外 2~3cm 处开始（一般为第五肋间左锁骨中线稍外），由外向内叩诊，叩诊音由清音变为浊音时用笔作标记，如此向上逐一肋间叩诊，直至第二肋间。连接各肋间的记号，即为心浊音界的左界。

3. 叩诊心右界：在右锁骨中线上，先叩出肝浊音界，于其上一肋间（通常为第四肋间）由外向内叩出浊音界，逐一肋间向上至第二肋间，分别作标记。连接各肋间的记号，即为心浊音界的右界。

4. 由外向内叩诊中，叩诊音由清音变为浊音时，表示已达心脏边界，此即心脏的相对浊音界。再继续向内叩诊，叩诊音变为实音时，表示已达心脏无肺遮盖区的边界，此即心脏的绝对浊音界。心脏相对浊音界反映心脏的实际大小和形状（图 2-8-3）。

5. 用硬尺平放于胸壁上，测出各肋间的浊音界距前正中线的距离，并记录之。

6. 判断说出该被检者心脏浊音界是否正常。

7. 说出靴形心和梨形心的临床意义。

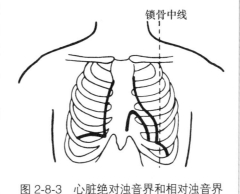

图 2-8-3　心脏绝对浊音界和相对浊音界

（1）左心室增大时，心左浊音界常向左下增大，使心浊音界呈靴形，称为主动脉型心，可见于主动脉瓣关闭不全、高血压性心脏病等（图 2-8-4）。

（2）左心房显著扩大时，心腰部浊音界向左增大，胸骨左缘第三肋间心浊音界增大，心浊音界外形呈梨形，常见于二尖瓣狭窄，因此又称二尖瓣型心（图 2-8-5）。

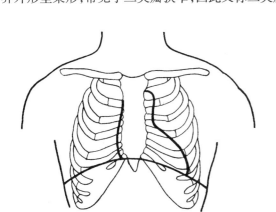

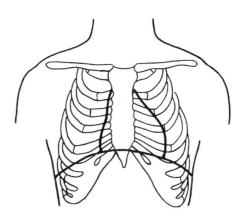

图 2-8-4　主动脉瓣关闭不全的心浊音界（靴形心）　　图 2-8-5　二尖瓣狭窄的心浊音界（梨形心）

（五）操作中的关键点提示

1. 叩诊时环境应安静,仔细听诊叩诊音的变化。

2. 板指方向与采取的体位有关,被检者坐位时,医生左手叩诊板指与心缘平行(即与肋间垂直);被检者仰卧时,医生站于被检者右侧,左手叩诊板指与心缘垂直(即与肋间平行)。

3. 板指一定要紧贴皮肤表面,叩诊力度适中,根据被检者胖瘦采取适当力度叩诊,用力要均匀,一般采用轻叩法。

4. 叩诊时叩诊手指与板指一定要垂直,叩诊要用腕部力量,要有弹性。

5. 叩诊时板指每次移动的距离不宜过大。

6. 测量心浊音界的距离时一定要测量垂直距离(不能用软尺斜放或随胸壁的曲度而屈转测量)。

7. 胸部疾病:大量胸腔积液或气胸时,心界在患侧叩不出,在健侧则外移;肺实变、肺部肿瘤或纵隔淋巴结肿大时,如与心浊音界重叠,则无法确定心界;肺气肿时,心浊音界缩小或叩不出。

8. 腹部情况:腹腔大量积液、巨大肿瘤及妊娠末期等,可使横膈升高,心脏呈横位,叩诊时心界扩大。

（六）关键问题

1. 如何判断心相对浊音界正常?

2. 右心室扩大心浊音界如何改变?

3. 主动脉扩张、主动脉瘤,心浊音界如何改变?

4. 心包积液心浊音界如何改变?

（七）关键问题答案

1. 如何判断心相对浊音界正常?

正常心相对浊音界为:

第二肋间　心右界 2~3 cm　心左界 2~3 cm

第三肋间　心右界 2~3 cm　心左界 3.5~4.5 cm

第四肋间　心右界 3~4 cm　心左界 5~6 cm

第五肋间　　　　　　　　心左界 7~9 cm

(正常人左锁骨中线距前正中线的距离为 8~10cm)

2. 右心室扩大心浊音界如何改变?

右心室增大时,除心右浊音界可增大外,由于心脏沿长轴作顺钟向转动,故左侧心浊音界增大更为显著,常见于慢性肺源性心脏病。

3. 主动脉扩张、主动脉瘤,心浊音界如何改变?

心底部浊音区增宽。

4. 心包积液心浊音界如何改变?

心包积液时,相对浊音界与绝对浊音界等同,心浊音界并随体位改变而变化。坐位时,心浊音区呈三角烧瓶形;仰卧时,心底部浊音区明显增宽。

第四节　心脏听诊

（一）操作目的

1. 能对心脏进行正确的听诊检查。

2. 能准确说出、指出心脏瓣膜听诊区的部位。

3. 能准确说出听诊顺序。

4. 能准确辨别第一心音与第二心音。

5. 能说出心脏听诊的内容。

6. 能描述和检查出心脏病的体征。

（二）适应证

1. 正常心脏的听诊检查。

2. 各种心脏病的听诊检查。

（三）操作准备

1. 设备准备 听诊器。

2. 医生准备

（1）仪表端庄,态度和蔼,着装整洁,白大衣干净。

（2）做好解释,取得合作。

3. 被检查者准备 采取坐位或仰卧位,解开上衣,暴露心前区。

（四）操作步骤

1. 确定心脏瓣膜听诊区(图 2-8-6)

（1）二尖瓣听诊区:心尖部,即第五肋间左侧锁骨中线稍内侧。

（2）肺动脉瓣听诊区:在胸骨左缘第二肋间。

（3）主动脉瓣听诊区:在胸骨右缘第二肋间。

（4）主动脉瓣第二听诊区:在胸骨左缘第三、四肋间。

（5）三尖瓣区:在胸骨体下端近剑突处,稍偏左或稍偏右处。

2. 听诊方法 医生位于被检者右侧,或与其相对而坐,让被检者采取仰卧位或坐位,必要时可嘱被检者变换体位进行心脏听诊检查。

3. 听诊顺序 一般常开始于二尖瓣听诊区,随之沿逆时针方向依次检查肺动脉瓣听诊区、主动脉

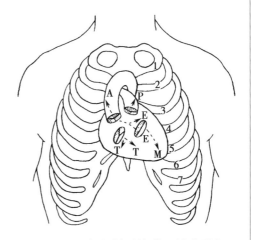

图 2-8-6 心脏瓣膜解剖部位及瓣膜听诊区
M:二尖瓣区 A:主动脉瓣区 E:主动脉瓣
第二听诊区 P:肺动脉瓣区 T:三尖瓣区

瓣区、主动脉瓣第二听诊区、三尖瓣听诊区(也可采取按照二尖瓣听诊区、主动脉瓣区、主动脉瓣第二听诊区、肺动脉瓣听诊区、三尖瓣听诊区的顺序进行听诊)。

4. 听诊内容 听诊内容包括心率、心律、心音、杂音及心包摩擦音等

（1）心率:①正常成人心率范围 60~100 次 / 分,<3 岁儿童多在 100 次 / 分以上。②成人心率 >100 次 / 分,婴幼儿心率 >150 次 / 分称为心动过速,心率 <60 次 / 分称为心动过缓,均可由生理性、病理性或药物性因素引起。

（2）心律:①正常人心律规则,部分青年人可有窦性心律不齐。②期前收缩:在心律规则的基础上,突然提前出现一次心跳,见于各种器质性心脏病或健康人。③心房颤动:可听到心律绝对不规则、第一心音强弱不等和脉搏短绌,常见于二尖瓣狭窄、高血压性心脏病、冠心病、甲状腺功能亢进症等。

（3）心音:①通常听到 S_1 和 S_2 ,在部分健康儿童和青年可听到 S_3 ,如听到 S_4 多为病理性。②第一心音增强可见于二尖瓣狭窄、发热、甲亢等;第一心音减弱见于主动脉瓣关闭不全、二尖瓣关闭不全、心肌炎、心肌病、心肌梗死等。③心音性质改变:听到"钟摆律"或"胎心律",提示急性心肌梗死、扩张型心肌病、重症心肌炎等。④心音分裂:包括第一心音分裂和第二心音分裂,可以是生理性或病理性。⑤额外心音:包括收缩期额外心音(收缩早期、中期或晚期)和舒张期额外心音(奔马律、二尖瓣开放拍击音和心包叩击音),最常见的是舒张早期

81

奔马律。

（4）心脏杂音：①最响部位和传导：常提示病变部位，亦可判断杂音来源及其病理性质。②时期：分为收缩期杂音、舒张期杂音、双期杂音和连续性杂音，反应不同的病变。一般认为，舒张期杂音和连续性杂音均为器质性杂音，而收缩期杂音则可能为器质性或功能性。③性质：可形容为吹风样、隆隆样（雷鸣样）、机器样、喷射样、叹气样、乐音样等。④强度：即杂音的响度，收缩期杂音的强度通常分为 6 级。⑤体位、呼吸和运动对杂音的影响。

（5）心包摩擦音：听到性质粗糙、高音调、搔抓样、较表浅，类似纸张摩擦的声音。在心前区或胸骨左缘第 3、4 肋间最响亮，坐位前倾及呼气末更明显，见于各种心包炎。

（五）操作中的关键点提示

1. 环境应安静，听诊器体件与胸壁间不能隔有衣物。

2. 医生注意力要高度集中，听诊过程应认真仔细，规范而有序。

3. 被检者一般采取仰卧位或坐位，为了更好地听清心音或杂音，有时需让被检者改变体位，做深吸气或深呼气，或做适当运动。

4. 使用一副耳件与外耳道接触紧密、胶管长短适度（听诊器总长度不超过 60cm 为宜）并具备钟型和鼓型体件的听诊器，钟型体件用于低频心音和杂音，鼓型体件用于听取高频心音和杂音。

5. 心脏扩大时，则以心尖搏动最强点为二尖瓣听诊区。

6. 主动脉瓣关闭不全的舒张早期杂音常在主动脉瓣第二听诊区最响亮。

7. 对疑有心脏病的病人除在上述各个瓣膜听诊区进行听诊外，还应在颈部、腋下等处进行听诊，以便及时发现心血管疾病的异常体征。

8. 每个瓣膜区听诊的时间不宜过短。

（六）关键问题

1. 如何辨别第一、二心音？

2. 正确辨别第一、二心音有何临床意义？

3. 第一心音增强、第一心音减弱见于何种疾病？

4. 钟摆律有何临床意义？

5. 第一心音分裂有何临床意义？

6. 第二心音生理分裂、通常分裂有何临床意义？

7. 第二心音逆分裂有何临床意义？

8. 第二心音固定分裂有何临床意义？

9. 收缩早期喷射音有何临床意义？

10. 收缩中、晚期喷射音有何临床意义？

11. 奔马律有何临床意义？

12. 二尖瓣开放拍击音有何临床意义？

13. 心包叩击音有何临床意义？

14. 听到心脏杂音的注意事项有哪些？

15. 杂音最响的部位和杂音发生的病变部位有何关系？

16. 听到心脏杂音一定有器质性心脏病吗？

17. 杂音的性质分为几种？

18. 哪些因素影响杂音的强度？

19. 收缩期杂音的强度如何分级？

20. 听到收缩期杂音一定是病理性的吗？

21. 功能性与器质性收缩期杂音的鉴别？

22. 杂音的传导方向如何改变？

23. 如何判断杂音是来自一个瓣膜区抑或两个瓣膜区？

24. 改变呼吸对杂音响亮有何影响？

25. 改变体位对杂音响亮有何影响？

26. 运动对杂音响亮有何影响？

27. 二尖瓣关闭不全的听诊特点有哪些？

28. 肺动脉瓣区收缩性杂音有何临床意义？

29. 主动脉瓣狭窄听诊特点有哪些？

30. 三尖瓣关闭不全的听诊特点有哪些？

31. 室间隔缺损的听诊特点有哪些？

32. 风湿性心脏病二尖瓣狭窄听诊特点有哪些？

33. 主动脉瓣关闭不全的听诊特点有哪些？

34. 动脉导管未闭的听诊特点有哪些？

（七）关键问题答案

1. 如何辨别第一、二心音？

表 2-8-1 第一心音和第二心音的区别

	第一心音	第二心音
出现时期	标志收缩期开始	标志舒张期开始
音调	低	高
时间	长	短
最响部位	心尖部	心底部
距下一心音间隔	短	长
与心尖搏动关系	同时出现	在心尖搏动之后出现

2. 正确辨别第一、二心音有何临床意义？

因为只有正确区分第一、第二心音后，才能正确地判定心室的收缩期和舒张期，进一步正确地判定异常心音和杂音是在收缩期还是舒张期。

3. 第一心音增强、第一心音减弱见于何种疾病？

第一心音增强见于高热、甲状腺功能亢进症、心室肥大及风湿性心脏病二尖瓣狭窄等。第一心音减弱见于心肌炎、心肌梗死、主动脉瓣关闭不全、二尖瓣关闭不全等。

4. 钟摆律有何临床意义？

当心尖部第一心音性质改变，音调类似第二心音，心率快，心室收缩与舒张时间几乎相等，两个心音强弱相等，间隔均匀一致，有如钟摆的嗒声音，故称钟摆律。若同时有心动过速，心率 120 次 /min 以上，酷似胎儿心音，称为胎心律。常见于心肌病、心肌炎、急性心肌梗死等。

5. 第一心音分裂有何临床意义？

生理情况下，偶见于儿童与青年。病理情况下，常见于右束支传导阻滞。

6. 第二心音生理分裂、通常分裂有何临床意义？

第二心音生理分裂多见于健康儿童及青年。通常分裂常见于完全性右束支传导阻滞、室间隔缺损、二尖瓣狭窄、肺动脉瓣狭窄等。

7. 第二心音逆分裂有何临床意义？

见于主动脉瓣狭窄或完全性左束支传导阻滞时,主动脉瓣关闭音可产生在肺动脉瓣关闭音之后,吸气时分裂互相接近甚而消失,而呼气时则明显。

8. 第二心音固定分裂有何临床意义？

第二心音固定分裂见于房间隔缺损,第二心音分裂程度几乎不受呼气、吸气时相的影响。

9. 收缩早期喷射音有何临床意义？

肺动脉收缩早期喷射音亦称肺动脉喷射性喀喇音。该音出现在第一心音之后,音调高而尖锐、清脆,呈喀喇音或爆裂样音。在胸骨左缘第二、三肋间最响,不向心尖部传导。呼气时增强,吸气时减弱或消失。常见于房间隔缺损、动脉导管未闭、轻度或中度单纯性肺动脉瓣狭窄等。

主动脉收缩早期喷射音亦称主动脉喷射性喀喇音。此音亦是出现在第一心音之后,性质与肺动脉收缩早期喷射音相同。在胸骨右缘第二、三肋间最响,可传到心尖部,不随呼吸时相改变而变化。常见于主动脉瓣狭窄、主动脉缩窄、主动脉瓣关闭不全和高血压等。

10. 收缩中、晚期喷射音有何临床意义？

亦称为非喷射性收缩中、晚期喀喇音。该音性质与收缩早期喀喇音相同,在心尖或胸骨左缘下听得最清楚,出现在第一心音之后 0.08 秒以内者为收缩中期喀喇音,在 0.08 秒以上者称为收缩晚期喀喇音。收缩中、晚期喀喇音和收缩期杂音一起,一般通称为收缩中、晚期喀喇音 - 收缩晚期杂音综合征,亦称二尖瓣脱垂 - 喀喇音综合征。常见于各种原因所致的二尖瓣脱垂。如健康人发现孤立的、无症状的喀喇音,则不一定是病理性的。

11. 奔马律有何临床意义？

由出现在第二心音之后的病理性第三心音或第四心音与原有的第一、二心音所组成的韵律,犹如奔跑的马蹄声,称为奔马律。奔马律是心肌受损的重要体征。按其出现的时间可分为舒张早期奔马律、收缩期前奔马律和重叠型奔马律三种类型。

舒张早期奔马律又称室性奔马律,是奔马律中最常见的一种,实为病理性第三心音,为一短促而低调的音响。左心室舒张期奔马律可在心尖部或其右上方听到,呼气末最响,右心室舒张期奔马律较少见,在胸骨左缘第三、四肋间或胸骨下端左侧听到,吸气末最响。奔马律的发生往往提示有心肌的高度衰竭或急性心室扩大,故临床上有较重要的意义,常见于心肌炎、心肌病、急性心肌梗死、心力衰竭(尤其左心衰竭)等。

收缩期前奔马律亦称舒张晚期奔马律或房性奔马律。第一心音之前出现附加的声音与第一、二心音组成奔马律。此音较低钝,为病理性第四心音,常在心尖部或胸骨左缘第三、四肋间听到。多见于冠状动脉硬化性心脏病、高血压性心脏病、主动脉瓣狭窄、心肌炎、心肌病等。

重叠型奔马律又称为舒张中期奔马律。它是由于舒张早期奔马律与收缩期前奔马律在心率相当快时互相重叠所引起。P-R 间期延长使增强的第四心音在舒张中期出现,和显著的心动过速(心率在 120~130 次 / 分以上)使舒张期缩短,因而心室的快速充盈与心房收缩同时发生,使上两音重叠,待心率稍慢时,可发现病人既有舒张早期奔马律又有收缩期前奔马律。可见于左或右心功能不全伴有心动过速时,亦可见于风湿热伴有 P-R 间期延长与心动过速的病人。

12. 二尖瓣开放拍击音有何临床意义？

二尖瓣开放拍击音简称开瓣音。在二尖瓣狭窄时,可听到第二心音后较短时间内(约0.07~0.08 秒)有一音调高、响度强、时限短促的尖锐拍击性附加音。以心尖偏右上方,胸骨左缘第三、四肋间最响。拍击音为二尖瓣狭窄瓣膜尚柔韧、具有活动能力的特征性体征,如瓣膜钙化、严重的纤维化或伴有关闭不全时则不出现。故拍击音被作为二尖瓣分离术适应证的重要参考条件。

13. 心包叩击音有何临床意义?

心包叩击音发生在第二心音之后 0.1 秒,音调较高,响度变化较大,响亮时可具有拍击性质。故易与第三心音、舒张期奔马律及二尖瓣狭窄的拍击音相混淆。舒张期心包叩击音的发生较第三心音为早,较拍击音为迟。在整个心前区可听到,但以心尖部和胸骨下段左缘处听得较清楚。见于缩窄性心包炎。

14. 听到心脏杂音的注意事项有哪些?

当听到心脏杂音时,应注意杂音发生的时间,最响的部位,杂音的性质、音调、强度、传导方向和杂音与呼吸、运动及体位的关系等来判断其临床意义。

15. 杂音最响的部位和杂音发生的病变部位有何关系?

杂音最响的部位往往就是杂音发生的部位。如二尖瓣的病变,杂音往往在心尖区最响;主动脉瓣的病变,杂音在主动脉瓣听诊区最响;肺动脉瓣的病变,杂音在肺动脉瓣听诊区最响;三尖瓣的病变,杂音在三尖瓣听诊区最响;而先天性心脏病如室间隔缺损,杂音在胸骨左缘第三、四肋间最响。

16. 听到心脏杂音一定有器质性心脏病吗?

临床上,舒张期及连续性杂音均为病理性,而收缩期杂音有很多是生理性的。

17. 杂音的性质分为几种?

杂音的性质分为:①吹风样杂音又可分为柔和的或粗糙的。粗糙的吹风样杂音可似拉锯样,见于主动脉瓣狭窄;主动脉瓣关闭不全的舒张早期杂音则为音调高、响度低的吹风样杂音,类似泼水样或叹气声。粗糙的杂音多为器质性,柔和的杂音多为功能性。②隆隆样杂音音调低,性质粗糙有如雷鸣样的隆隆声,如二尖瓣狭窄的杂音。③乐音样杂音音调高,可见于梅毒性主动脉瓣关闭不全及亚急性感染性心内膜炎伴有赘生物时。④机器样杂音　杂音粗糙有如机器的轰鸣声,如动脉导管未闭而产生的杂音。

18. 哪些因素影响杂音的强度?

影响杂音强度的因素有:①一般来说,杂音的强度与瓣膜口狭窄或关闭不全病变严重的程度成正比,但并不完全如此,例如二尖瓣狭窄的程度极其严重时,通过的血流极少,杂音反而减弱甚至消失。②血流速度增快,杂音增强。③压力的变化如狭窄口两侧的压力差越大,杂音越响。如心功能不全心肌收缩力减弱时,狭窄口两侧压力差减小,则杂音减弱甚至消失;当心脏功能改善,使两侧压力差增大,血流增快,则杂音又增强。④杂音的强弱亦受胸壁的厚薄及心外因素的影响。如胸壁厚、肺气肿、心包积液等均可使杂音减弱。

19. 收缩期杂音的强度如何分级?

收缩期杂音的强度一般可分为六级:

Ⅰ级 最轻微的杂音,占时短,需仔细听才能听出。

Ⅱ级 较易听出的弱杂音。

Ⅲ级 杂音不太响亮,呈中等强度杂音。

Ⅳ级 较响亮的杂音。

Ⅴ级 很响亮的杂音,只需听诊器体件的一半边缘接触胸壁,即能清楚地听到。

Ⅵ级 极响亮的杂音,只需听诊器的胸件靠近而不接触胸壁,即能听到杂音。

20. 听到收缩期杂音一定是病理性的吗?

一般Ⅱ级以下的收缩期杂音多为生理性,Ⅲ级以上者多为器质性。但仍需结合杂音的性质、粗糙程度来辨别其为生理性抑或器质性。

21. 功能性与器质性收缩期杂音的鉴别？

类别/鉴别点	生理性杂音	病理性杂音
产生机制	在生理情况下出现	因疾病所引起，可分器质性与功能性（相对性）
部位	二尖瓣或肺动脉瓣听诊区	可在任何瓣膜区
性质	吹风样，多柔和	粗糙吹风样
响度	常在Ⅱ级以下	常在Ⅲ级以上
传导	常局限	传导范围较广
易变性	易变化，时有时无	持久存在，变化较少
心脏大小	心脏正常	随不同病变，常有不同的房室增大

22. 杂音的传导方向如何改变？

杂音常沿着产生杂音的血流方向传导，并可借周围的组织向四周扩散。二尖瓣关闭不全的收缩期杂音在心尖区最响，并向左腋下及左肩胛下角处传导；主动脉瓣狭窄的收缩期杂音以主动脉瓣区最响，并可向上传导至颈部；主动脉瓣关闭不全的舒张期杂音以主动脉瓣第二听诊区最响，并向胸骨下端甚至向心尖区传导。但有些杂音较局限，如二尖瓣狭窄的舒张期杂音常局限于心尖区，肺动脉瓣狭窄的收缩期杂音亦较局限于肺动脉瓣区及附近。

23. 如何判断杂音是来自一个瓣膜区抑或两个瓣膜区？

在心前区两个部位都听到同性质和同时期的杂音时，为了判断杂音是来自一个瓣膜区抑或两个瓣膜区，可将听诊器从其中的一个瓣膜区逐渐向另一瓣膜区来进行听诊，若杂音逐渐减弱，则可能为杂音最响处的瓣膜有病变；若杂音逐渐减弱，但当移近至另一瓣膜区时，杂音又增强，则可能两个瓣膜均有病变。

24. 改变呼吸对杂音响亮有何影响？

当深吸气时，肺循环血容量增多，右心回心血量增多，因而深吸气时三尖瓣与肺动脉瓣区杂音较强；而深呼气时肺循环血容量减少，左心排血量稍多，则二尖瓣与主动脉瓣区的杂音较响，且深呼气时，心脏被肺掩盖的部分减少，因而杂音增强。

25. 改变体位对杂音响亮有何影响？

二尖瓣狭窄时，左侧卧位杂音最响，主动脉瓣关闭不全的舒张期杂音在坐位稍前倾时较易听到。

26. 运动对杂音响亮有何影响？

在休息时杂音较弱，但在运动后使血流加速，心脏收缩功能增强则杂音增强，如二尖瓣狭窄的舒张期隆隆样杂音在运动后听诊更加清楚。

27. 二尖瓣关闭不全的听诊特点有哪些？

器质性二尖瓣关闭不全常见于风湿性心脏病，杂音为吹风样，较粗糙，多在Ⅲ级以上，呈递减型，常为全收缩期，遮盖第一心音，且向左腋下传导。相对性二尖瓣关闭不全则由左心室扩张所引起，杂音柔和，吹风样，传导不明显，见于高血压性心脏病、心肌炎、贫血等。

28. 肺动脉瓣区收缩性杂音有何临床意义？

肺动脉瓣区生理性杂音较为常见，多见于部分健康儿童及青年。杂音较弱且柔和，于卧位吸气时明显，坐位时减弱或消失。病理性杂音可见于先天性肺动脉瓣狭窄，常在该区听到响亮而粗糙的收缩期杂音，呈递增递减型，常伴有收缩期震颤及肺动脉瓣区第二心音减弱，肺动脉高压（二尖瓣狭窄、房间隔缺损）常引起肺动脉扩张，以致肺动脉瓣口相对狭窄出现收缩期杂音，但不伴有震颤。

29. 主动脉瓣狭窄听诊特点有哪些？

听到粗糙的收缩期喷射样杂音，沿大血管向颈部传导，常伴有收缩期震颤及主动脉瓣区第二心音减弱。

30. 三尖瓣关闭不全的听诊特点有哪些?

听到收缩期杂音,为吹风样,吸气时增强。大多数是由于右心室扩大所致的相对性关闭不全,仅极少数为器质性者。

31. 室间隔缺损的听诊特点有哪些?

在胸骨左缘第三、四肋间听到响亮而粗糙的收缩期杂音,常伴有收缩期震颤。

32. 风湿性心脏病二尖瓣狭窄听诊特点有哪些?

在心尖区听到隆隆样舒张中、晚期递增性杂音,常伴有第一心音增强和舒张期震颤,可有二尖瓣开放拍击音,杂音以左侧卧位最清楚。

33. 主动脉瓣关闭不全的听诊特点有哪些?

主动脉瓣关闭不全多发生于风湿性、梅毒性心脏病。常为叹气样或泼水样,递减型舒张早期杂音,以主动脉瓣第二听诊区最为清晰,且可传至胸骨下部左侧,亦可传至心尖区。前倾坐位、呼气末屏气时更易听到。

34. 动脉导管未闭的听诊特点有哪些?

在胸骨左缘第二肋间及其附近听到机器样连续性杂音,几乎占整个心动周期,以收缩期末最响,并可伴有连续性震颤。

(闫金辉)

第五节 外周血管的检查

外周血管的检查包括脉搏和周围血管征。

一、脉搏的检查

(一)操作目的

1. 能正确选择检查脉搏的动脉。

2. 能进行脉搏检查。

3. 能描述检查结果(脉率、脉律)。

(二)适应证

1. 正常脉搏的体格检查。

2. 异常脉搏的识别。

(三)操作设备

计时器。

(四)操作者准备

1. 着装整齐、洁净,仪表端庄、举止大方、语言文明、表现出良好的职业素养。

2. 操作前洗手。

3. 保持手部温暖。

(五)被检查者准备

1. 被检查者采取坐位或平卧位(仰卧位)。

2. 充分暴露手腕部(桡动脉)或其他检查部位。

(六)操作步骤

1. 触诊桡动脉之前可在被检查者腕部垫上腕枕,也可不用。

2. 先触诊右侧桡动脉,再触诊左侧桡动脉。

3. 将右手示、中两指并拢,指尖放在被检查者腕部桡侧,桡动脉搏动最明显处。

4. 静止触摸桡动脉至少一分钟,计数脉率,同时感受脉律和脉搏的强弱(图2-8-7)。

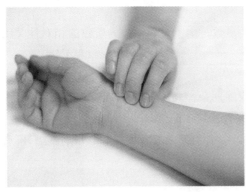
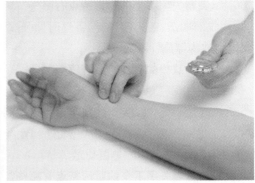

图 2-8-7 脉搏的检查方法

5. 检查完毕,描述检查结果。

(七) 操作中的关键点提示

1. 检查前需向被检查者告知,并征得被检查者同意以获得配合。

2. 需触诊两侧桡动脉,先右后左,左右对比。

3. 触诊手法、部位务必准确。

4. 触诊时间至少一分钟。

5. 检查结果描述规范(如:脉率 75 次 / 分,律齐,强弱中等,两侧脉搏无差异)。

6. 与被检查者沟通态度和蔼,检查过程中动作轻柔,检查结束后告知,全过程有爱伤意识。

(八) 关键问题

1. 何谓水冲脉? 常见于何种疾病?

2. 何谓交替脉? 常见于何种疾病?

3. 何谓奇脉? 常见于何种疾病?

(九) 关键问题答案

1. 何谓水冲脉? 常见于何种疾病?

脉搏骤起骤落,犹如潮水涨落。多见于主动脉瓣关闭不全、先心动脉导管未闭。

2. 何谓交替脉? 常见于何种疾病?

节律规则而强弱交替的脉搏。多见于左室心力衰竭。

3. 何谓奇脉? 常见于何种疾病?

指吸气时脉搏明显减弱或消失,系左心室搏血量减少所致。见于心脏压塞或心包缩窄。

二、周围血管征的检查

(一) 操作目的

1. 能进行周围血管征检查。

2. 能正确描述检查结果。

(二) 适应证

发现脉压明显增大者,应做周围血管征检查。

(三) 操作设备

听诊器。

(四) 操作者准备

1. 着装整齐、洁净,仪表端庄、举止大方、语言文明、表现出良好的职业素养。

2. 操作前洗手。

3. 保持手部温暖。

（五）被检查者准备

1. 被检查者采取坐位或平卧位（仰卧位）。

2. 充分暴露双手、手腕部（桡动脉）、肘部（肱动脉）、腹股沟（股动脉）。

（六）操作步骤

1. 检查水冲脉

（1）检查者右手紧握被检查者腕部掌面，掌心紧贴桡动脉搏动处，并能明显感受到桡动脉搏动。

（2）将被检查者手臂抬高过头，可感受到脉搏骤起骤落，犹如潮水涨落（图2-8-8）。

（3）检查完毕，描述检查结果。

2. 检查毛细血管搏动征

（1）检查者左手托住被检查者手腕，右手食指托起被检查者食指，拇指轻压被检查者指甲末端，压力大小以指甲床中部出现红白线为度（图2-8-9）。

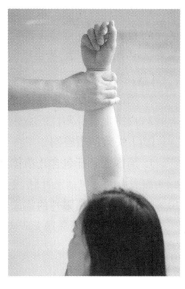

图2-8-8　水冲脉的检查方法

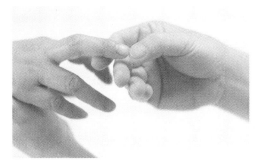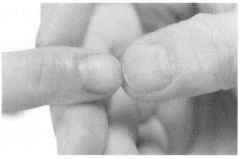

图2-8-9　毛细血管搏动征检查手法

（2）正常者红白线静止不搏动，为毛细血管搏动征阴性。如见到红白线呈交替的节律性搏动现象称毛细血管搏动征阳性。

（3）检查完毕，描述检查结果。

3. 检查枪击音

（1）检查者将听诊器的体件轻放在被检查者的肱动脉或股动脉处。

（2）如闻及与心跳一致的、短促类似于枪声的射击音称为枪击音。

（3）检查完毕，描述检查结果。

4. 检查Duroziez双重杂音

（1）检查者将听诊器的钟型体件稍加压力于被检查者的股动脉根部，并使体件开口方向稍偏向近心端。

（2）如闻及收缩期和舒张期双期吹风样杂音称为Duroziez双重杂音。

（3）检查完毕，描述检查结果。

（七）操作中的关键点提示

1. 检查水冲脉时，检查者右手掌心应紧贴桡动脉搏动处，手臂抬高过头。

2. 检查毛细血管搏动征时，检查者拇指轻压被检查者指甲末端的压力要适宜。能识别毛细血管搏动征阴性和阳性的不同表现。

3. 检查枪击音时，听诊器的体件应轻放在肱动脉或股动脉处。

4. 检查Duroziez双重杂音时，应使用听诊器的钟型体件，并稍加压于股动脉。

5. 均需检查两侧。不要遗漏对侧部位的检查。

6. 检查前需向被检查者告知,并征得被检查者同意以获得配合。与被检查者沟通态度和蔼,检查过程中动作轻柔,检查结束后告知,全过程有爱伤意识。

(八)关键问题

1. 周围血管征包含几项体征?

2. 周围血管征阳性的临床意义?

(九)关键问题答案

1. 周围血管征包含几项体征?

周围血管征包括水冲脉、毛细血管搏动征、枪击音和 Duroziez 双重杂音。

2. 周围血管征阳性的临床意义?

周围血管征因脉压增大所致,主要见于主动脉瓣重度关闭不全、甲状腺功能亢进、严重贫血等。

（胡建伟）

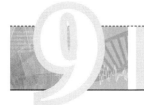

第九章

腹 部 检 查

第一节 腹 部 视 诊

（一）操作目的

1. 了解腹部的体表标志及分区。

2. 能对腹部进行正确的视诊。

3. 能描述出各种病态情况下的腹部外形异常表现。

（二）适应证

1. 健康人体检。

2. 各种疾病状态下的腹部视诊检查。

（三）操作准备

1. **设备、设施准备** 软尺一把,检查床或病床,检查环境安静、温暖、光线充足。

2. **操作者准备**

（1）着装整洁、白大衣干净,仪表端庄、举止大方、语言文明、表现出良好的职业素养。

（2）站于被检查者右侧。

3. **患者准备**

（1）患者采取仰卧位,双腿屈曲,排空膀胱,腹部放松。

（2）充分暴露腹部,上自剑突,下至腹股沟韧带及耻骨联合。

（四）操作步骤

1. **腹部的体表标志及分区**

（1）体表标志:包括肋弓下缘、腹上角、髂前上棘、腹直肌外缘、腹中线、腹股沟韧带和肋脊角等。

（2）腹部分区:包括九分区法、四分区法。

① 九分区法:由两条水平线和两条垂直线将腹部分为井字形,共九区。上水平线为两侧肋弓下缘连线,下水平线为两侧髂前上棘连线,两条垂直线通过左右髂前上棘至腹中线连线的中点。四线相交将腹部分为左右上腹部(季肋部)、左右侧腹部(腰部)、左右下腹部(髂部)及上腹部、中腹部和下腹部 9 个区域(图 2-9-1)。

右上腹部:肝右叶、胆囊、结肠肝曲、右肾、右肾上腺。

右侧腹部:升结肠、空肠、右肾。

右下腹部:盲肠、阑尾、回肠末段、淋巴结、女性右侧卵巢及输卵管、男性右侧

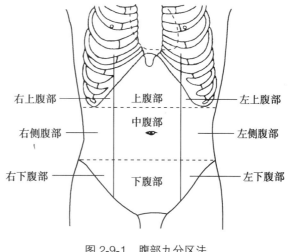

图 2-9-1 腹部九分区法

右上腹部 — 上腹部 — 左上腹部

右侧腹部 — 中腹部 — 左侧腹部

右下腹部 — 下腹部 — 左下腹部

精索。

上腹部:胃、肝左叶、十二指肠、大网膜、横结肠、胰头和胰体、腹主动脉。

中腹部:下垂的胃或横结肠、十二指肠、空肠和回肠、输尿管、腹主动脉、肠系膜及其淋巴结、大网膜。

下腹部:回肠、充盈的膀胱、增大的子宫、乙状结肠、输尿管。

左上腹部:脾、胃、结肠脾曲、胰尾、左肾、左肾上腺。

左侧腹部:降结肠、空肠或回肠、左肾。

左下腹部:乙状结肠、女性左侧卵巢及输卵管、男性左侧精索。

② 四分区法:划一水平线与垂直线,两线相交于脐部,将腹部分为四区(图 2-9-2),即右上腹、右下腹、左上腹和左下腹。

右上腹:肝、胆囊、幽门、十二指肠、小肠、胰头、右肾上腺、右肾、结肠肝曲、部分横结肠、下腔静脉。

右下腹:盲肠、阑尾、部分升结肠、小肠、右输尿管、充盈的膀胱、增大的子宫、女性右侧输卵管、男性右侧精索。

左上腹:肝左叶、脾、胃、小肠、胰体、胰尾、左肾上腺、左肾、结肠脾曲、部分横结肠、腹主动脉。

左下腹:乙状结肠、部分降结肠、小肠、充盈的膀胱、增大的子宫、女性左侧卵巢和输卵管、男性左侧精索、左输尿管。

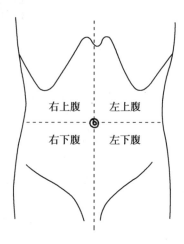

图 2-9-2　腹部四分区法

2. 腹部外形、腹围

外形:健康人平卧时前腹面大致处于肋缘至耻骨联合连线水平或略低,称为腹部平坦;明显高于该水平称为腹部膨隆;明显低于该水平称为腹部凹陷(图 2-9-3A,图 2-9-3B,图 2-9-3C)。

全腹膨隆见于腹腔积液、积气、胃肠胀气、腹腔巨大包块。局部膨隆见于脏器肿大、肿瘤/炎性包块、腹壁肿物、疝等。全腹凹陷见于消瘦、脱水、恶病质。

全腹膨隆的腹外形可呈球状或蛙腹样。主要见于:

(1) 大量腹腔积液时腹部呈蛙腹,常见于肝硬化、心功能不全、缩窄性心包炎、腹膜转移癌、肾病综合征和结核性腹膜炎。

(2) 胃肠胀气腹部呈球形,两侧腰部膨出不明显,转动躯体时其形状无明显改变。多见于肠梗阻、肠麻痹等。

(3) 巨大腹部包块如巨大的卵巢囊肿时,全腹膨隆呈球形。

(4) 气腹见于人工气腹等,此时腹部呈均匀性膨大如球状。

局部膨隆为腹部局限性膨隆,见于腹内有增大的脏器、肿瘤、炎性包块、局部积液或局部肠曲胀气,以及腹壁上的肿物和疝等。视诊时应注意局部膨隆的部位、外形、有无搏动和是否随体位变更,或随呼吸运动而移位等。局部肿物是在腹腔内或腹壁上,应予鉴

图 2-9-3

A.腹部凹陷　B.腹部平坦　C.腹部膨隆

别。鉴别方法是:嘱被检查者两手托头,从仰卧位做起坐动作,使腹壁肌肉紧张,如肿物更为明显,说明是在腹壁上,被腹肌托起而明显;反之,如果肿物变得看不清楚或消失,说明肿物可能在腹腔内,被收缩变硬的腹肌所掩盖。

全腹凹陷多见于显著消瘦、严重脱水、恶病质等,吸气时出现全腹凹陷可见于膈肌麻痹和上呼吸道梗阻。早期急性弥漫性腹膜炎引起的腹肌痉挛性收缩,膈疝时腹内脏器进入胸腔内,都可导致全腹凹陷(图2-9-4)。

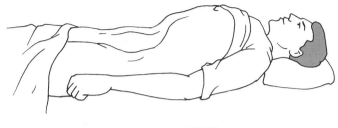

图 2-9-4 全腹凹陷

局部凹陷多由于手术后腹壁疤痕收缩所致,当患者取立位或加大腹压时,凹陷与卧位时相同或更为明显;腹直肌分裂或腹壁疝患者仰卧时可见局部凹陷,但当患者由卧位转为立位或加大腹压时凹陷反向外膨出。

腹围测量可了解全腹膨隆的程度和变化。让患者排尿后平卧,用一软尺经脐绕腹一周,测得的周长即为腹围。通常以厘米为单位。观察变化时,应定期在同样条件下进行测量、比较。

3. 腹壁皮肤

皮疹:见于发疹性高热疾病。有些发疹性传染病的皮肤病变,在腹壁皮肤出现最早,如伤寒的玫瑰疹不仅最早见于腹壁皮肤,且常常仅见于此处。

色素:系腰带部位有褐色素沉着,可见于肾上腺皮质功能减退症。Grey-Turner 征:左腰部皮肤呈蓝色,为血液自腹膜后间隙渗到侧腹壁的皮下,可见于急性出血坏死性胰腺炎。Cullen 征:脐周围或下腹壁皮肤发蓝为腹腔内大出血的征象,见于异位妊娠破裂或急性出血坏死性胰腺炎。腹部和腰部不规则的斑片状色素沉着,见于多发性神经纤维瘤。妇女妊娠后,在脐与耻骨之间的中线上有褐色色素沉着,形成褐黑色线。常持续至分娩后才逐渐消退。

条纹:妊娠纹出现于下腹部和髂部,与身体长轴平行,条纹处皮肤稍薄,在妊娠中呈淡蓝色或粉红色,产后不久则转为银白色而长期存在。腹部紫纹是皮质醇增多症的一个常见征象,其走行与妊娠纹相同,但分布范围较广,除下腹和髂部外,还出现于大腿上部、臀外侧和髂嵴下部。

疤痕:腹部疤痕多为外伤、手术或皮肤感染的遗迹,有时对诊断很有帮助。特别是腹部某处的手术疤痕,表示过去曾行过某种手术。如有疤痕即应询问导致疤痕的原因,以便了解过去所患的疾病。

腹部体毛:腹部体毛增多或女性阴毛呈男性型分布见于皮质醇增多症状和肾上腺性变态综合征。腹部体毛稀少见于垂体前叶功能减退症、黏液性水肿和性腺功能减退症。

脐:脐明显突出见于大量腹水高度腹胀时。脐凹分泌物呈浆液性或脓性,有臭味,多为炎症所致;分泌物呈水样,具有尿臊味,为脐尿管未闭的征象;脐部溃疡如果坚硬、固定而突出的,多为癌性。脐部发炎溃烂,可能由于化脓性或结核性感染所致。

疝:腹外疝是腹腔内容物经腹壁或骨盆壁的间隙或薄弱部分向体表突出而形成。脐疝多见于婴幼儿,成人则可见于经产妇或有高度腹胀的腹水病人;手术疤痕薄弱处可出现腹壁疝;上腹疝突出穿过腹白线而出现于脐孔上方;股疝位于腹股沟韧带内下方,多见于女性;腹股沟疝则发生于耻骨结节外侧,男性斜疝可下降至阴囊。因疝突出在咳嗽或直立位时明显,平卧位时可缩小或消失,所以必要时还可变换体位检查。

4. 呼吸运动 当腹膜有炎症时,腹肌和膈肌痉挛强直,腹式呼吸运动即受限制,如在消化性溃疡穿孔、急性腹膜炎时,腹式呼吸运动消失;剧烈腹痛、膈肌麻痹、腹水或其他原因使膈肌上升时,均可使腹式呼吸运动减弱或消失。

5. 腹壁静脉 一般不可见,但在消瘦、老人或皮肤白皙者可见静脉显露,病理状态下可见腹壁静脉曲张(图2-9-5)。检查腹壁曲张静脉的血流方向,有助于判定静脉阻塞的部位。检查血流方向的方法,选择一段没有分支的静脉,检查者将右手示指和中指并拢压在该段静脉上,然后将一只手指沿着静脉紧压而向外移动,将静脉中的血液挤出,到一定距离后放松这一手指,另一指仍紧压静脉,如果这一段挤空的静脉很快充盈,血流方向是从放松的手指一端流向紧压的手指一端(图2-9-6)。

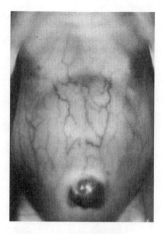

图2-9-5　腹壁静脉曲张

　　正常情况下脐水平线以上的腹壁静脉血流自下向上经胸壁静脉和腋静脉而进入上腔静脉;脐水平以下的腹壁静脉自上向下经大隐静脉而流入下腔静脉。病理状态下,下腔静脉阻塞时,脐水平线以下的腹壁静脉血液的流向不是向下,而是向上流入胸壁静脉和腋静脉(图2-9-7);上腔静脉阻塞时,上腹部的静脉血流方向不是向上,而是向下流入腹壁静脉和大隐静脉;门静脉阻塞时,偶可见到自脐部向四周发散的一簇曲张静脉,称海蛇头,又名水母头。这是门脉高压症的体征之一(图2-9-8)。

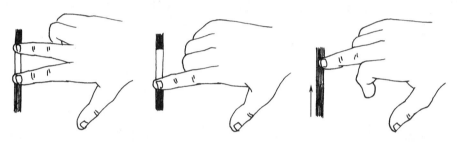

图2-9-6　检查腹壁静脉血流方向

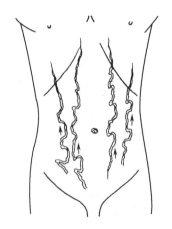

图2-9-7　下腔静脉梗阻时腹壁浅静脉
血流分布和方向

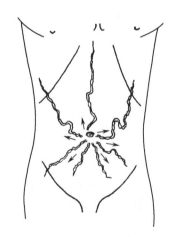

图2-9-8　门静脉梗阻时腹壁浅静脉
血流分布和方向

　　6. 胃肠型和蠕动波　正常人不出现。胃肠道梗阻时,梗阻近端的胃或肠段扩张而隆起,可呈现胃肠的轮廓,同时伴有该部位的蠕动增强,可以看到蠕动波。

　　幽门梗阻时,可以看到胃蠕动波,表现为自左肋缘下开始缓慢地向右推进的较大蠕动波,到达右腹直肌下(幽门区)消失,有时尚可见到自右向左的逆蠕动波,这种蠕动波的前后均为隆起的胃体,随蠕动波进行观察,可以大致看出胃的轮廓,故又称胃型。嘱病人饮水,或检查者按摩和拍击上腹部,可激发蠕动波出现。

　　肠梗阻时,在腹壁上可以看到肠蠕动波和肠型。小肠阻塞所致的蠕动波均见于脐部。严重梗阻时,胀大的肠袢呈管状隆起,横行排列于腹中部,组成多层梯形肠型,并可看到明显的肠蠕动波,运行方向不一致,起伏不已,全腹膨胀,伴以"咕噜"样肠鸣声。当发生肠麻痹时,蠕动波消失(图2-9-9)。如结肠因远端梗阻而胀大时,其宽大的肠型出现于腹壁周边,同时盲肠多胀大成球形,随每次蠕动波的到来而更形凸起,常见于结肠癌或直肠癌等(图2-9-10)。

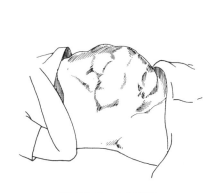 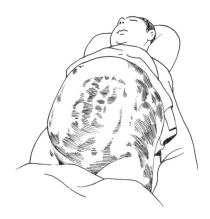

图2-9-9 小肠梗阻　　　　　　　　图2-9-10 结肠梗阻

(五)操作中的关键点提示

1. 腹围测量时注意用软尺经脐绕腹一周测量。观察变化时,应定期在同样条件下进行测量、比较。

2. 下腔静脉阻塞时,脐水平线以下的腹壁静脉血液的流向是向上流入胸壁静脉和腋静脉。上腔静脉阻塞时,上腹部的静脉血流方向是向下流入腹壁静脉和大隐静脉。门静脉阻塞时,偶可见到自脐部向四周放散的一簇曲张静脉,称海蛇头,又名水母头。

3. 幽门梗阻时可看到胃蠕动波,表现为自左肋缘下开始缓慢地向右推进的较大蠕动波,到达右腹直肌下(幽门区)消失,有时尚可见到自右向左的逆蠕动波,这种蠕动波的前后均为隆起的胃体,随蠕动波进行观察,可以大致看出胃的轮廓,故又称胃型。小肠阻塞所致的蠕动波均见于脐部。结肠因远端梗阻而胀大时,其宽大的肠型出现于腹壁周边,同时盲肠多胀大成球形,随每次蠕动波的到来而更形凸起。

(六)关键问题

1. 如何检查腹壁静脉曲张的血流方向?

2. 何为蛙腹、尖腹、舟状腹?

3. 上腔静脉阻塞、下腔静脉阻塞、门静脉阻塞时腹壁静脉血流方向如何?

(七)关键问题答案

1. 如何检查腹壁静脉曲张的血流方向?

检查血流方向可选择一段没有分支的腹壁静脉,检查者将手示指和中指并拢压在静脉上,然后一手指紧压静脉向外滑动,挤出该段静脉内血液,至一定距离放松手指,另一指紧压不动,看静脉是否迅速充盈,用同法放松另一手指,即可看出血流方向。

2. 何为蛙腹、尖腹、舟状腹?

腹腔内有大量积液时,平卧位腹壁松弛,液体下沉于腹腔两侧,致腹部呈扁而宽状,称为蛙腹。立卧或坐位时,因液体移动而使下侧腹部膨出。常见于肝硬化门脉高压症腹水量多致腹压增高时,此时可使脐部突出,亦可见于心力衰竭、缩窄性心包炎、腹膜癌转移(肝癌、卵巢癌多见)、肾病综合征、胰源性腹水或结核性腹膜炎等。后者多有腹膜炎症,腹肌紧张,故腹部常呈尖凸型,称为尖腹。明显消瘦和脱水者全腹凹陷,患者仰卧时前腹壁水平明显低下,严重时前腹壁凹陷几乎贴近脊柱,肋弓、髂嵴和耻骨联合显露,腹外形如舟状,称舟状腹。

3. 上腔静脉阻塞、下腔静脉阻塞、门静脉阻塞时腹壁静脉血流方向如何？

上腔静脉阻塞时,上腹部的静脉血流方向不是向上,而是向下流入腹壁静脉和大隐静脉;下腔静脉阻塞时,脐水平线以下的腹壁静脉血液的流向不是向下,而是向上流入胸壁静脉和腋静脉;门静脉阻塞时,偶可见到自脐部向四周发散的一簇曲张静脉,称海蛇头,又名水母头。这是门脉高压症的体征之一。

第二节　腹部触诊

一、腹壁触诊

(一) 操作目的

1. 掌握各种腹部触诊的手法。

2. 掌握腹壁紧张度的检查方法。

3. 掌握压痛、反跳痛的检查方法。

(二) 适应证

1. 健康人体检。

2. 各种疾病状态下的腹壁触诊检查。

(三) 操作准备

1. 设备、设施准备　检查床或病床。检查环境安静、温暖,光线充足。

2. 操作者准备

(1) 着装整洁、白大衣干净,仪表端庄、举止大方、语言文明、表现出良好的职业素养。

(2) 检查前六步洗手法洗手。

(3) 双手温暖。

(4) 站于被检查者右侧。

3. 患者准备

(1) 患者采取仰卧位、双腿屈曲、排空膀胱、腹部放松。

(2) 充分暴露腹部,上自剑突,下至腹股沟韧带及耻骨联合。

(四) 操作步骤

腹部触诊,被检查者一般采取仰卧位,头垫低枕,两手平放于躯干两侧,两腿屈起并稍分开,张口缓缓作腹式呼吸运动,使腹肌松弛,保持舒适,避免紧张。医生位于被检查者右侧,面对被检查者,前臂应与其腹部表面在同一水平。检查时,态度和蔼,手掌温暖,动作轻柔,由浅入深,从健康部位开始,逐渐移向病变区域。一般先从左下腹部开始,循逆时针方向,由下而上,先左后右,将腹部各区仔细进行触诊。

1. **触诊手法的应用**

(1) 浅触诊法:腹壁压陷 1cm 左右,用于检查腹壁的紧张度,表浅的压痛、肿块、搏动和皮下脂肪瘤、结节等;

(2) 深触诊法:腹壁压陷 2cm 以上,用于检查压痛、反跳痛以及腹腔脏器、腹腔内肿物的状况;

(3) 滑动触诊法:触及腹腔脏器或肿块时,在其上作上下、左右的滑动触摸,以了解脏器或肿块的形态及大小;

(4) 双手触诊法:用于检查肝、脾、肾和腹腔内肿块等;

(5) 浮沉(冲击)触诊法:用于大量腹水时检查深部的脏器和肿块;

(6) 钩指触诊法:用于肝、脾检查。

2. **腹壁紧张度**

(1) 腹壁紧张度增加表现为按压腹壁时,阻力较大,有明显的抵抗感,多为炎性或化学性物质刺激腹膜引起的腹肌反射性痉挛所致。全腹高度紧张最多见于胃肠道穿孔或实质脏器破裂所致急性弥漫性腹膜炎,全腹紧张度增加,触之犹如揉面团一样,常见于结核性腹膜炎。此征亦可见于癌性腹膜炎。右下腹壁紧张多见于急性阑尾炎。右上腹壁紧张多见于急性胆囊炎。

(2) 腹壁紧张度减低或消失表现为按压腹壁时,感到腹壁松软无力,全腹紧张度减低,见于慢性消耗性疾病或刚放出大量腹水者,也可见于身体瘦弱的老年人和经产妇。全腹紧张度消失,见于脊髓损伤所致腹肌瘫痪和重症肌无力症等。腹壁局部松软无力常为该部腹肌瘫痪或缺陷所致,前者见于脊髓灰质炎或周围神经损伤,后者见于疝或腹直肌分离等。

3. **压痛及反跳痛**

(1) 压痛:正常腹部触诊时无疼痛感,重按时可有一种压迫感。触诊时,由浅入深进行按压,发生疼痛者,称为压痛。压痛多来自腹壁或腹腔内的病变,如果抓捏腹壁或仰卧屈颈抬肩时触痛明显,可视为腹壁病变,否则多为腹腔内病变。腹部压痛常因炎症、结核、结石、肿瘤等病变引起。压痛的部位常提示相关腹腔脏器的病变。临床常见的压痛点和压痛部位有:

① 阑尾点又称麦氏点:位于脐与右髂前上棘连线的中、外 1/3 处,阑尾炎时此处有压痛。

② 胆囊点:位于右侧腹直肌外缘与肋弓交界处,胆囊炎时此处有明显的压痛。检查者用左手手掌平放于被检查者右胸下部。以拇指指腹勾压于右肋下胆囊点处,然后嘱被检查者缓慢深吸气,在吸气过程中发炎的胆囊下移时碰到用力按压的拇指,即可引起疼痛,此为胆囊触痛,如因剧烈疼痛而致吸气中止称墨菲征(Murphy sign)阳性。

③ 急性肝炎可在右季肋部、上腹部产生压痛。

④ 十二指肠溃疡可在中上腹部产生压痛。

⑤ 胰腺炎症可在左侧腹部产生压痛。

⑥ 子宫及附件的疾病可在下腹部产生压痛等。

⑦ 肾脏和尿路有炎症或其他疾病时可在相应部位出现压痛点:

a. 季肋点(前肾点):第 10 肋骨前端,右侧位置稍低,相当于肾盂位置。

b. 上输尿管点:在脐水平线腹直肌外缘。

c. 中输尿管点:在髂前上棘水平腹直肌外缘,相当于输尿管第二狭窄处。

d. 肋脊点:背部第 12 肋骨与脊柱的交角(肋脊角)的顶点。

e. 肋腰点:第 12 肋骨与腰肌外缘的交角(肋腰角)顶点。

肋脊点和肋腰点压痛阳性,常提示肾脏一些炎症性疾病,如肾盂肾炎、肾脓肿、肾结核等。季肋点压痛阳性,也提示肾脏病变。上输尿管点和中输尿管点压痛阳性,提示输尿管结石、结核、化脓性炎症。

(2) 反跳痛:在检查到压痛后,手指按压在原处稍停片刻,使压痛感稍趋于稳定,然后迅速将手抬起,如果被检查者感觉腹痛骤然加重,并伴有痛苦表情或呻吟,称为反跳痛。反跳痛的出现是腹膜壁层受到炎症累及的征象,见于腹腔内脏器病变累及邻近腹膜、腹膜炎。腹壁紧张,同时伴有压痛和反跳痛,是急性腹膜炎的重要体征,称为腹膜刺激征(或腹膜炎三联征)。

(五) 操作中的关键点提示

1. 为避免被检查者腹肌紧张,检查者可先将手掌置于腹壁上,使被检查者适应片刻,再行触诊检查。

2. 检查时可同时与被检查者交谈,转移其注意力,减少腹肌紧张。

3. 各种触诊手法应结合不同的检查部位,灵活应用。

(六) 关键问题

1. 何为腹部饱满、板状腹及腹壁揉面感?

2. 如何鉴别局部肿块是在腹腔内还是在腹壁上？

3. 何为墨菲征阳性？

4. 麦氏点位于何处？临床意义如何？

（七）关键问题答案

1. 何为腹部饱满、板状腹及腹壁揉面感？

腹壁紧张度增加常因病因不同而表现不一。由于腹内容物增加如肠胀气或人工气腹、腹腔内积液者，触诊腹部张力增大，但无肌痉挛，亦不具压痛，应称为腹部饱满。急性胃肠穿孔或脏器破裂所致急性弥漫性腹膜炎，腹膜受到刺激而引起腹肌痉挛，腹壁常有明显紧张，甚至强直，硬如木板，称板状腹。结核性炎症发展较慢，腹壁柔韧而具抵抗力，不易压缩，称揉面感，亦可见于癌性腹膜炎。

2. 如何鉴别局部肿块是在腹腔内还是在腹壁上？

其方法是让病人双手托头，从仰卧位做起坐动作，使腹壁肌肉紧张，如肿块更为明显，说明在腹壁上，被紧张的腹肌托起而明显；如肿块变得不清楚或消失，说明被紧张的腹肌所遮盖，证明肿块可能在腹腔内。

3. 何为墨菲征阳性？

检查者用左手手掌平放于被检查者右胸下部。以拇指指腹勾压于右肋下胆囊点处，然后嘱被检查者缓慢深吸气，在吸气过程中发炎的胆囊下移时碰到用力按压的拇指，即可引起疼痛，此为胆囊触痛，如因剧烈疼痛而致吸气中止称墨菲征（Murphy sign）阳性。

4. 麦氏点位于何处？临床意义如何？

麦氏点位于脐与右髂前上棘连线的中、外 1/3 处，阑尾炎时此处有压痛。

二、腹部包块

（一）操作目的

1. 掌握腹部包块的检查方法。

2. 掌握腹部包块的正确描述方法。

（二）适应证

适用于各种腹部包块的检查。

（三）操作准备

1. 设备、设施准备　检查床或病床。检查环境安静、温暖，光线充足。

2. 操作者准备

（1）着装整洁、白大衣干净，仪表端庄、举止大方、语言文明、表现出良好的职业素养。

（2）检查前六步洗手法洗手。

（3）温暖双手。

（4）站于被检查者右侧。

3. 患者准备

（1）患者采取仰卧位、双腿屈曲、排空膀胱、腹部放松。

（2）充分暴露腹部，上自剑突，下至腹股沟韧带及耻骨联合。

（四）操作步骤

腹部包块多由肿大的或异位的脏器，肿瘤、囊肿、炎性组织或肿大的淋巴结等所形成。触诊腹部包块时必须注意其位置、大小、形态、硬度质地、压痛、搏动、移动度和与邻近之关系。

位置：有助于寻找起源的脏器，某区的包块多来源于该区的脏器（带蒂包块，肠系膜、大网膜包块位置多变）。

大小：凡触及包块均应测量其上下（纵长）、左右（横宽）和前后径（深厚）。明确大小便于动态观察，也可用大小变动不大的实物作比喻，如鸡蛋、拳头、黄豆、蚕豆大等。（巨大包块来源于卵巢、肾、肝、胰、子宫;胃、肠肿物很少超过其内腔)。

形态:形状、轮廓、边缘、表面光滑与否,有无特征,如肿大的脾脏、肿大的胆囊。

硬度、质地:柔软(囊肿、脓肿);中等(急性炎性包块);坚硬(恶性肿瘤,炎性包块)。

压痛:炎性包块有明显压痛。

搏动:正常瘦弱者可触到腹主动脉搏动。如在腹中线附近触到明显的膨胀性搏动,则应考虑腹主动脉或其分支的动脉瘤。

移动度:肝、脾、肾、胃或其肿物,胆囊及横结肠肿物随呼吸移动;肠、肠系膜包块可推动;带蒂的肿物(游走脾、游走肾)移动度较大。

与邻近的关系:触到包块还应确定是否与邻近组织粘连。

正常腹部可触及的包块:腹直肌肌腹和腱划、腰椎椎体和骶骨岬、乙状结肠粪块、横结肠、盲肠。

病理性包块:炎性包块:质中、压痛、不移动;良性肿瘤:质中、光滑、无压痛、移动度大;恶性肿瘤:质硬、表面不平、无压痛、移动度差。

(五) 操作中的关键点提示

触诊腹部包块时必须注意其位置、大小、形态、硬度、质地、压痛、搏动、移动度和与邻近之关系。

(六) 关键问题

1. 触诊腹部包块时需要从哪几个方面描述?

2. 正常腹部可触及哪些包块?

3. 腹部体检时如触及病理性包块,如何从质地、压痛、移动度等方面鉴别炎性包块、良性包块、恶性包块?

(七) 关键问题答案

1. 触诊腹部包块时需要从哪几个方面描述?

触诊腹部包块时需从其位置、大小、形态、硬度、质地、压痛、搏动、移动度和与邻近之关系等方面进行描述。

2. 正常腹部可触及哪些包块?

腹直肌肌腹和腱划、腰椎椎体和骶骨岬、乙状结肠粪块、横结肠、盲肠。

3. 腹部体检时如触及病理性包块,如何从质地、压痛、移动度等方面鉴别炎性包块、良性包块、恶性包块?

炎性包块:质中、压痛、不移动;良性肿瘤:质中、光滑、无压痛、移动度大;恶性肿瘤:质硬、表面不平、无压痛、移动度差。

三、肝 脏 触 诊

(一) 操作目的

1. 能正确进行肝脏触诊。

2. 掌握肝脏触诊的几种基本手法。

(二) 适应证

1. 健康人肝脏体检。

2. 肝脏疾病患者检查或随访,以了解肝脏下缘的位置和肝脏的质地、表面、边缘及搏动情况等。

(三) 操作准备

1. 设备、设施准备 检查床或病床。检查环境安静、温暖,光线充足。

2. 操作者准备

(1) 着装整洁、白大衣干净,仪表端庄、举止大方、语言文明、表现出良好的职业素养。

(2) 检查前六步洗手法洗手。

(3) 温暖双手。

（4）站于被检查者右侧。

3. 患者准备

（1）患者采取仰卧位、双腿屈曲、排空膀胱、腹部放松。

（2）充分暴露腹部,上自剑突,下至腹股沟韧带及耻骨联合。

（四）操作步骤

1. 肝脏触诊方法:分单手触诊、双手触诊、钩指触诊法。

（1）单手触诊法:检查者右手放于被检查者右腹部,拇指向外侧展开,右手四指并拢,掌指关节伸直,与肋缘大致平行地放在右侧腹部估计肝下缘的下方或叩诊肝浊音界的下方,估计肝脏巨大者应放置于右下腹部。嘱被检查者深呼吸,随被检查者呼气时,手指压向腹壁深部,吸气时,手指向上迎触下移的肝缘。如此反复进行,手指逐渐向肋缘移动,直到触到肝缘或肋缘为止,需在右锁骨中线上及前正中线上,分别触诊肝缘并在平静呼吸时分别测量其与肋缘或剑突根部的距离,以厘米表示。

（2）双手触诊法:检查者右手位置同单手法,左手托住被检查者右腰部,拇指张开置于肋部,触诊时左手向上推,使肝下缘紧贴前腹壁下移,并限制右下胸扩张,以增加膈下移的幅度,这样吸气时下移的肝脏就更易碰到右手指,可提高触诊的效果。

（3）钩指触诊法:适用于儿童和腹壁薄软者,触诊时,检查者位于被检查者右肩旁,面向其足部,将右手掌搭在其右前胸下部,右手第2~5指弯成钩状,嘱被检查者做深呼吸动作,检查者随吸气而更进一步屈曲指关节,这样指腹容易触到下移的肝下缘。此手法亦可将双手第2~5指并拢,弯成钩状进行。

2. 触及肿大肝脏时,应详细体会并描述下列内容:

（1）大小:正常成人的肝脏,一般在肋缘下触不到,但腹壁松软瘦长体形者,于深吸气时可在肋弓下触及肝下缘,但在1cm以内。在剑突下可触及肝下缘,多在3cm以内,在腹上角较锐的瘦高者剑突根部下可达5cm,但不会超过剑突根部至脐距离的中、上1/3交界处。肝下界超出上述标准,应考虑是否为肝下移。如果肝脏质地柔软,表面光滑,无压痛,肝上界也相应降低,肝上下径正常,则为肝下移;如肝上界正常或升高,则为肝肿大。肝下移常见于内脏下垂,肺气肿、右侧胸腔大量积液导致膈肌下降时。肝肿大可分为弥漫性及局限性。弥漫性肿大见于病毒性肝炎、肝瘀血、脂肪肝、早期肝硬化、布-加综合征、白血病、血吸虫病、华支睾吸虫病等。局限性肝肿大见于肝脓肿、肝肿瘤及肝囊肿等。肝缩小见于急性、亚急性重型肝炎、门静脉性肝硬化晚期。

（2）质地:分为三级:质软、质韧(中等硬度)和质硬。正常肝脏:肝质地柔软,如触噘起之口唇。急性肝炎及脂肪肝:肝质地稍韧。慢性肝炎及肝瘀血:肝质韧如触鼻尖。肝硬化:肝质硬。肝癌:肝质地最坚硬,如触前额。肝脓肿或囊肿:大而表浅者可能触到波动感。

（3）边缘和表面状态:触及肝脏时应注意肝脏的边缘的厚薄,是否整齐,表面是否光滑、有无结节。正常肝脏边缘整齐、且薄厚一致、表面光滑。肝癌、多囊肝和肝包虫病患者:肝边缘多不规则,表面不光滑,呈不均匀的结节状。巨块型肝癌或肝脓肿患者:肝脏表面呈大块状隆起。肝梅毒患者:肝呈明显分叶状者。脂肪肝或肝瘀血患者:肝边缘钝圆。

（4）压痛:正常肝脏无压痛,如果肝包膜有炎性或因肝肿大受到牵拉时,肝脏有压痛。轻度弥漫性压痛见于肝炎、肝瘀血等,局限性剧烈压痛见于较表浅的肝脓肿(常在右侧肋间隙处)。叩击痛见于深部肝脓肿。

（5）搏动:正常肝脏以及因炎症、肿瘤等原因引起的肝脏肿大并不伴有搏动。如果肝肿大未压迫到腹主动脉或右心室未增大到向下推压肝脏时,也不出现肝脏的搏动。如果触到肝脏搏动,应注意其为单向性或扩张性。单向性常为传导性搏动,系因肝脏传导了其下面的腹主动脉的搏动所致,手掌置于肝脏表面感受到上下运动。扩张性搏动为肝脏本身的搏动,见于三尖瓣关闭不全。由于右心室的收缩搏动通过右心房、下腔静脉而传导至肝脏,使其呈扩张性。如手掌置于肝脏上面或用两手分放于肝脏的前后两面,即可感到其开合样搏动。

(6)肝区摩擦感:检查时将右手的掌面轻贴于肝区,让患者做腹式呼吸动作。肝周围炎时可触诊到肝区摩擦感。

3. 肝脏触诊注意点

(1)用食指前桡侧指腹触诊肝脏。

(2)沿腹直肌外缘,脐水平开始。

(3)腹式呼吸配合,呼气下压,吸气前上引触肝缘。手指上抬速度要慢于吸气速度。

(4)双线触诊(右锁骨中线、前正中线)。

(5)大量腹水时可冲击触诊。

(6)易误认为肝下缘的其它腹腔内容:横结肠为横行索条状物,可用滑行触诊法于上腹部或脐水平触到,与肝缘感觉不同。腹直肌腱有时酷似肝缘,但左右两侧对称,不随呼吸上下移动。右肾下极位置较深,边缘圆钝,不向两侧延伸。

(7)触到肿大肝脏后要注意其大小、质地、边缘与表面情况、压痛、搏动、肝区摩擦感、肝震颤。

【扩展补充知识】

常见肝脏病变特点 由于肝脏病变的性质不同,物理性状也各异,故触诊时必须逐项仔细检查,认真体验,综合判断其临床意义。

(1)急性肝炎:肝脏可轻度肿大,表面光滑,边缘钝,质稍韧,但有充实感及压痛。

(2)肝淤血:肝脏可明显肿大,表面光滑,边缘圆钝,质韧,也有压痛,肝颈静脉回流征阳性为其特征。

(3)脂肪肝:肝肿大,表面光滑,质软或稍韧,但无压痛。

(4)肝硬化早期:肝脏常肿大,晚期则缩小,质较硬,边缘锐利,表面可能触到小结节,无压痛。

(5)肝癌:肝脏逐渐肿大,质地坚硬如石,表面高低不平,有大小不等的结节或巨块,边缘不整,压痛明显。

(6)肝 - 颈静脉反流:正常人立位或坐位时颈外静脉常不显露,平卧时可稍见充盈,充盈的水平仅限于锁骨上缘至下颌角距离的下 2/3 以内。若取 30°~45° 的半卧位时颈外静脉充盈高度超过正常水平,称为颈静脉怒张,常见于右心衰竭、缩窄性心包炎、心包积液或上腔静脉阻塞综合征。肝 - 颈静脉回流征:嘱被检查者半卧位,观察平静呼吸时颈静脉充盈程度,然后检查者右手掌面轻贴于肝区,逐渐加压,如见被检查者颈静脉充盈度增加,称肝 - 颈静脉回流征阳性,提示肝淤血,是右心功能不全的早期征象之一。

(五) 操作中的关键点提示

1. 检查者右手示指桡侧缘大致与肋缘平行,用示指前桡侧指腹触诊肝脏。

2. 肝脏触诊时检查者触诊的动作需与被检查者腹式呼吸配合。呼气下压,吸气前上引触肝缘。手指上抬速度要慢于吸气速度。

3. 一般从脐水平开始触诊,如果肝脏肿大明显,应从肝下界下方开始触诊,避免肝上摸肝。

(六) 关键问题

1. 肝脏触诊常见有哪几种手法?

2. 触及肿大肝脏时,应从哪几个方面描述?

3. 肝 - 颈静脉回流征阳性提示什么疾病?

4. 弥漫性肝肿大及局限性肝肿大分别见于什么疾病?

5. 大量腹水时可用什么方法进行肝脏触诊?

(七) 关键问题答案

1. 肝脏触诊常见有哪几种手法?

肝脏触诊常见有双手触诊法、单手触诊法、钩指触诊法。

2. 触及肿大肝脏时,应从哪几个方面描述?

触到肿大的肝脏后要注意其大小、质地、边缘与表面情况、压痛、搏动、肝区摩擦感、肝震颤。

3. 肝-颈静脉回流征阳性提示什么疾病?

肝-颈静脉回流征阳性提示肝淤血,是右心功能不全的早期征象之一。

4. 弥漫性肝肿大及局限性肝肿大分别见于什么疾病?

弥漫性肝肿大见于病毒性肝炎、肝瘀血、脂肪肝、早期肝硬化、布-加综合征、白血病、血吸虫病,华支睾吸虫病等。局限性肝肿大见于肝脓肿、肝肿瘤及肝囊肿等。

5. 大量腹水时可用什么方法进行肝脏触诊?

大量腹水时用冲击触诊法进行肝脏触诊。

四、脾 脏 触 诊

(一) 操作目的

1. 能正确进行脾脏触诊。

2. 掌握脾脏触诊的几种基本手法。

3. 能对肿大的脾脏进行测量。

(二) 适应证

1. 健康人脾脏体检。

2. 脾脏疾病患者检查,以了解脾脏下缘的位置和脾脏的质地、表面、边缘及搏动情况等。

(三) 操作准备

1. 设备、设施准备　检查床或病床。检查环境安静、温暖,光线充足。

2. 操作者准备

(1) 着装整洁、白大衣干净,仪表端庄、举止大方、语言文明、表现出良好的职业素养。

(2) 检查前六步洗手法洗手。

(3) 温暖双手。

(4) 站于被检查者右侧。

3. 患者准备

(1) 患者采取仰卧位、双腿屈曲、排空膀胱、腹部放松。

(2) 充分暴露腹部,上自剑突,下至腹股沟韧带及耻骨联合。

(四) 操作步骤

正常情况下脾脏不能触及。内脏下垂或左侧胸腔积液、积气时膈下降,可使脾向下移位。除此以外能触到脾脏则提示脾脏肿大。

1. 脾脏触诊方法

(1) 浅部触诊法:脾脏肿大明显且又表浅时,用右手单手触诊轻用力即可触及肿大的脾脏。

(2) 双触诊法:被检查者仰卧位,两腿屈曲,检查者左手绕过被检查者腹前方,手掌置于其左胸下部第9~11肋处,试将脾脏从后向前托起,并限制了胸廓活动,右手掌平放于脐部,与左肋弓大致成垂直方向,自脐平面开始触诊。嘱被检查者深呼吸,随呼气时,手指压向腹壁深部,吸气时,手指缓慢抬起朝肋缘方向向上迎触下移的脾尖。如此反复进行,手指逐渐向肋缘移动,直到触到脾缘或肋缘为止。轻度肿大而仰卧位不易触到时,可嘱被检查者改用右侧卧位,右下肢伸直,左下肢屈髋、屈膝进行检查,则较易触到轻度肿大的脾脏。

(3) 冲击触诊法:用于腹水患者触诊脾脏。

(4) 反击触诊法:此法通过检查脾脏的移动度,来判断脾脏有无粘连。方法与双手触诊法相似,一手按在前腹壁的脾脏表面,固定不动;另一手在背部骶棘肌外侧的肋骨下方的间隙内,向前腹壁的方向顶动冲击,可反复数次。如前腹壁的手有冲击感,说明脾脏周围无粘连。

2. 肿大的脾脏测量（肿大以厘米表示，图2-9-11）

（1）第Ⅰ线测量：又称甲乙线。左锁骨中线与左肋缘交点至脾脏下缘之间的距离。

（2）第Ⅱ线测量：又称甲内线。左锁骨中线与左肋缘交点至脾脏最远点之间的距离。

（3）第Ⅲ线测量：又称丁戊线。超过正中线，测量脾右缘至正中线的最大距离以"+"表示；未超过正中线，测量脾右缘与正中线的最短距离以"−"表示。

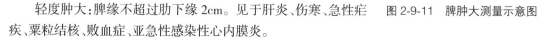

图2-9-11 脾肿大测量示意图

临床记录中，常将脾肿大分为轻、中、高三度。

轻度肿大：脾缘不超过肋下缘2cm。见于肝炎、伤寒、急性疟疾、粟粒结核、败血症、亚急性感染性心内膜炎。

中度肿大：脾缘超过肋下缘2cm，在脐水平线以上。见于肝硬化、疟疾后遗症、系统性红斑狼疮、淋巴瘤、慢性淋巴细胞白血病。

高度肿大：超过脐水平线或前正中线，又称巨脾，此时应加做第Ⅱ线测量和第Ⅲ线测量。见于慢性粒细胞白血病、骨髓纤维化、慢性疟疾、黑热病等。

【扩展补充知识】

1. 在左肋缘下还可能触到其它包块，需与脾脏鉴别：①结肠脾曲，肿物质硬，多近圆形或不规则，与脾脏边缘不同。②肿大的肝左叶，可沿其边缘向右触诊，如发现其隐没于右肋缘后或与肝右叶相连，则为肝左叶。肝左叶肿大不会引起脾浊音区扩大。③增大的左肾，其位置较深，边缘圆钝，表面光滑并无切迹。即使高度肿大，也不会越过正中线。④胰尾部囊肿，无锐利的边缘和切迹，并且不随呼吸移动。

2. 脾脏触诊注意点

（1）脾脏肿大形态不一，有的很薄很软，触到后也常不易察觉。有的呈狭长形，紧贴腰肌前面，故需沿左肋缘仔细触诊，认真体会。

（2）触到肿大的脾脏后要注意其大小、硬度、表面情况、压痛、摩擦感等。

（3）脾的上缘前部有2~3个切迹，称脾切迹，脾肿大时，脾切迹仍存在，可作为触诊到脾脏的标志。

（五）操作中的关键点提示

1. 检查者右手手掌平放于脐部，与左肋弓大致成垂直方向进行触诊。

2. 脾脏触诊时检查者触诊的动作需与被检查者腹式呼吸配合。呼气下压，吸气时，手指缓慢抬起朝肋缘方向向上迎触下移的脾尖。

（六）关键问题

1. 触到肿大的脾脏后要注意哪几个方面？

2. 简述脾肿大分度，及其临床意义？

3. 简述肿大的脾脏测量？

4. 左肋缘下触及包块时，除考虑肿大的脾脏外，还需与哪些疾病鉴别？

（七）关键问题答案

1. 触到肿大的脾脏后要注意哪几个方面？

触到肿大的脾脏后要注意大小、硬度、表面情况、压痛、摩擦感等。

2. 简述脾肿大分度，及其临床意义？

脾肿大分度为：

轻度肿大：脾缘不超过肋下缘2cm。见于肝炎、伤寒、急性疟疾、粟粒结核、败血症、亚急性感染性心内膜炎。

中度肿大：脾缘超过肋下缘2cm，在脐水平线以上。见于肝硬化、疟疾后遗症、SLE、淋巴瘤、

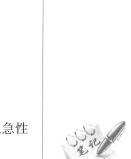

慢性淋巴细胞白血病。

高度肿大：超过脐水平线或前正中线，又称巨脾，此时应加做第Ⅱ线测量和第Ⅲ线测量。见于慢性粒细胞白血病、骨髓纤维化、慢性疟疾、黑热病等。

3. 简述肿大的脾脏测量？

脾脏测量：

(1) 第Ⅰ线测量：又称甲乙线。左锁骨中线与左肋缘交点至脾脏下缘之间的距离。

(2) 第Ⅱ线测量：又称甲丙线。左锁骨中线与左肋缘交点至脾脏最远点之间的距离。

(3) 第Ⅲ线测量：又称丁戊线。超过正中线，测量脾右缘至正中线的最大距离以"+"表示；未超过正中线，测量脾右缘与正中线的最短距离以"−"表示。

4. 左肋缘下触及包块时，除考虑肿大的脾脏外，还需与哪些疾病鉴别？

左肋缘下触及包块时，除考虑肿大的脾脏外，还需与下列疾病鉴别：

(1) 结肠脾曲，肿物质硬，多近圆形或不规则，与脾脏边缘不同。

(2) 肿大的肝左叶，可沿其边缘向右触诊，如发现其隐没于右肋缘后或与肝右叶相连，则为肝左叶。肝左叶肿大不会引起脾浊音区扩大。

(3) 增大的左肾，其位置较深，边缘圆钝，表面光滑并无切迹。即使高度肿大，也不会越过正中线。

(4) 胰尾部囊肿，无锐利的边缘和切迹，并且不随呼吸移动。

五、液波震颤、振水音

（一）操作目的

1. 能正确进行液波震颤检查。

2. 能正确进行振水音检查。

（二）适应证

1. 健康人体检。

2. 液波震颤检查适用于大量腹水患者检查。

3. 振水音适用于幽门梗阻或胃扩张患者检查。

（三）操作准备

1. 设备、设施准备 检查床或病床。检查环境安静、温暖，光线充足。

2. 操作者准备

(1) 着装整洁、白大衣干净、仪表端庄、举止大方、语言文明、表现出良好的职业素养。

(2) 检查前六步洗手法洗手。

(3) 温暖双手。

(4) 站于被检查者右侧。

3. 患者准备

(1) 患者采取仰卧位、双腿屈曲、排空膀胱、腹部放松。

(2) 充分暴露腹部，上自剑突，下至腹股沟韧带及耻骨联合。

（四）操作步骤

1. **液波震颤** 被检查者平卧，医生以一手掌面贴于患者一侧腹壁，另一手四指并拢屈曲，用指端叩击对侧腹壁，贴于腹壁的手掌随叩击有被液体波动冲击的感觉。为防止震动波沿腹壁传导出现假阳性，可嘱被检查者（或第三人）用手掌尺侧缘轻压在脐部。见于大量腹水患者，腹水量常在 3000~4000ml 以上。

2. **振水音** 被检查者仰卧，医生以耳凑近上腹部，同时以冲击触诊法震动上腹部，可听到气、液撞击的声音，为振水音。也可用听诊器进行听诊。正常人见于餐后或饮多量液体时。如果清晨空腹或者餐后 6~8 小时仍有此音提示幽门梗阻或胃扩张。

(五)操作中的关键点提示

液波震颤检查不如移动性浊音敏感,大量腹水才能检测出。

(六)关键问题

1. 腹水量达到多少时,液波震颤检查阳性?

2. 清晨空腹患者出现振水音阳性,提示什么?

(七)关键问题答案

1. 腹水量达到多少时,液波震颤检查阳性?

腹水量常在 3000~4000ml 以上,液波震颤阳性。

2. 清晨空腹患者出现振水音阳性,提示什么?

清晨空腹患者出现振水音阳性,提示幽门梗阻或胃扩张。

第三节　腹 部 叩 诊

(一)操作目的

1. 掌握肝脏、脾脏、膀胱叩诊方法。

2. 掌握肝脏叩击痛、肾区叩击痛检查方法。

3. 掌握移动性浊音叩诊方法。

(二)适应证

1. 健康人体检。

2. 肝脏叩诊、肝脏叩击痛检查适用于肝脏疾病患者检查或随访。

3. 脾脏叩诊适用于脾脏疾病患者检查。

4. 肾区叩击痛适用于肾脏疾病患者检查。

5. 膀胱叩诊适用于了解有无尿潴留。

(三)操作准备

1. 设备、设施准备　检查床或病床。检查环境安静、温暖,光线充足。

2. 操作者准备

(1) 着装整洁、白大衣干净,仪表端庄、举止大方、语言文明、表现出良好的职业素养。

(2) 检查前六步洗手法洗手。

(3) 温暖双手。

(4) 站于被检查者右侧。

3. 患者准备

(1) 患者采取仰卧位、双腿屈曲、排空膀胱、腹部放松。

(2) 充分暴露腹部,上自剑突,下至腹股沟韧带及耻骨联合。

(四)操作步骤

1. 全腹叩诊　先以直接叩诊法叩诊全腹一遍,再以间接叩诊法叩诊全腹一遍。一般从左下腹开始,逆时针方向。正常腹部叩诊除肝脏、脾脏呈浊音或实音外,其余均为鼓音。当胃肠高度胀气、胃肠穿孔、人工气腹时腹部呈高度鼓音。当患者大量腹水、腹腔内有肿瘤时,叩诊鼓音范围缩小,病变其余呈浊音或实音(图 2-9-12)。

2. 肝脏叩诊

(1) 肝浊音区:肝脏是不含气体的实质性脏器,叩诊呈实音。叩诊肝脏上界:沿右侧锁骨中线

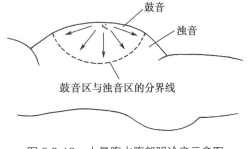

图 2-9-12　大量腹水腹部叩诊音示意图

自上而下,当清音转为浊音时,即为肝上界,此时尚有肺遮盖肝顶部,故又称肝脏相对浊音界;继续向下叩诊由浊音转为实音,即为肝脏绝对浊音界,相当于肺下界。一般成年人正常肝上界(相对浊音界)位于右锁骨中线第5肋间,肝绝对浊音界比相对浊音界位置低一肋骨。叩诊肝脏下界:自肝脏绝对浊音界继续向下叩,实音转为鼓音处,即为肝下界。也可由腹部鼓音区沿锁骨中线自脐水平向上叩诊。由鼓音转为浊音处即是肝下界。但肝下界因与结肠等重叠,叩诊定位不准确,多采用触诊。一般叩得的肝下界比触得的肝下缘约高2~3cm。肝下界一般位于右肋缘下。肝上界至肝下界之间称肝浊音区,正常成人为9~11cm。瘦长体型者肝上、下界均可低一个肋间,矮胖体型者则可高一个肋间。

肝浊音界异常的临床意义:

肝浊音界扩大:肝癌,肝脓肿,肝炎,肝淤血和多囊肝。

肝浊音界缩小:爆发性肝炎,急性肝坏死,肝硬化和胃肠胀气等。

肝浊音界消失代之以鼓音者:由于肝表面覆有气体所致,是急性胃肠穿孔的一个重要征象,但也可以见于腹部大手术后数日内,人工气腹后,间位结肠(结肠位于肝和膈之间),全内脏转位。

肝浊音界上移:右肺纤维化,右下肺不张,气腹和鼓肠等。

肝浊音界下移:慢性肺气肿,右侧张力性气胸等。

(2) 肝脏叩击痛:检查者将左手手掌平放在被检查者肝区,右手握拳锤击左手背,起初轻轻叩击,以后可渐加重,问患者有无疼痛。肝区叩痛阳性提示肝脏炎症或者肝脏急剧增大(图2-9-13)。

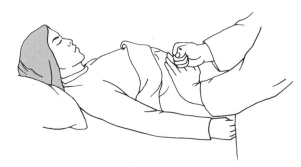

图2-9-13　肝脏叩击痛示意图

3. **脾脏叩诊**　宜采用轻扣法,患者右侧卧位,于左侧腋中线自上而下轻叩诊,于第10肋间叩其宽度。正常脾脏于左腋中线第9~11肋间,其宽度4~7cm,前方不超过腋前线。

脾脏浊音界异常的临床意义:

脾浊音界缩小或消失:左侧气胸、胃扩张、鼓肠等。

脾浊音界扩大:脾肿大。

4. **移动性浊音**　先让被检查者仰卧,由脐部开始向左侧叩诊,直到出现浊音,叩诊板指不动,嘱被检查者右侧卧,再次叩诊变为鼓音即为移动性浊音阳性。为避免腹腔内脏器或包块移动造成移动性浊音的假象,可在右侧卧位的情况下,向右叩诊直至再次出现浊音,然后嘱患者左侧卧位,叩诊板指不动,再次叩诊该部位转为鼓音,则确定为移动性浊音阳性(图2-9-14)。临床上一般腹腔存在游离液体,且液体量超过1000ml时,移动性浊音阳性。如果患者腹水量少,可嘱患者胸膝位,

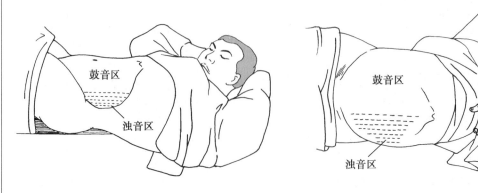

鼓音区

浊音区

鼓音区

浊音区

图2-9-14　移动性浊音示意图

使脐部处于最低点,叩诊脐部,如该处仰卧位时叩诊为鼓音,此时变为浊音,则也提示腹水存在。

巨大的卵巢囊肿与腹水鉴别:见图2-9-15。

(1)卵巢囊肿所致浊音于仰卧时在腹中部,鼓音区在两侧。

(2)卵巢囊肿的浊音不呈移动性。

(3)卵巢囊肿尺压试验呈阳性。

5.肾区(肋脊角)叩击痛 检查时被检查者采取坐位或侧卧位,检查者用左手掌平放在其脊肋角处,右手握拳用由轻到中等的力量叩击左手背(图2-9-16)。正常无叩击痛。叩击痛阳性见于肾炎、肾盂肾炎、肾结石、肾结核、肾周炎。

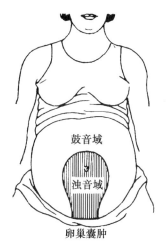
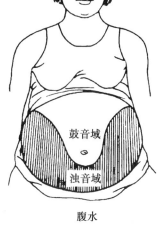
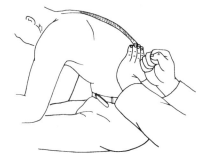

图2-9-15 卵巢囊肿与腹水鉴别示意图　　　　图2-9-16 肾区叩击痛示意图

6.膀胱叩诊 在耻骨联合上方由上而下进行叩诊。膀胱空虚时不能叩及,耻骨联合上方为鼓音。膀胱充盈时该区呈圆形浊音区。妊娠的子宫、子宫肌瘤或卵巢囊肿需与充盈的膀胱鉴别,排尿后浊音区消失即为膀胱。

(五)操作中的关键点提示

1.叩诊肝脏上界:沿右侧锁骨中线自上而下,当清音转为浊音时,即为肝上界,此时尚有肺遮盖肝顶部,故又称肝脏相对浊音界;继续向下叩诊由浊音转为实音,即为肝脏绝对浊音界,相当肺下界。通常肝上界为第5肋间,肺下界为第6肋间。

2.叩诊移动性浊音:当叩诊为浊音时,叩诊板指不动,嘱患者向对侧卧位。操作时始终记住腹水位于体位的低处。

3.一般腹腔积液超过1000ml时,移动性浊音阳性。

4.如果患者腹水量少,可嘱患者胸膝位,使脐部处于最低点,叩诊脐部,如该处仰卧位时叩诊为鼓音,此时变为浊音,则也提示腹水存在。

(六)关键问题

1.腹腔积液为多少时可出现移动性浊音阳性?

2.患者腹水量大于1000ml时,移动性浊音叩诊阳性,如果腹水量少,如何进行叩诊?

3.肾区叩击痛阳性常见于哪些疾病?

(七)关键问题答案

1.腹腔积液为多少时可出现移动性浊音阳性?

腹腔积液超过1000ml可出现移动性浊音阳性。

2.患者腹水量大于1000ml时,移动性浊音叩诊阳性,如果腹水量少,如何进行叩诊?

如果患者腹水量少,可嘱患者胸膝位,使脐部处于最低点,叩诊脐部,如该处仰卧位时叩诊为鼓音,此时变为浊音,则也提示腹水存在。

3. 肾区叩击痛阳性常见于哪些疾病?

肾区叩击痛阳性见于肾炎、肾盂肾炎、肾结石、肾结核、肾周围炎。

第四节　腹部听诊

（一）操作目的

1. 能正确行腹部视诊检查。

2. 掌握肠鸣音、血管杂音、摩擦音、搔弹音等的听诊方法。

3. 掌握肠鸣音异常的临床意义。

（二）适应证

1. 健康人体检。

2. 听诊肠鸣音适用于各种类型肠梗阻患者。

3. 听诊血管杂音适用于动脉狭窄等患者。

4. 听诊摩擦音适用于脾周围炎、肝周围炎或胆囊炎等患者。

5. 听诊搔弹音适用于微量腹水的测定。

（三）操作准备

1. 设备、设施准备　听诊器 1 件。检查床或病床。环境安静、温暖,光线充足。

2. 操作者准备

(1) 着装整洁、白大衣干净,仪表端庄、举止大方、语言文明、表现出良好的职业素养。

(2) 检查前六步洗手法洗手。

(3) 温暖双手。

(4) 站于被检查者右侧。

3. 患者准备

(1) 患者采取仰卧位、双腿屈曲、排空膀胱、腹部放松。

(2) 充分暴露腹部,上自剑突,下至腹股沟韧带及耻骨联合。

（四）操作步骤

腹部听诊的主要内容为肠鸣音、血管杂音、摩擦音、搔弹音。

1. 肠鸣音:肠蠕动时,肠管内气体和液体随之而流动,产生一种断断续续的咕噜声(或气过水声)称为肠鸣音。检查方法:将听诊器放于脐部附近,听诊至少一分钟,注意肠鸣音的次数、音调强度。正常情况下肠鸣音应为每分钟 4~5 次。

(1) 肠鸣音活跃:每分钟 10 次以上,音调不高亢,见于饥饿状态、急性胃肠炎,服用泻剂或胃肠道大出血;

(2) 肠鸣音亢进:次数多,肠鸣音响亮,高亢甚至呈金属调,见于机械性肠梗阻;

(3) 肠鸣音减弱:明显减少,数分钟一次,声音较弱,见于急性腹膜炎、低血钾;

(4) 肠鸣音消失:持续 3~5 分钟未听到,见于急性腹膜炎、电解质紊乱、或严重脓毒血症所致的麻痹性肠梗阻。

2. 血管杂音　腹部血管杂音对某些疾病的诊断有一定的作用,分动脉血管杂音和静脉血管杂音两种(图 2-9-17)。

(1) 动脉血管杂音:常在腹中部或腹部两侧,分收缩期和舒张期。

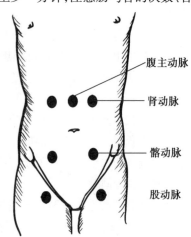

腹主动脉

肾动脉

髂动脉

股动脉

图 2-9-17　腹部血管杂音听诊部位示意图

腹主动脉瘤:腹中部的收缩期血管杂音(喷射性杂音),还可触到搏动的包块。

腹主动脉狭窄:中腹部听到收缩期血管杂音,下肢血压低于上肢,严重者足背动脉触不到。

肾动脉狭窄:左右上腹部吹风样杂音,强弱不等。

髂动脉狭窄:杂音在下腹两侧。

肝区血管杂音:肝癌压迫肝动脉或主动脉腹部时,可在包块部位听到吹风样杂音,对肝癌诊断有决定性意义。

(2)静脉血管杂音:为连续性潺潺声,无收缩期和舒张期性质。肝硬化门脉高压:有时在脐附近或剑突下可听到静脉的"嗡鸣"声。音低弱,压迫脾加强。

3. **摩擦音**:在脾梗死至脾周围炎、肝周围炎或胆囊炎累及局部腹膜等情况下,可于深呼吸时,于各相应部位听到摩擦音,严重时可触及摩擦感。腹膜纤维渗出性炎症时,亦可在腹壁听到摩擦音。

4. **搔弹音**:搔弹音的原理是实质性脏器对声音的传导优于空腔脏器,可用于确定肝脏边缘和微量腹水。

(1)肝下缘的测定:被检查者仰卧位,双腿屈曲。检查者左手食指中指固定听诊器于剑突下,左手拇指按在右锁骨中线与肋缘交界处,右手掌面向上,食指和中指均匀用力弹击腹壁(由下向上)。当听到响亮而近耳的"嘭、嘭"声时即为肝下界。

(2)微量腹水的测定:被检查者取肘膝位,医生将听诊器放在脐部,用手指轻弹腹壁并静听其声音。当声音突然变响时,此处即为腹水的边缘。此法可检查出少至120ml的游离腹水。

(五)操作中的关键点提示

1. 肠鸣音听诊至少一分钟。

2. 动脉性杂音常在腹中线或腹部一侧,分收缩期及舒张期;静脉性杂音常在脐周或上腹部,为连续性翁鸣音。

(六)关键问题

1. 什么是肠鸣音活跃?临床意义如何?

2. 什么是肠鸣音亢进?临床意义如何?

3. 什么是肠鸣音减弱?临床意义如何?

4. 什么是鸣音消失?临床意义如何?

5. 如何区别动脉性和血管性杂音?

6. 腹部中线听到血管性杂音要考虑什么?如何进一步检查?

7. 搔弹音可检测出多少量的腹水?

(七)关键问题回答

1. **什么是肠鸣音活跃?临床意义如何?**

肠鸣音活跃指肠鸣音每分钟10次以上,音调不高亢。见于饥饿状态、急性胃肠炎,服用泻剂或胃肠道大出血。

2. **什么是肠鸣音亢进?临床意义如何?**

肠鸣音亢进指肠鸣音次数多,肠鸣音响亮,高亢甚至呈金属调。见于机械性肠梗阻。

3. **什么是肠鸣音减弱?临床意义如何?**

肠鸣音减弱指肠鸣音明显减少,数分钟一次,声音较弱。见于急性腹膜炎、低血钾。

4. **什么是肠鸣音消失?临床意义如何?**

肠鸣音消失指肠鸣音持续3~5分钟未听到。见于急性腹膜炎、电解质紊乱或严重脓毒血症所致的麻痹性肠梗阻。

5. **如何区别动脉性和血管性杂音?**

动脉性杂音常在腹中线或腹部一侧,分收缩期及舒张期;静脉性杂音常在脐周或上腹部,为连续性翁鸣音。

6. 腹部中线听到血管性杂音要考虑什么? 如何进一步检查?

腹部中线听到血管性杂音要考虑腹主动脉瘤或腹主动脉狭窄。腹主动脉瘤可触及搏动性肿块,腹主动脉狭窄患者下肢血压低于上肢,严重者足背动脉搏动消失。

7. 搔弹音可检测出多少量的腹水?

搔弹音可检查出少至 120ml 的游离腹水。

(邹 扬 陆耀红)

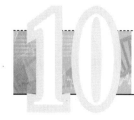

第十章

肛门指检

肛门指检即对肛门和直肠的触诊检查。是用一手指头伸进患者的肛管和直肠，以检查肛管直肠疾病的一种简便易行却非常重要的临床检查方法。准确的肛门直肠指检，大致可以确定距肛缘 7~10cm 的肛门、直肠有无病变和病变的性质。

（一）操作目的

1. 明确肛门、直肠的局部病变。

2. 协助诊断盆腔疾病。

3. 不同程度地扩张肛门。

（二）适应证

1. 肛门直肠疾病如痔疮、直肠肛管周围间隙脓肿、肛瘘、大便失禁、肛门直肠损伤、溃疡性结肠炎、直肠良恶性肿瘤、尖锐湿疣等。

2. 腹盆腔疾病如：阑尾炎、盆腔脓肿、前列腺精囊腺疾病、子宫输卵管病变等。

3. 肛门狭窄的扩肛治疗、肛裂的肛外指检。

4. 有大肠癌家族史、癌相关标志物检测阳性、粪便隐血检查阳性的人群筛查。

（三）禁忌证

1. 肛裂的肛内指检。

2. 严重肛门狭窄者。

3. 暂不配合检查者。

（四）操作准备

1. 操作设备

（1）一次性无菌橡胶手套 1 副。

（2）口罩、帽子各 1 副。

（3）扩肛时备 2% 利多卡因 5ml（1 支）及消毒用品及 5ml 注射器、10ml 注射器各 1 具。

（4）润滑剂如石蜡油一包、肥皂水、凡士林。

（5）检查床。

2. 操作者准备

（1）核对被检查者姓名，查阅病历及相关辅助检查资料；

（2）测血压、脉搏以决定检查体位；

（3）向患者说明检查目的和大致过程，消除患者顾虑；

（4）引导患者进入操作室，无关人员回避，男医生检查女患者，需要有女性医务工作者陪同检查；

（5）戴帽子、口罩。

3. 患者准备

（1）根据被检查者情况，根据医生要求采取适当体位，如膝胸位、侧卧位、截石位；

（2）操作过程中若有明显的压迫感或剧痛等不适，及时告知医护人员；

111

（3）检查前排空膀胱及排便；

（4）患者在检查过程中通过深呼吸,有利于保持放松状态。

（五）操作步骤

1. **体位**　根据患者具体病情及要求选用。

（1）膝胸位:即患者两肘关节屈曲,置于检查床上,胸部尽量接近床面,两膝关节屈曲成直角跪在床上,臀部抬高[图2-10-1(1)]。特别适用于检查男性患者,尤其适用于做前列腺及精囊的检查,而且也是检查肛门、直肠的最佳体位,医生可以直视肛门周围的情况。

（2）左侧卧位:即患者向左侧卧在检查床上,右腿向腹部屈曲,左腿伸直,臀部靠近检查床右边[图2-10-1(2)]。适用于检查病重、年老体弱者难于支撑身体于膝胸位时。

（3）仰卧位:较为少用。患者仰卧,检查者右手经患者屈曲的右大腿下进行检查,同时可将左手置于耻骨上协助检查[图2-10-1(3)]。有腹腔疾患或不便于改变体位时采用,身体虚弱者尤为适用。

（4）截石位:患者仰卧在专用检查床上,臀部垫高,两腿屈曲、抬高并外展[图2-10-1(4)]。双合诊检查、可疑肿物位置较高时、同时肛门直肠手术用此体位。

（5）蹲位:患者下蹲成排便姿势,屏气向下用力[图2-10-1(5)]。可疑肿物位置较高,通过屏气肿物会稍作下降,指诊便于触摸。或观察肿物脱出情况时使用,例如Ⅱ期内痔或长蒂直肠息肉的坠出等。

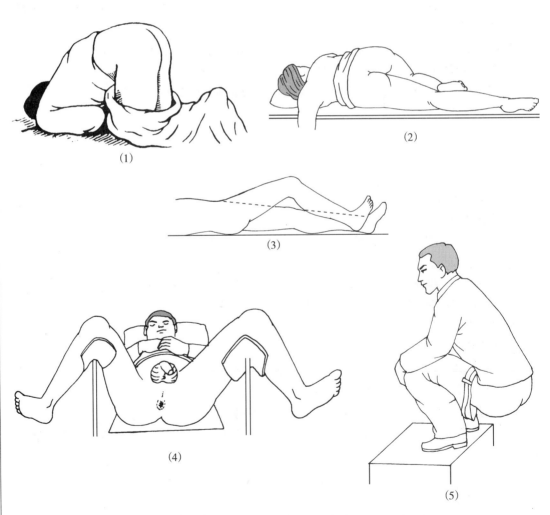

图2-10-1　肛门指检检查体位
(1)胸位　(2)左侧卧位　(3)仰卧位　(4)截石位　(5)蹲位

2. 一般用右手检查,右手戴手套,示指涂润滑剂(常用肥皂液,液状石蜡或凡士林),将示指置于肛门外口轻轻按摩,等待肛门括约肌的放松,同时做肛外指检。

3. 肛外指检 先观察肛门周围有无红肿、血、脓、黏液、瘘口、外痔、疣状物、溃疡、肿块及脱垂等,然后示指触及肛门四周有无硬结、肿物和压痛,有无波动感,并检查肛外皮下有无瘘管、索条走向等(图2-10-2)。

4. 肛内指检 右手示指轻轻按摩肛缘,同时嘱患者作深呼吸以减轻腹压,使括约肌松弛,然后将示指指腹按入肛管,并徐徐伸入肛管、直肠内。

(1) 肛管直肠环的情况:首先要进行的是肛门括约肌和肛管直肠环的松紧度检查。

(2) 直肠内情况:其次检查肛管直肠前、后壁,感觉其周围是否光滑,有无触痛、搏动、肿块,并应注意肿块的描写:位置(时钟方向)、形状、大小、硬度、活动度(图2-10-3)。对于位置较高的肿块,可在蹲位或截石位作肛门指检,必要时做直肠与腹部双合诊或直肠与阴道双合诊检查。

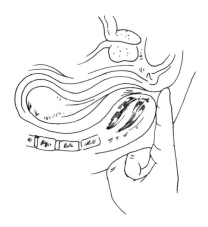 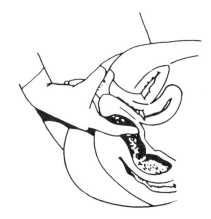

图 2-10-2 肛外指检   图 2-10-3 肛内指检

(3) 直肠周边情况:在直肠前壁,男性可触及前列腺,女性可触及子宫颈部,可观察有无异常结节等异常。

5. 检查完毕抽出手指,观察指套上有无血迹或黏液,必要时应作涂片检查。患者安返病房,脱手套并放入医疗废物桶。

(六) 操作中的关键点提示

1. 肛门指检目前是直肠癌检查中最基本和最重要的检查方法,很多肛管直肠疾病可通过直肠指检即早期发现,应充分重视。

2. 对身体虚弱者不能强行采用胸膝位甚至侧卧位,需行仰卧位检查。而对身体允许且可疑位置较高的肿块,需在蹲位或截石位下检查,必要时可做直肠与腹部双合诊或直肠与阴道双合诊检查,对癌肿侵犯的范围可提供有价值的资料;在直肠膀胱陷凹或直肠子宫陷凹触及结节,应考虑腹腔内肿瘤的种植转移。

3. 肛外指检时如肛缘有红肿、压痛、硬块,常提示有肛周脓肿;前后正中处触痛明显,常提示有肛裂,可进一步轻微分开肛门注意有无肛管裂口;肛缘外有溃破口并伴皮下索条形肿物,常提示有肛瘘。

4. 肛内指检时示指应徐徐伸入肛门直肠,若突然将手指插入肛门,括约肌会痉挛,不仅不易插入,并将产生疼痛,影响进一步检查。

5. 肛内指检时肛管的紧张度分析 正常肛管有较好的收缩力和弹性,仅能伸入一手指。若肛门括约肌松弛,则失去弹性,可进2~3指,并有大便失禁;如肛管的紧张度提高,常提示狭窄或有炎症反应。

6. 肛内检查除需注意松紧度外,要注意肛管直肠前、后壁及其周围光滑情况,有无触痛、搏动、肿块,如有肿块应注意其大小、质地、活动度等。

(七) 关键问题

1. 肛门指检的正常情形是什么?

2. 肛门指检的临床意义有哪些?

3. 临床遇到哪些情形需做肛门指检?

4. 指检遇到肿瘤时应注意什么?

(八) 关键问题答案

1. 肛门指检的正常情形是什么?

肛缘四周无硬结、肿物和压痛,无波动感,肛缘皮下无瘘管、索条走向等。直肠前后左右壁无压痛包块及狭窄,指套无血迹及黏液,无特殊气味。

2. 肛门指检的临床意义有哪些?

可作为直肠肿瘤的初筛方法;对肛门直肠的局部病变如痔疮、肛裂、肛瘘、肛周脓肿、直肠肛管肿瘤等具有重要诊断价值;对诊断盆腔疾病如阑尾炎、盆腔炎、前列腺精囊腺疾病、子宫输卵管病变有辅助作用;对肛门狭窄有一定治疗意义。

3. 临床遇到哪些情形需做肛门指检?

生活中出现大便习惯改变、性状异常,肛周疼痛、溢脓、肿块脱出等情况时需做肛门指检。

4. 指检遇到肿瘤时应注意什么?

肛内指检时如遇到肿瘤时描写7个方面:位置、距离肛门口的距离、大小、质地、表面光滑度、是否带蒂、活动度、指套是否有血、黏液脓血。怀疑高位直肠癌可在蹲位或截石位检查。

(高瑞忠)

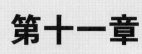

第十一章

脊 柱 检 查

（一）操作目的

1. 识别脊柱各段的解剖结构特点。

2. 能对脊柱进行正确的物理查体。

3. 掌握脊柱特殊检查的检查方法及临床意义。

（二）适应证

1. 正常脊柱的体格检查。

2. 脊柱先天性疾病、退行性疾病、外伤、肿瘤及炎症的检查。

（三）操作准备

1. 设备准备

（1）度量用具：有皮尺、关节量角器、旋转测量器、枕骨粗隆垂线。

（2）神经检查用具：叩诊锤、棉签、大头针、音叉、冷热水玻璃管、皮肤标记笔。

2. 操作者准备

（1）着装整洁、仪表端庄、举止大方、言语文明、表现出良好的执业医师素养。

（2）检查者需用肥皂水洗手。

3. 被检查者准备

被检查者双足并拢站立，双下肢直立，双手自然下垂，两眼平视，下颌内收，充分暴露脊柱及骨盆。

（四）操作步骤

1. 视诊

（1）识别脊柱的体表定位：颈 7 椎体棘突最长、无分叉，体表最隆起，常常为计数椎骨序数的标志（图 2-11-1）；第 3 胸椎棘突与肩胛冈内侧端平齐；第 7 胸椎棘突与肩胛骨下角平齐（图 2-11-2）；第 4 腰椎棘突（或棘间）与髂嵴最高点平齐；第 2 骶椎棘突与髂后上棘平齐；第 3 骶椎棘突与髂后下棘平齐（图 2-11-3）。

（2）观察脊柱的生理性弯曲是否正常：正常人脊柱有四个前后方向的弯曲，即颈椎段稍向前凸、胸椎段稍向后凸、腰椎段明显向前凸、骶椎则明显向后凸，类似"S"形，称为生理性弯曲（图 2-11-4）。常见生理弯曲异常有：佝偻病、结核病、强直性脊柱炎、脊柱退行性变及脊柱压缩性骨折等常常导致胸腰段生理性后凸增大；晚期妊娠、大量腹水、腰椎滑脱征、先天性髋关节发育不良等可以导致腰椎生理性前凸增加。

（3）观察脊柱是否存在侧凸畸形：背面观察其两肩是否对称，两肩胛骨下角连线与两髂嵴最高点连线是否平行，枕骨粗隆或颈 7 椎体棘突向地面做垂线是否通过臀沟正中，且各棘突也应在此线上，如出现异常说明脊柱存在侧弯。

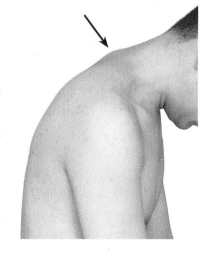

图 2-11-1　颈 7 椎体棘突体表定位

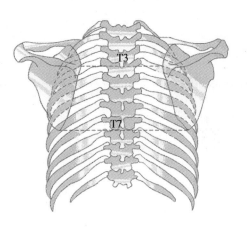

图 2-11-2 第 3、7 胸椎棘突体表定位

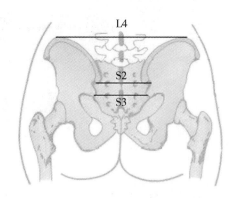

图 2-11-3 第 2、3 骶椎棘突体表定位

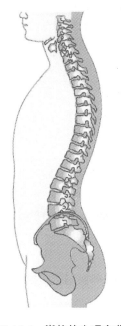

图 2-11-4 脊柱的生理弯曲

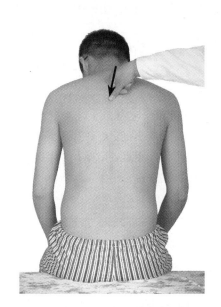

图 2-11-5 棘突、棘旁触诊

2. 触诊

棘突、棘旁压痛：嘱被检查者取端坐位，身体稍向前倾。以第 7 颈椎棘突为骨性标志，计数病变椎体位置，检查者以右手拇指自上而下逐个按压脊椎棘突及椎旁肌肉，观察有无疼痛（图 2-11-5）。正常情况下脊棘突及椎旁肌肉均无压痛。某部位压痛多示其相应的脊椎或肌肉有病变，如脊椎结核、椎间盘脱出、脊椎外伤或骨折等。若椎旁肌肉有压痛常为腰背肌纤维炎或劳损所致。

3. 叩诊

检查方法有两种：

（1）直接叩击法：检查者用手指或叩诊槌直接叩击各椎体的棘突。这主要用于胸椎与腰椎的检查。

（2）间接叩击法：嘱被检查者取坐位，检查者将左手掌面置于病人头顶部，右手半握拳用小鱼际肌部位叩击左手背，观察病人有无疼痛（图 2-11-6）。

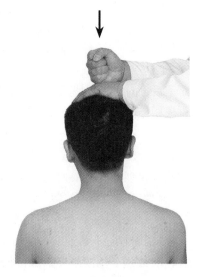

图 2-11-6 颈椎间接叩击法

4. **脊柱活动度** 正常人脊柱有一定活动度,但各部位的活动范围明显不同。其特点为:颈椎段与腰椎段的活动范围最大;胸椎段活动范围较小;骶椎各节已融合成骨块状几乎无活动性;尾椎各节融合固定无活动性。

(1)颈椎活动度:被检查者取坐位或站立位,头居正中,两眼平视前方。嘱其做颈椎的前屈、后伸、左右侧屈及旋转运动,并用角度测量器记录运动范围(选择中立位零度法记录),如颈椎前屈40°,后伸40°,应记录为颈椎屈伸:40°—0—40°(图2-11-7)。脊柱颈椎段活动受限常见于:①颈部肌肉肌纤维炎及颈肌韧带劳损;②颈椎增生性关节炎;③结核或肿瘤浸润使颈椎骨质破坏;④颈椎外伤、骨折或关节脱位。

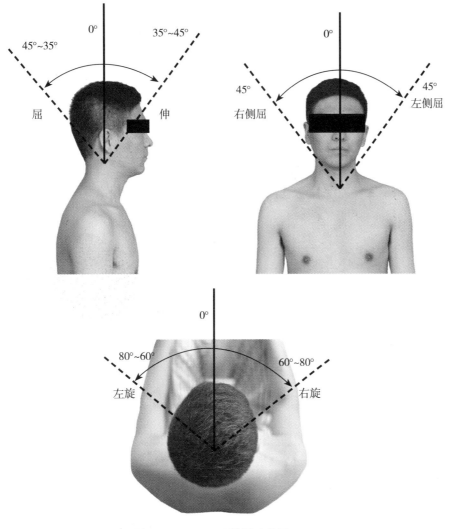

图 2-11-7 颈椎活动范围

(2)腰椎活动度:嘱被检查者取标准的立正姿势,然后依次进行下列动作的检查。需注意,在运动中双足不准移动,双膝不可屈曲,骨盆不可左右旋转。嘱其做腰椎的前屈、后伸、左右侧屈及旋转运动,并用角度测量器记录运动范围(选择中立位零度法记录,图2-11-8)。

脊柱腰椎段活动受限,常见于:①腰肌肌纤维炎及腰肌韧带劳损;②腰椎增生性关节炎;③椎间盘脱出,可使腰椎段各方向的运动均受限;④结核或肿瘤使腰椎骨质破坏;⑤腰椎骨折或脱位,多发生于外伤后。检查时应注意询问病史,观察局部有无肿胀或变形等。

5. **脊柱特殊检查**

(1)前屈旋颈试验(Fenz sign):先令患者头颈部前屈,再做左右旋转活动,若颈椎处出现疼痛

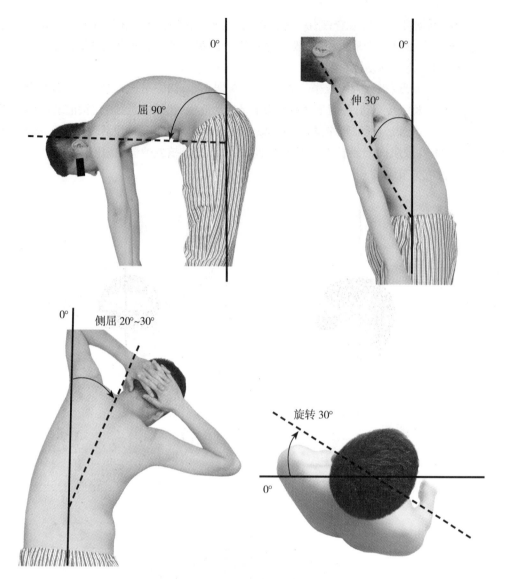

图 2-11-8　腰椎活动范围

即为阳性,提示颈椎骨关节病变,表明颈椎小关节有退行性变。

(2) 臂丛神经牵拉试验(Eaten sign):检查者一手扶患侧颈部,一手握患腕,向相反方向牵拉。此时因臂丛神经被牵张,刺激已受压之神经根而出现放射痛、麻木感,为阳性,见于神经根型颈椎病(图 2-11-9)。

(3) 椎间孔挤压试验(击顶试验或 Spurling sign):患者端坐,头后仰并偏向患侧,检查者用手掌在其头顶加压,出现颈痛并向患手放射为阳性,见于神经根型颈椎病(图 2-11-10)。

(4) 椎间孔分离试验:又称引颈试验。与椎间孔挤压试验相反,检查者肚腹顶住患者枕部,双手托于颌下,向上牵引,若患者原有根性症状减轻,侧为阳性,多提示根性损伤(图 2-11-11)。

(5) 拾物试验:多用于小儿腰部屈运动的

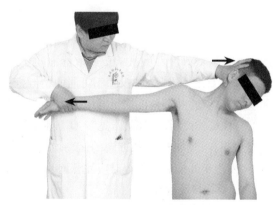

图 2-11-9　臂丛神经牵拉试验

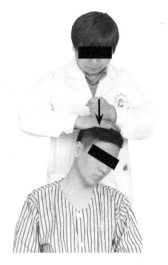
图 2-11-10 椎间孔挤压试验

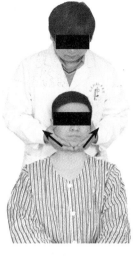
图 2-11-11 引颈试验

检查。患儿于地上拾物,患儿屈膝屈髋而不弯腰为阳性,常见于下胸椎及腰椎结核。

(6) 直腿抬高试验及加强试验:患者仰卧,两腿伸直,检查者一手压患膝,一手托足跟,抬高下肢,如下肢出现放射性疼痛、麻木症状为直腿抬高试验阳性,记录其角度,一般于 30°~70° 出现症状者才有意义,常常提示腰椎间盘突出症或梨状肌综合征。在上述检查患肢出现症状后略放低患肢至疼痛刚好消失,检查者保持患者膝关节伸直,快速背伸其踝关节,再次诱发患肢放射性疼痛、麻木症状者为直腿抬高加强试验阳性(图 2-11-12),意义同前。

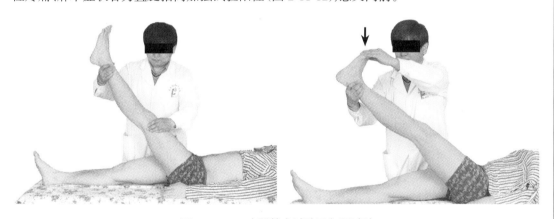
图 2-11-12 直腿抬高试验及加强试验

(7) 股神经牵拉试验:患者俯卧,屈膝,检查者将其小腿上提或尽力屈膝,出现大腿前侧放射性疼痛、麻木者为阳性,常见于高位腰椎间盘突出症。

(8) 托马斯征(Thomas sign):患者仰卧,双下肢伸直,则腰部前凸;屈曲健侧髋关节,迫使脊柱代偿性前凸消失,则患侧下肢被迫屈髋、屈膝(图 2-11-13)。常见于①腰部疾病,如腰椎结核、腰大肌流注脓肿、化脓性髂腰肌炎等;②髋关节疾病,如髋关节结核、髋关节增生性关节炎和骨性强直等。

(五) 关键问题

1. 计数椎体的体表标志有哪些?

2. 脊柱是生理性弯曲有几个?

3. 脊柱常见的特殊检查有哪些?

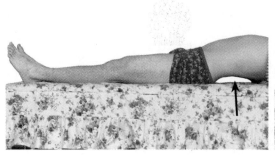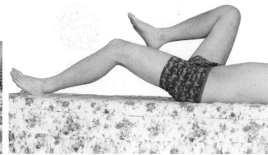

图 2-11-13　托马斯征

（六）关键问题答案

1. 计数椎体的体表标志有哪些？

计数椎体的体表标志有：颈 7 椎体棘突最长、无分叉，体表最隆起；第 3 胸椎棘突与肩胛冈内侧端平齐；第 7 胸椎棘突 与肩胛骨下角平齐；第 4 腰椎棘突（或棘间）与髂嵴最高点平齐。第 2 骶椎棘突与髂后上棘平齐；第 3 骶椎棘突与髂后下棘平齐。

2. 脊柱是生理性弯曲有几个？

正常人脊柱有四个前后方向的弯曲，即颈椎段稍向前凸、胸椎段稍向后凸、腰椎段明显向前凸、骶椎则明显向后凸，类似"S"形，称为生理性弯曲。

3. 脊柱常见的特殊检查有哪些？

有前屈旋颈试验（Fenz sign）、臂丛神经牵拉试验（Eaten sign）、椎间孔挤压试验（击顶试验或 Spurling sign）、椎间孔分离试验（引颈试验）、拾物试验、直腿抬高试验及加强试验、股神经牵拉试验、托马斯征（Thomas sign）。

（李红倬）

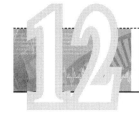

第十二章

四肢、关节检查

(一) 操作目的

1. 识别四肢关节的解剖结构特点。

2. 能对四肢关节进行正确的体格查体。

3. 掌握四肢关节特殊检查的检查方法及临床意义。

(二) 适应证

1. 正常四肢关节的体格检查。

2. 四肢关节先天性疾病、退行性疾病、外伤、肿瘤及炎症的体格检查。

(三) 操作准备

1. **设备准备** 度量用具:皮尺、关节量角器、旋转测量器、枕骨粗隆垂线。

2. **操作者准备**

(1) 着装整洁、仪表端庄、举止大方、言语文明、表现出良好的执业医师素养。

(2) 检查者需用肥皂水洗手。

3. **被检查者准备** 检查时肢体处于中立位,充分暴露检查部位,常常需要双侧对比。

各关节的中立位:

肩关节—上肢自然下垂、靠近躯干,亦可为上臂贴近胸壁,屈肘90°,前臂伸向前方。

肘关节—为肘关节伸直成一条直线。

腕关节—手掌向下,手与前臂成一直线。

拇指—拇指伸直并列于第二指。

第二至第五指—伸直位。

髋关节—仰卧位,腰椎不要过分前凸(离床不超过 2cm),两侧髂前上棘与耻骨联合在同一水平线上,下肢自然伸直且垂直于两侧髂前上棘连线,髌骨向上。

膝关节—大腿与小腿成一直线或坐位屈膝90°,脚趾向前。

踝关节—足纵轴与小腿呈90°。

足—脚尖向前方,足趾与足底在同一水平线面。

(四) 操作步骤

1. **肩关节与肩锁部**

(1) 视诊:注意两肩胛是否等高、对称,肩部是否钝圆,锁骨"S"型形态是否正常。"方肩"现象提示肩部肌肉萎缩、肩关节脱位、腋神经麻痹等;"翼状肩"提示前锯肌瘫痪。

(2) 触诊

1) 掌握肩关节周围常见的局限性压痛点的定位及意义。

2) 常见压痛点:结节间沟处压痛,提示肱二头肌长头肌腱鞘炎;大结节的顶点部压痛,提示冈上肌肌腱损伤;肩峰下方稍内侧压痛,提示肩峰下滑囊炎。

(3) 叩诊:被检查者屈肘位,检查者握拳自肘部沿肱骨长轴向上叩击,若肱骨干或肩关节疼痛,则提示肱骨干及肩关节病变。

（4）动诊及量诊：嘱患者做自主运动，或检查者固定肩胛骨，另一手持前臂进行多个方向的活动，观察并记录肩关节的活动范围。正常肩关节前屈可达70°~90°，后伸40°，外展80°~90°，内收20°~40°，上举170°~90°，外旋45°~60°，内旋45°~70°（图2-12-1）。关节周围炎时，关节各方向的活动均受限，称冻结肩。冈上肌腱炎时肩关节外展达60°范围时感疼痛，超过120°时则消失，这个活动范围称"疼痛弧"。

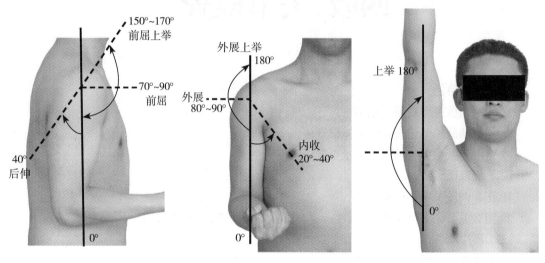

图2-12-1 肩关节活动范围

（5）特殊检查

1）杜加斯（Dugas）征：让病人屈曲患肢肘关节，然后用患肢的手搭到对侧肩部，若肘关节能贴近胸壁即为正常，否则为阳性，说明有肩关节脱位。Dugas征阳性可有三种情况：①当手搭对侧肩部时，肘关节不能靠近胸壁；②当肘关节靠近胸壁时，手不能搭在对侧肩部；③手搭肩和肘靠均不可能（图2-12-2）。

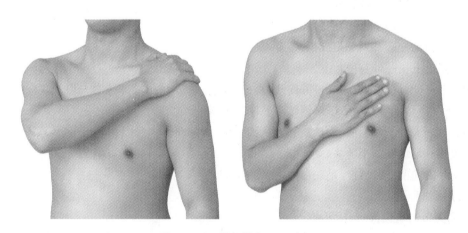

图2-12-2 杜加斯（Dugas）征

2）肱二头肌长头紧张试验：患者屈曲肘关节，前臂外旋，给予前臂阻力后使之屈曲，若结节间沟区引发疼痛，提示肱二头肌长头肌腱炎。

2. 肘关节

（1）视诊：注意有无肘部肿块，有无内、外翻畸形等。肘关节肿胀有全关节肿胀、关节内侧肿胀及外侧肿胀之分。

（2）触诊：肱骨外上髁局限压痛常见于肱骨外上髁炎，多见于网球运动员，故又称网球肘。

（3）动诊及量诊:正常情况下,肘关节屈曲可达到135°~150°后伸达到10°（图 2-12-3）。

（4）特殊试验

1）肘后三角与肘后直线:肘关节伸直,正常时,肱骨内外上髁与尺骨鹰嘴在一条直线上;当屈曲肘关节时,上述三点成一等腰三角形。若三者关系改变,提示肘关节脱位。

2）伸肌腱牵拉试验:又称 Mill 征,患者伸直患者肘关节,前臂旋前,检查者将患侧腕关节屈曲,若患者肱骨外上髁区疼痛,则为阳性,提示肱骨外上髁炎。

3. 腕关节与手部

（1）视诊:腕及手部有无包块、有无畸形。"餐叉"样畸形提示 Colles 骨折;"垂腕"提示桡神经损伤;"爪状手"提示尺神经损伤;"平手"提示正中神经损伤;"猿手"提示正中神经合并尺神经损伤;此外有并指、多指、锤状指、纽扣指及鹅颈畸形等。"鼻烟壶"消失提示舟状骨骨折;个别指骨梭形肿胀提示骨结核或内生软骨瘤;双手多发、对称的关节梭形肿胀提示类风湿性关节炎。

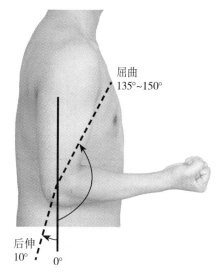

图 2-12-3　肘关节活动范围

（2）触诊:手握拳,桡偏位,沿掌骨纵轴方向叩击第 3 掌骨,如有震痛,则提示舟状骨骨折,而尺偏,沿掌骨纵轴方向叩击第 4 掌骨,如有震痛,则提示月状骨骨折。中指轴向压痛,提示月状骨坏死。

（3）动诊及量诊:正常情况下,腕关节掌屈可达到 50°~60°,背伸 35°~60°,桡偏 25°~30°,尺偏 30°~40°（图 2-12-4）。掌指关节掌屈可达到 90°,背伸达 30°,近节之间关节屈曲达 90°,远节之间关节屈曲达 60°（图 2-12-5）,拇掌指关节内收达 45°,外展达 40°（图 2-12-6）。

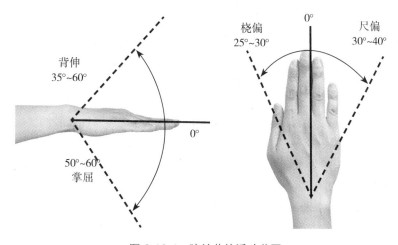

图 2-12-4　腕关节的活动范围

（4）特殊检查

1）握拳尺偏试验（Finkel-Stein 征）:患者握拳（拇指埋于拳内）,使腕部尺偏,若桡骨茎突处出现疼痛为阳性,提示桡骨茎突狭窄性腱鞘炎（图 2-12-7）。

2）腕关节尺侧挤压试验:患者腕关节置于中立位,检查者将其尺偏并挤压,若下尺桡关节处疼痛为阳性,提示三角软骨盘损伤、尺骨茎突骨折。

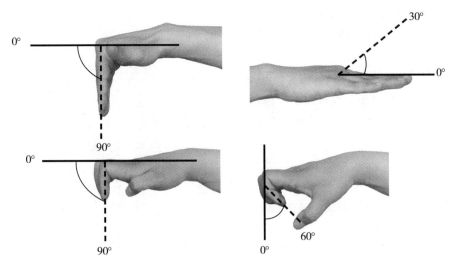

图 2-12-5 腕关节活动范围

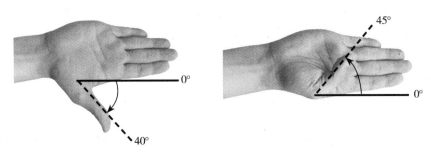

图 2-12-6 掌指及指间关节活动范围

4. 髋关节

(1) 视诊:髋关节有无畸形、肿胀、窦道、瘢痕等。需检查姿势是否正确、步态是否稳定,速度是否均匀。髋关节脱位者有独特的站立姿势。跛行常见于下肢骨关节疼痛或短缩。先天性髋关节脱位者臀部后凸,行走呈鸭步。剪刀步见于脑性瘫痪。股骨颈骨折者患肢

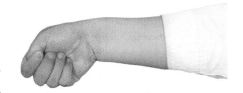

图 2-12-7 握拳尺偏试验

外旋畸形。股三角区应注意有无包块,其性质如何,应注意疝和寒性脓肿的鉴别。臀部异常骨隆起可能为髋关节后脱位,耻骨或闭孔部异常骨隆起可能为髋关节前脱位。

(2) 触诊:腹股沟中点处及臀部压痛、髋关节轴向叩击痛,多提示髋关节病变;若大转子处有浅压痛,多为大转子滑囊炎表现。

(3) 动诊及量诊:正常情况下,髋关节屈曲达 130°~140°,后伸达 10°,外展达 30°~45°,内收达 20°~30°,伸髋位,内旋达 40°~50°,外旋达 30°~40°,而屈髋位,内旋达 30°~40°,外旋达 40°~50°(图 2-12-8)。

(4) 特殊检查

1) 轴向叩击试验:伸髋,伸膝,叩击足跟引发髋部疼痛为阳性,提示关节面破坏。

2) 屈氏试验(Trendelenburg 试验):嘱患者裸露双臀部,双下肢交替持重和抬高,注意观察骨盆的动作,抬腿侧骨盆不上升反而下降,为阳性,阳性提示:①持重侧不稳定,臀中肌、臀小肌麻痹和松弛,如小儿麻痹后遗症;②骨盆与股骨之间的支持性不稳定,如先天性髋关节脱位、股骨颈骨折。

3) Allis 征:患者仰卧,屈髋屈膝,双足平放于床面,双膝不等高为阳性,多见于先天性髋关

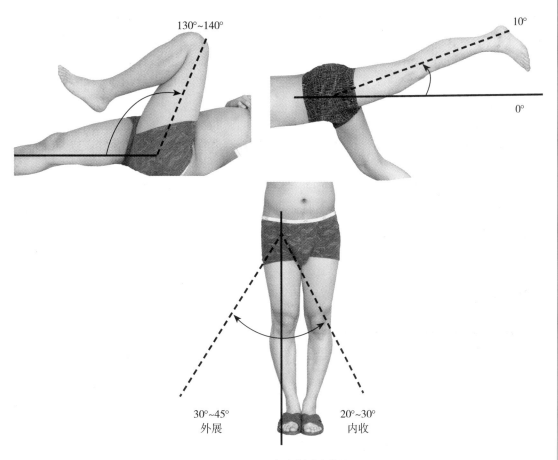

图 2-12-8　髋关节活动范围

节脱位,低侧一般为脱位侧。

4）望远镜征（Dupuytren 征）：患者仰卧,检查者一手握膝,一手固定骨盆,上下推动股骨干,若察觉有抽动和音响即为阳性,提示小儿先天性髋关节脱位。

5）髂胫束试验（Ober 征）：患者健侧卧位,健侧屈髋、屈膝,检查者一手固定骨盆,一手握踝,屈患髋膝达 90°,外展并伸直患膝,大腿不能自然下落,并可于大腿外侧触及索条样物或患侧主动内收,足尖不能触及创面,则为阳性,提示髂胫束挛缩（图 2-12-9）。

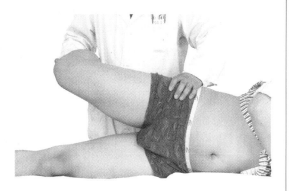

图 2-12-9　髂胫束试验

6）Ortolani 征：小儿仰卧,髋、膝关节屈曲 90°,双髋外展,患侧膝关节不能接触床面,若检查者给予适当外展力,则先有一滑动声响,患侧膝关节便能接触床面,多提示先天性髋关节脱位。

7）托马斯征：详见腰椎特殊检查。

8）髂股三角（Bryant 三角）：患者仰卧,自髂前上棘向床面做垂线,测大转子顶端与此垂线的最短距离。双侧应相等,若缩短,提示股骨头脱位或股骨颈骨折。

9）髂坐线（Nelaton 线）：患者侧卧,髂前上棘到坐骨结节的连线正通过大转子的最高点,否则为阳性,提示髋关节脱位或股骨颈骨折。

5. 膝关节

（1）视诊：观察有无皮肤色斑、瘢痕、窦道等。观察膝关节有无肿胀:伸膝位髌骨上极两侧或屈曲位髌韧带两侧"象眼"消失,提示肿胀;股骨内外侧髁一侧肿胀伴浅静脉怒张,提示有肿瘤可能。观察膝关节有无内外翻畸形,有无屈曲挛缩畸形。

(2) 触诊:膝关节表面软组织较少,压痛点的位置往往就是病症的位置。

(3) 动诊及量诊:正常情况下,膝关节屈曲可达130°~140°,伸展达5°~10°,在半屈曲位时,尚可做轻度旋转运动(图2-12-10)。

(4) 特殊检查

1) 髌骨摩擦试验(Soto-holl 征):患者仰卧,伸膝,检查者一手按压髌骨,使其在股骨髌关节面上下活动,引发疼痛为阳性,一般多见髌骨软骨软化症。

2) 浮髌试验:患者仰卧,伸膝,放松股四头肌,检查者一手虎口对着髌上囊,压迫膝部,将膝关节内液体挤入髌骨下,一手轻压髌骨后快速松开,可感觉到髌骨浮起,则为阳性,提示关节内大量积液(图2-12-11)。

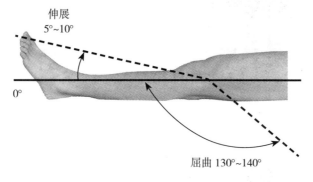

图 2-12-10　膝关节活动范围

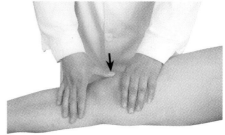

图 2-12-11　浮髌试验

3) 回旋挤压试验(McMurray 试验):患者仰卧,检查者一手拇指及其余四指分别按住膝内外侧,另一手握住足跟极度屈膝,屈伸膝过程中当小腿内收、外旋有弹响或合并疼痛,提示内侧半月板损伤,或当小腿外展内旋有弹响或合并疼痛,提示外侧半月板病变。

4) 研磨试验(Apley 试验):病人俯卧,膝关节屈曲90°,检查者将小腿用力下压,并做内旋外旋运动,使股骨与胫骨之间发生摩擦,若旋转时发生疼痛,提示半月板损伤;此后再上提小腿,并做内旋外旋运动,若引起疼痛,提示副韧带损伤。

5) 侧方应力试验:患者仰卧,伸膝,检查者一手握小腿,一手扶膝,将膝关节内推或外推施加应力,若膝部外侧或内侧出现疼痛,分别提示外侧或内侧副韧带损伤(图2-12-12)。

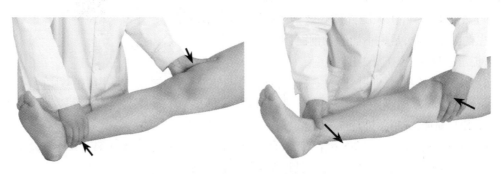

图 2-12-12　侧方应力试验

6) 抽屉试验:患者仰卧,屈膝,检查者双手握住小腿近端,向后施压,胫骨后移,则提示后交叉韧带损伤,向前施压,胫骨前移,则提示前交叉韧带损伤,须与健侧对比(图2-12-13)。

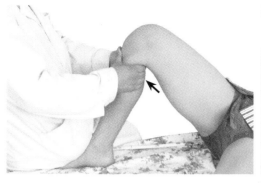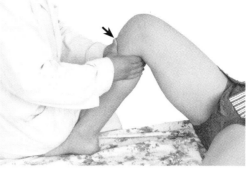

图 2-12-13　抽屉试验

7) 蹲走试验:嘱患者下蹲,朝不同方向走鸭步,若出现膝关节后方疼痛或弹响,为阳性,提示半月板后角损伤(图 2-12-14)。

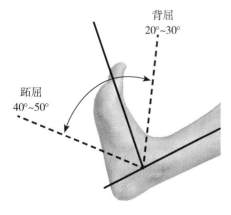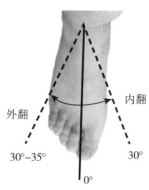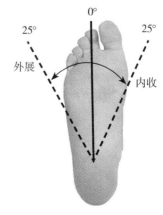

图 2-12-14　蹲走试验

6. 踝关节与足部

(1) 视诊:检查踝足部有无畸形(如足内外翻、扁平足、马蹄足、外翻等),肿块,瘢痕,跛行,肌肉萎缩等。

(2) 触诊:足踝部软组织较薄,局部压痛点往往提示病症部位。压痛在跟腱上,可能提示跟腱本身或腱旁组织病变;在跟腱止点处,可能是跟腱滑囊炎;在跟腱后下方可能是 Sever 病。

(3) 动诊及量诊:正常情况下,踝关节背屈可达 20°~30°,跖屈达 40°~50°;足外翻达 30°~35°,内翻 30° 达,外展达 25°,内收达 25°(图 2-12-15)。跖趾关节背屈可达 45°,跖屈达 30°~40°(图 2-12-16)。

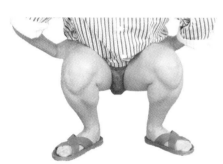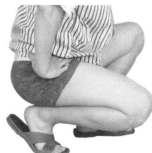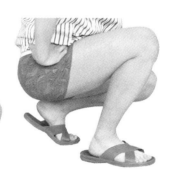

图 2-12-15　踝关节活动度

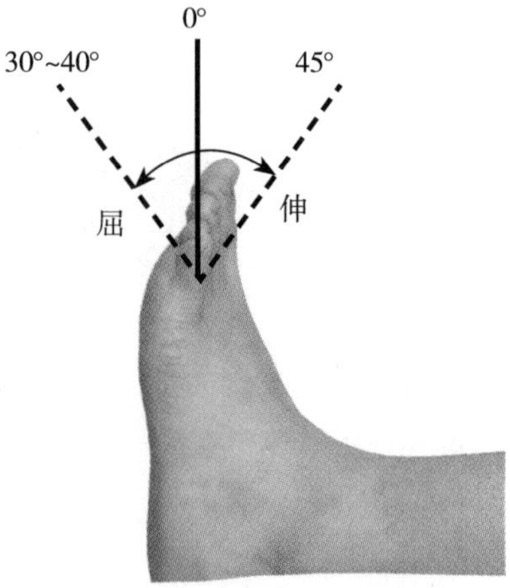

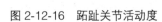
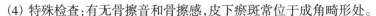

图 2-12-16　跖趾关节活动度

（4）特殊检查

1）前足横向挤压试验：检查者双手自前足两侧挤压，前足引起疼痛，提示跖骨骨折、跖间肌损伤等。

2）小腿三头肌挤压试验：患者俯卧，检查者以手捏其三头肌肌腹，踝跖曲为正常；反之，提示跟腱断裂。

7. 四肢关节外骨折与软组织损伤检查

（1）视诊：注意观察患肢有无肿胀、皮下瘀斑、成角畸形、反常活动。对软组织损伤患者，应注意有无皮肤破损、出血、异物污染伤口，以及伤口大小、部位、形状等。

（2）触诊：主要检查员有无压痛、叩痛以及肢体功能障碍。

（3）动诊：重点检查有无反常活动、骨擦音及骨擦感。

（4）特殊检查：有无骨擦音和骨擦感，皮下瘀斑常位于成角畸形处。

（五）关键问题

1. 肩关节脱位时典型的表现及特殊检查有哪些？

2. 什么叫"疼痛弧"？见于哪种疾病？

3. 肘后三角及肘后直线的意义有哪些？

4. 髋关节的常见特殊检查有哪些？

5. 膝关节的特殊检查有哪些？

（六）关键问题答案

1. 肩关节脱位时典型的表现及特殊检查有哪些？

肩关节脱位时典型的表现是方肩畸形。

特殊检查：让病人屈曲患肢肘关节，然后用患肢的手去扣对侧肩部，若肘关节能贴近胸壁即为正常，否则为阳性，说明有肩关节脱位。Dugas 征阳性可有三种情况：①当手搭对侧肩部时，肘关节不能靠近胸壁；②当肘关节靠近胸壁时，手不能搭在对侧肩部；③手搭肩和肘靠均不可能。

2. 什么叫"疼痛弧"？见于哪种疾病？

肩关节外展达 60° 范围时感疼痛，超过 120° 时则消失，这个活动范围称"疼痛弧"，见于冈上肌腱炎。

3. 肘后三角及肘后直线的意义有哪些？

肘关节伸直，正常时，肱骨内外上髁与尺骨鹰嘴在一条直线上；当屈曲肘关节时，上述三点成一等腰三角形。若三者关系改变，提示肘关节脱位。

4. 髋关节的常见特殊检查有哪些？

常见特殊检查有轴向叩击试验、屈氏试验（Trendelenburg 试验）、Allis 征、望远镜征（Dupuytren 征）、髂胫束试验（Ober 征）、Ortolani 征、托马斯征、髂骨三角（Bryant 三角）、髂坐线（Nelaton 线）等。

5. 膝关节的特殊检查有哪些？

髌骨摩擦试验（Soto-holl 征）、浮髌试验、回旋挤压试验（McMurray 试验）、研磨试验（Apley 试验）、侧方应力试验、抽屉试验、蹲走试验。

（李红倬）

第十三章

深反射检查

（一）操作目的

1. 了解深反射包含内容。

2. 对深反射进行正确检查。

3. 描述和检查正常深反射和异常深反射。

4. 描述出不同深反射的反射中枢。

（二）适应证

1. 正常深反射的检查。

2. 异常深反射的检查。

（三）操作准备

1. 设备准备

叩诊锤。

2. 操作者准备

（1）着装整洁、仪表端庄、举止大方、言语文明、表现出良好的执业素养。

（2）医师用肥皂洗手。

3. 患者准备

患者取仰卧位或坐位，向患者及家属告知进行该项操作的目的和方法，消除患者紧张情绪，取得合作。

（四）操作步骤

1. **肱二头肌腱反射**（C5-C6） 将患者上肢半屈，检查者一手拇指置于其肱二头肌腱上，用叩诊锤叩击该手拇指。正常反应为前臂作屈曲动作，检查者可感觉到肱二头肌腱的收缩（图 2-13-1）。

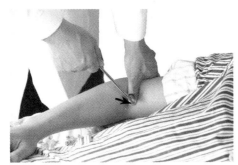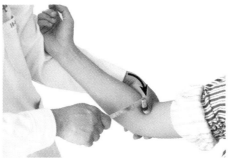

图 2-13-1　肱二头肌腱反射

2. **肱三头肌腱反射**（C6-C7） 患者前臂稍屈曲，叩击鹰嘴突上方 2cm 处的肱三头肌腱。正常反应为前臂作伸直运动（图 2-13-2）。

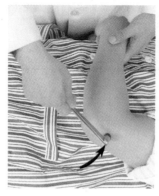
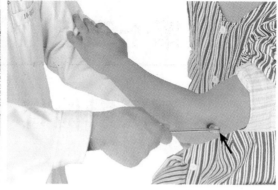

图 2-13-2　肱三头肌腱反射

3. 桡骨膜反射(C5-C8)　患者肘关节半屈曲，前臂略外旋，叩击其桡骨远端。正常反应为前臂旋前和屈肘(图 2-13-3)。

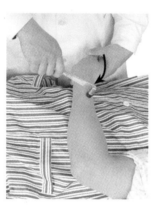
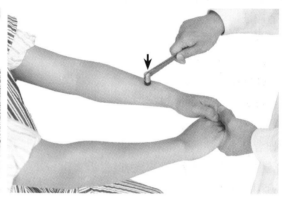

图 2-13-3　桡骨膜反射

4. 膝腱反射(L2-L4)　患者取坐位或卧位，检查者用左手托起其膝关节，使髋关节和膝关节呈稍屈曲状，叩击膝盖髌骨下方股四头肌腱。正常反应为小腿伸展(图 2-13-4)。

5. 跟腱反射(S1-S2)　患者取跪位或仰卧，足背屈，叩击跟腱。正常反应为足向跖面屈曲(图 2-13-5)。

6. 髌阵挛　患者仰卧，伸直下肢，检查者用手将其髌骨迅速由上向下推动，并维持推动数秒。髌骨发生连续上、下抽动，称髌阵挛(图 2-13-6)。

7. 踝阵挛　检查者一手托起患者腘窝，另手握其足，作骤然向上足背屈动作，并维持足背屈。该足呈连续的上、下屈伸颤动，称踝阵挛(图 2-13-7)。

(五) 操作中的关键点提示

1. 检查时患者要合作，肢体应放松。

2. 检查时叩击力量要均等，注意双侧对比进行。

3. 反射活动的强弱存在个体差异，两侧不对称或两侧明显改变时对定位诊断有重要价值。

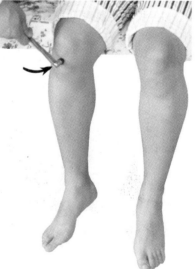

图 2-13-4　膝腱反射

(六) 关键问题

1. 各深反射的反射中枢？

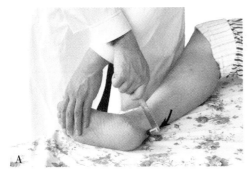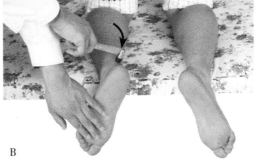

图 2-13-5　跟腱反射

A. 仰位　B. 跪位

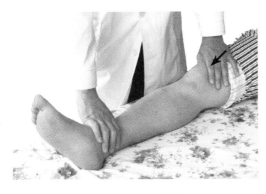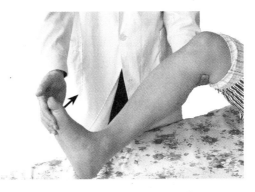

图 2-13-6　髌阵挛　　　　　　　　　图 2-13-7　踝阵挛

2. 深反射程度分级?

3. 异常深反射的临床意义?

(七) 关键问题答案

1. 各深反射的反射中枢?

肱二头肌腱反射,C5-C6;肱三头肌腱反射,C6-C7;桡骨膜反射,C5-C8;膝腱反射,L2-L4;跟腱反射,S1-S2。

2. 深反射程度分级?

深反射程度分级如下:

(-):反射消失

(+):反射存在,但无相应关节活动,为反射减弱,可为正常或病理状况

(++):为正常反射,肌肉收缩导致关节活动

(+++):反射增强,可为正常或病理状况

(++++):反射亢进并伴有非持续性的阵挛

(+++++):反射明显亢进并伴有持续性的阵挛

3. 异常深反射的临床意义?

反射减弱或消失常为脊髓前角或周围神经病变,是下运动神经元瘫痪的体征之一,见于深昏迷、肌病、全身衰竭,及小脑、锥体外系疾病。反射亢进为上运动神经元瘫痪的体征,但在甲亢、破伤风、低钙抽搐、精神过度紧张者,也可出现双侧对称性腱反射增强。如腱反射极度增强则表现为阵挛,多为锥体束受累所致。

（李红倬）

第十四章

浅反射检查

（一）操作目的

1. 了解浅反射包含内容。

2. 对浅反射进行正确检查。

3. 描述和检查出正常浅反射和异常浅反射。

4. 描述不同浅反射的反射中枢。

（二）适应证

1. 正常浅反射的检查。

2. 异常浅反射的检查。

（三）操作准备

1. 设备准备

棉签或钝头竹签。

2. 操作者准备

（1）着装整洁、仪表端庄、举止大方、言语文明、表现出良好的执业素养。

（2）医师用肥皂洗手。

3. 患者准备

患者取仰卧位或坐位，向患者及家属告知进行该项操作的目的和方法，消除患者紧张情绪，取得合作。

（四）操作步骤

1. **腹壁反射** 用钝头竹签在腹壁两侧由外向内，沿肋弓下缘（上腹壁反射，T7-T8）、脐孔水平（中腹壁反射，T9-T10）、腹股沟上方（下腹壁反射，T11-T12）划过腹壁皮肤。正常反应为该处腹肌收缩（图2-14-1）。

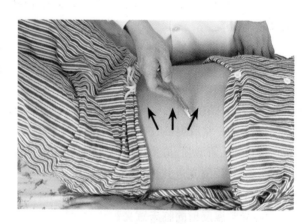

图2-14-1 腹壁反射

2. **提睾反射**（L1-L2） 用钝头竹签轻划大腿内侧近阴囊处皮肤。正常反应为同侧睾丸向上提缩（图2-14-2）。

3. **肛门反射**（S4-S5） 用钝头竹签轻划肛门周围皮肤。正常反应为肛门外括约肌收缩（图2-14-3）。

4. **跖反射**（S1-S2） 用钝头竹签轻划足底外侧，由足跟向前至小趾的趾跖关节处转向拇趾侧。正常反应为足跖屈曲（即Babinski征阴性，图2-14-4）。

（五）操作中关键点提示

1. 检查时患者要合作，肢体应放松。

2. 检查时注意双侧对比进行。

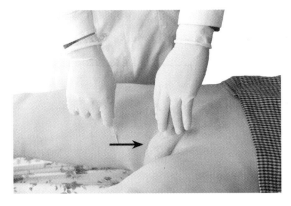

图 2-14-2 提睾反射

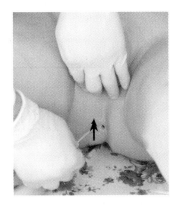

图 2-14-3 肛门反射

3. 反射活动的强弱存在个体差异,两侧不对称或两侧明显改变时对定位诊断有重要价值。

(六)关键问题

1. 各浅反射的传导通路?

2. 各浅反射消失的临床意义?

(七)关键问题答案

1. 各浅反射的传导通路?

各浅反射的传导通路如下:

(1)腹壁反射传导通路 传入神经为第
7~12 肋间神经,传出神经为第 7~12 肋间神

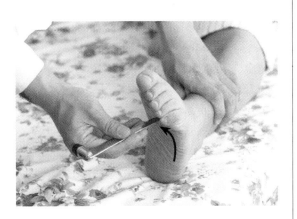

图 2-14-4 跖反射

经,中枢为胸髓第 7~12 节段后角细胞及同节段前角细胞(反射中枢上腹壁为胸髓 7~8 节,中腹壁为胸髓 9~10 节,下腹壁为胸髓 11~12 节)。

(2)提睾反射传导通路 传入神经为生殖股神经和闭孔神经皮支,传出神经为生殖股神经和闭孔神经肌支,中枢为腰髓 1~2 节段的后角细胞及同节段前角细胞。

(3)肛门反射传导通路 传入神经为阴部神经,传出神经为阴部神经,中枢为骶髓 4~5 的后角细胞及同节段的前角细胞。

2. 各浅反射消失的临床意义?

常见浅反射消失的意义如下:

(1)上、中或下部腹壁反射消失,分别见于上述不同平面胸髓损伤;双侧上、中、下腹壁反射均消失,见于昏迷和急性腹膜炎患者;一侧上、中、下腹壁反射消失,见于同侧锥体束病损。老年人、经产妇、腹壁脂肪过多、腹壁松弛或腹腔疾病(腹水、腹膜炎)也会出现腹壁反射消失。

(2)双侧提睾反射消失,见于 L1-L2 节段病变;一侧提睾反射减弱或消失,见于锥体束损害。局部病变如腹股沟疝、阴囊水肿等也可影响提睾反射。

(3)肛门反射消失,见于双侧锥体束损害或马尾神经损害;一侧锥体束损害或周围神经损害时,肛门反射存在。

(4)跖反射消失见于 S1-S2 节段病变。

(李红倬)

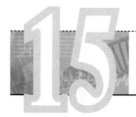

第十五章

脑膜刺激征检查

（一）操作目的

1. 了解脑膜刺激征的检查内容。

2. 掌握脑膜刺激征的检查方法。

3. 描述脑膜刺激征的阳性表现。

（二）适应证

需要进行脑膜刺激征检查的患者。

（三）操作准备

1. 设备准备

无需特殊设备。

2. 操作者准备

（1）着装整洁、仪表端庄、举止大方、言语文明、表现出良好的执业素养。

（2）医师用肥皂洗手。

3. 患者准备

患者取仰卧位，向患者及家属告知进行该项操作的目的和方法，消除患者紧张情绪，取得合作。

（四）操作步骤

1. 颈项强直 患者仰卧，双下肢伸直，检查者以一手托患者枕部，另一手置于胸前作屈颈动作。正常人下颏可触及其前胸部。阳性者下颏不能接触前胸，并有后颈部僵直、疼痛。严重脑膜炎患者颈项抵抗明显，伴剧烈疼痛，托颈时上身可被抬起，并与头位保持一直线。

2. 克匿格氏征（Kernig 征） 患者仰卧，抬起一侧下肢，屈髋、膝关节成 90°，然后一手固定膝关节，另一手握住足跟，将小腿慢慢上抬，使其被动伸展膝关节，如果患者大腿与小腿之间夹角不到 135°就出现抵抗感，伴大腿后侧及腘窝疼痛，则为阳性（图 2-15-1）。

3. 布鲁征（Brudzinski 征） 患者仰卧，伸直双下肢，检查者一手托起患者枕部，另一手按于其胸前。当头部前屈时，出现下肢屈曲缩腿为阳性（图 2-15-2）。

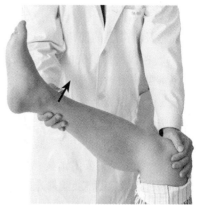

图 2-15-1 克匿格氏征

（五）操作中关键点提示

1. 检查时患者要合作，肢体应放松。

2. 颈椎病、颈椎结核、骨折、脱位、肌肉损伤等也可出现颈项强直。检查时注意鉴别。

（六）关键问题

1. 脑膜刺激征检查包括哪几项？

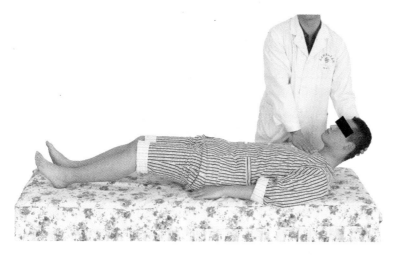

图 2-15-2　布鲁征

2. Kernig 征与 Lasegue 征（直腿抬高试验）体检时有什么不同？

3. 脑膜被激惹时是伸肌还是屈肌最易受刺激？

4. 颈项强直见于哪些疾病？

（七）关键问题答案

1. 脑膜刺激征检查包括哪几项？

脑膜刺激征检查包括颈项强直、Kernig 征、Brudzinski 征。

2. Kernig 征与 Lasegue 征（直腿抬高试验）体检时有什么不同？

Kernig 征是患者仰卧，抬起一侧下肢，屈髋、膝关节成 90°，然后一手固定膝关节，另一手握住足跟，将小腿慢慢上抬，使其被动伸展膝关节，如果患者大腿与小腿之间夹角不到 135° 就出现抵抗感，伴大腿后侧及腘窝疼痛，则为阳性。Lasegue 征伸直双下肢，抬高其一侧下肢，阳性反应为伸直的下肢小于 70°，伴发下肢屈肌痉挛或沿坐骨神经走向的疼痛。

3. 脑膜被激惹时是伸肌还是屈肌最易受刺激？

伸肌在脑膜被激惹时更易被激惹。

4. 颈项强直见于哪些疾病？

颈项强直见于各种脑膜炎、蛛网膜下腔出血、脑脊液压力增高等疾病。但应注意在颈椎病、颈椎结核、骨折、脱位、肌肉损伤等也可出现颈项强直。

（李红倬）

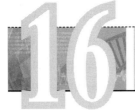

第十六章

病理反射检查

（一）操作目的
1. 了解病理反射的检查内容。
2. 掌握病理反射的检查方法。
3. 描述病理反射的阳性表现。

（二）适应证
需要进行病理反射检查的患者。

（三）操作准备

1. 设备准备
叩诊锤或棉签杆。

2. 操作者准备
（1）着装整洁、仪表端庄、举止大方、言语文明、表现出良好的执业素养。

（2）医师用肥皂洗手。

3. 患者准备
患者取仰卧位或坐位,向患者及家属告知进行该项操作的目的和方法,消除患者紧张情绪,取得合作。

（四）操作步骤

1. **巴宾斯基征（Babinski sign）** 用叩诊锤手柄的尖端或棉签杆等,在足底外侧向前轻划至小趾跟部再转向内侧。若拇趾向足背屈曲,其余四趾呈扇形散开,则为阳性（图 2-16-1）。

2. **巴宾斯基等位征** 刺激其他部位也能引起同巴宾斯基征同样的反应。

（1）欧本汉征（Oppenheim 征） 以拇指和食指用力沿小腿胫骨前缘从上向下划过（图 2-16-2）。

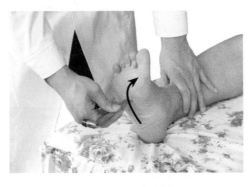
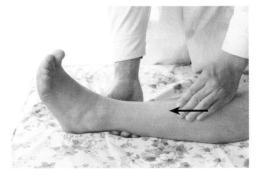

图 2-16-1 巴宾斯基征　　　　　　　　　图 2-16-2 欧本汉征

（2）夏道克征（Chaddock 征） 用钝针划过足外侧（图 2-16-3）。

（3）高登征（Gordon 征） 用力挤捏腓肠肌（图 2-16-4）。

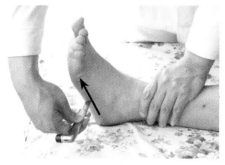

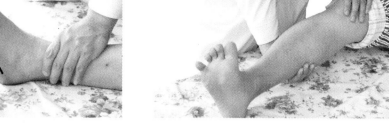

图 2-16-3　夏道克征　　　　　　　　图 2-16-4　高登征

3. **霍夫曼征（Hoffmann 征）**　检查者左手握住患者的腕关节,右手食指和中指夹住患者的中指,用拇指迅速弹拨其中指指甲。若患者拇指屈曲内收,其余四指有屈曲动作,为阳性表现(图 2-16-5)。

（五）操作中关键点提示

1. 检查时患者要合作,肢体应放松。

2. 检查对侧病理反射,同时进行其他体征如运动和感觉等查体。

3. 在所有病理反射中,Babinsik 征是检查锥体束损害最可靠的指征。

4. 霍夫曼征可见于正常人,如双侧均出现而不伴任何神经系统症状和体征者,则无定位意义。

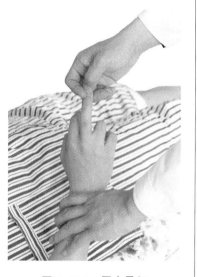

图 2-16-5　霍夫曼征

（六）关键问题

1. 病理反射阳性的临床意义?

2. 正常人能否出现 Babinski 征(+)?

3. 当一侧肢体病理征(+)时,还需要进行什么体格检查?

（七）关键问题答案

1. 病理反射阳性的临床意义?

病理反射多见于锥体束受损。亦可见于深睡、深度麻醉、药物或酒精中毒,脊髓病变、脑卒中、低血糖休克等。

2. 正常人能否出现 Babinski 征(+)?

1 岁半以内婴幼儿由于神经系统发育不完善可出现病理反射,但不属于病理性。

3. 当一侧肢体病理征(+)时,还需要进行什么体格检查?

当一侧病理征阳性时,还需进行对侧病理征检查,以及其他的体征检查如运动和感觉等查体和定性定位评估病变位置。

（李红倬）

第三篇　外科手术基本技能

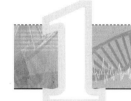

第一章

外科无菌技术

第一节　概　　论

微生物普遍存在于我们周围的环境中,医疗过程中微生物可以通过直接或者间接的途径进入到体内而导致感染的发生。无菌术是针对感染微生物的来源而采取的一系列预防措施,包括灭菌、消毒和一定的操作规范和管理制度等。

灭菌(sterilization):是指杀灭或清除传播媒介上一切微生物的处理。临床上灭菌主要采用物理方法或者灭菌剂,彻底消灭与手术区或伤口接触的物品上所附带的包括芽孢在内的微生物。消毒(disinfection):又称抗菌法,是指杀灭或清除传播媒介上病原微生物或其他有害微生物,使其达到无害化的处理。常采用化学方法进行消毒,如手术器械的消毒、手术室空气消毒、病人手术区皮肤消毒和手术人员手臂的消毒等。

一、临床常用的灭菌方法

(一) 常用的物理灭菌法

1. **压力蒸汽灭菌**　压力蒸汽灭菌适用于耐高温、耐高湿的医疗器械和物品的灭菌。不能用于凡士林等油类和粉剂的灭菌。压力蒸汽灭菌器:根据排放冷空气的方式和程度不同,分为下排气式压力蒸汽灭菌器和预真空压力蒸汽灭菌器二大类。

下排气式压力蒸汽灭菌器分手提式和卧式两种,其工作过程是利用重力置换原理,使热蒸汽在灭菌器中从上而下,将冷空气由下排气孔排出,排出的冷空气由饱和蒸汽取代,利用蒸汽释放的潜热使物品达到灭菌。一般设计灭菌器内的压力为 102.9kPa(1.05kg/cm²),此时温度达121℃,根据消毒物品性质及有关要求,维持该压力时间 20~30min;需要干燥的物品,打开排气阀,缓慢放气,待压力恢复到零位后开盖取物;液体类物品,待压力恢复到零位,自然冷却到60℃以下,再开盖取物。

预真空压力蒸汽灭菌器的灭菌原理是利用机械抽真空的方法,使灭菌柜室内形成负压,蒸汽得以迅速穿透到物品内部进行灭菌。蒸汽压力达 205.8kPa(2.1kg/cm²),温度达 132℃或以上,开始灭菌,到达灭菌时间后,抽真空使灭菌物品迅速干燥。根据一次性或多次抽真空的不同,分为预真空和脉动真空两种,后者因多次抽真空,空气排除更彻底,效果更可靠。预真空压力蒸汽灭菌整个过程约需 25min,脉动预真空压力蒸汽灭菌整个过程需 29~36min。

2. **干热灭菌**　干热灭菌适用于高温下不损坏、不变质、不蒸发物品的灭菌;用于不耐湿热的器械以及蒸汽或气体不能穿透物品的灭菌,如玻璃、油脂、粉剂和金属等制品的消毒灭菌。

干热灭菌方法包括烧灼和干烤。烧灼用于耐高温物品、小件金属器械的灭菌;干烤用干热灭菌箱进行灭菌,灭菌条件为:160℃,2h;或者170℃,1h;或者180℃,30min。多采用机械对流型烤箱。

待干热灭菌的物品灭菌前应洗净,防止造成灭菌失败或污物炭化;玻璃器皿灭菌前应洗净并干燥;灭菌时勿与烤箱底部及四壁接触,灭菌后要待温度降到40℃以下再开箱,以防止炸裂。物品包装不能过大,不超过10cm×10cm×20cm,物品不能超过烤箱高度的2/3,物品间应留有充分的空间(可放入一只手),油剂、粉剂的厚度不得超过0.6cm;凡士林纱布条厚度不得超过1.3cm。温度高于170℃时,有机物会碳化。故有机物品灭菌时,温度不可过高。

(二)常用的化学灭菌法

1. 低温蒸汽甲醛气体灭菌 甲醛对所有的微生物都有杀灭作用,包括细菌繁殖体、芽孢、真菌和病毒。甲醛气体灭菌效果可靠,使用方便,对消毒、灭菌物品无损害。可用于对湿、热敏感、易腐蚀的医疗用品的灭菌。甲醛气体可通过加热甲醛(福尔马林)或多聚甲醛获得,也可采用甲醛消毒液雾化法得到。使用甲醛消毒、灭菌,必须在甲醛消毒、灭菌箱中进行。

用甲醛消毒箱消毒物品时,不可用自然挥发法;环境温度和湿度对消毒效果影响较大,消毒时应严格控制在规定范围;被消毒物品应摊开放置,中间应留有一定空隙,污染表面应尽量暴露,以便甲醛气体有效地与之接触;消毒后,一定要去除残留甲醛气体,也可用抽气通风或用氨水中和法;甲醛有致癌作用,不宜用于室内空气消毒。

2. 环氧乙烷气体灭菌 环氧乙烷在低温下为无色液体,具有芳香醚味,沸点为10.8℃,易燃易爆,其最低燃烧浓度为3%。环氧乙烷气体杀菌力强、杀菌谱广,可杀灭各种微生物包括细菌芽孢。环氧乙烷不损害灭菌的物品且穿透力很强,故多数不宜用一般方法灭菌的物品均可用环氧乙烷消毒和灭菌。例如,电子仪器、光学仪器、医疗器械、书籍、皮毛、化纤、塑料制品、木制品、内镜、透析器和一次性使用的诊疗用品等。环氧乙烷是目前最主要的低温灭菌方法之一。灭菌气体有效浓度为450~1200mg/L,灭菌室温度37~63℃时,需持续作用6小时才能达到灭菌效果。

需灭菌的物品必须彻底清洗干净,不能有水滴或水分太多,以免造成环氧乙烷稀释和水解。不能用于环氧乙烷灭菌的包装材料有金属箔、聚氯乙烯、玻璃纸、尼龙、聚酯、聚偏二氯乙烯、不能通透的聚丙烯。灭菌柜内装载物品上下左右均应有空隙(灭菌物品不能接触柜壁),物品应放于金属网状篮筐内或金属网架上;物品装载量不应超过柜内总体积的80%。环氧乙烷灭菌器必须安放在通风良好的地方,切勿置于接近火源的地方。

3. 戊二醛灭菌 戊二醛具有广谱高效杀菌、对金属腐蚀性小、受有机物影响小等特点。戊二醛常用的灭菌浓度为2%,复方戊二醛,在一定条件下灭菌效果更好。戊二醛适用于不耐热的医疗器械和精密仪器等消毒与灭菌。

戊二醛灭菌常用浸泡法,将清洗、晾干待灭菌处理的医疗器械及物品浸没于装有戊二醛的容器中,加盖,浸泡10h后取出,用无菌水冲洗干净,擦干后使用。戊二醛消毒,浸泡时间一般20min~45min,取出后用灭菌水冲洗干净并擦干。

戊二醛对手术刀片等碳钢制品有腐蚀性,使用前应先加入0.5%亚硝酸钠防锈。戊二醛对皮肤黏膜有刺激性,接触戊二醛溶液时应戴橡胶手套,防止溅入眼内或吸入体内。盛装戊二醛消毒液的容器应加盖,放于通风良好处。

二、临床常用的消毒方法

(一)紫外线消毒

紫外线消毒适用于室内空气、物体表面和水及其它液体的消毒。常用紫外线消毒灯和紫外线消毒器。消毒使用的紫外线是C波紫外线,其波长范围是200~275nm,杀菌作用最强的波段是250~270nm。

用于消毒的紫外线灯在电压为220V、环境相对湿度为60%、温度为20℃时,辐射的253.7nm紫外线强度不得低于$70\mu W/cm^2$(普通30W直管紫外线灯在距灯管1m处测定,特殊紫外线灯在使用距离处测定)。紫外线灯使用过程中其辐照强度逐渐降低,故应定期测定消毒紫外线的强度,一旦降到要求的强度以下时,应及时更换。

紫外线消毒器采用低臭氧紫外线杀菌灯制造,可用于有人条件下的室内空气消毒。紫外线表面消毒器,采用低臭氧高强度紫外线杀菌灯制造,以使其能快速达到满意的消毒效果;紫外线消毒箱,采用高臭氧高强度紫外线杀菌灯或直管高臭氧紫外线灯制造,一方面利用紫外线和臭氧的协同杀菌作用,另一方面利用臭氧对紫外线照射不到的部位进行消毒。

紫外线可以杀灭各种微生物,包括细菌繁殖体、芽孢、分枝杆菌、病毒、真菌、立克次体和支原体等,凡被上述微生物污染的物品表面,水和空气均可采用紫外线消毒。紫外线辐照能量低,穿透力弱,仅能杀灭直接照射到的微生物,因此消毒时必须使消毒部位充分暴露于紫外线。用紫外线消毒纸张、织物等粗糙表面时,要适当延长照射时间,且两面均应受到照射。紫外线消毒的适宜温度范围是20~40℃,温度过高过低均会影响消毒效果,可适当延长消毒时间,用于空气消毒时,消毒环境的相对湿度低于80%为好,否则应适当延长照射时间。

用紫外线做物品表面消毒时,最好使用便携式紫外线消毒器近距离移动照射,也可采取紫外灯悬吊式照射,小件物品可放紫外线消毒箱内照射。做室内空气消毒时,首选高强度紫外线空气消毒器,不仅消毒效果可靠,而且可在室内有人活动时使用,一般开机消毒30min即可达到消毒合格;在室内无人条件下,可采取紫外线灯悬吊式或移动式直接照射。对水和其他液体的消毒,可采用水内照射或水外照射,采用水内照射法时,紫外光源应装有石英玻璃保护罩,无论采取何种方法,水层厚度均应小于2cm,根据紫外光源的强度确定水流速度。

在使用过程中,应保持紫外线灯表面的清洁;紫外线灯消毒室内空气时,房间内应保持清洁干燥,减少尘埃和水雾;用紫外线消毒物品表面时,应使照射表面受到紫外线的直接照射,且应达到足够的照射剂量;不得使紫外线光源照射到人,以免引起损伤。

(二)液体化学消毒剂使用

1. **过氧乙酸** 过氧乙酸属灭菌剂,具有广谱、高效、低毒、对金属及织物有腐蚀性、受有机物影响大、稳定性差等特点。其浓度为16%~20%(W/V)。适用于耐腐蚀物品、环境及皮肤等的消毒与灭菌。

常用消毒方法有浸泡、擦拭、喷洒等。①浸泡法:对一般污染物品的消毒,用0.05%(500mg/L)过氧乙酸溶液浸泡;对细菌芽孢污染物品的消毒用1%(10 000mg/L)过氧乙酸浸泡5min,灭菌时,浸泡30min。②擦拭法:对大件物品或其它不能用浸泡法消毒的物品用擦拭法消毒。消毒所用药物浓度和作用时间参见浸泡法。③喷洒法:对一般污染表面的消毒用0.2%~0.4%(2000~4000mg/L)过氧乙酸喷洒作用30~60min。

过氧乙酸不稳定,应贮存于通风阴凉处,用前应测定有效含量,稀释液临用前配制。过氧乙酸对金属有腐蚀性,对织物有漂白作用。金属制品与织物经浸泡消毒后,即时用清水冲洗干净。使用浓溶液时,谨防溅入眼内或皮肤粘膜上,一旦溅上,即时用清水冲洗。

2. **乙醇** 乙醇属中效消毒剂,具有中效、无毒、作用快速、对皮肤黏膜有刺激性、对金属无腐蚀性、受有机物影响很大、易挥发、不稳定等特点。适用于皮肤、环境表面及医疗器械的消毒等。

常用乙醇消毒方法有浸泡法和擦拭法。①浸泡法:将待消毒的物品放入装有乙醇溶液的容器中,加盖。对细菌繁殖体污染的医疗器械等物品的消毒,用75%的乙醇溶液浸泡10min以上;手术者手臂消毒,可用75%的乙醇溶液浸泡5min。②擦拭法:对皮肤的消毒,用75%乙醇棉球擦拭。

乙醇易燃,忌明火;必须使用医用乙醇,严禁使用工业乙醇消毒和作为原材料配制消毒剂。

3. 碘伏 碘伏属中效消毒剂,具有中效、低毒、作用快速、对皮肤黏膜无刺激、无黄染、对二价金属有腐蚀性、受有机物影响很大、稳定性好等特点。适用于皮肤、黏膜等的消毒。

碘伏常用消毒方法有浸泡、擦拭、冲洗等方法。①浸泡法:对细菌繁殖体污染物品的消毒,用含有效碘 500mg/L 的消毒液浸泡 30min。②擦拭法:用于皮肤、黏膜擦拭消毒。外科洗手用含有效碘 2500~5000mg/L 的消毒液擦拭作用 3min;手术部位及注射部位的皮肤消毒,用含有效碘 2500~5000mg/L 的消毒液局部擦拭 2 遍,作用共 2min;口腔黏膜及伤口创面消毒,用含有效碘 500~1000mg/L 的消毒液擦拭,作用 3~5min。③冲洗法:对阴道黏膜及伤口黏膜创面的消毒,用含有效碘 250mg/L 的消毒液冲洗 3~5min。

碘伏应于阴凉处避光、防潮、密封保存;碘伏对二价金属制品有腐蚀性,不应做相应金属制品的消毒;消毒时,若存在有机物,应提高药物浓度或延长消毒时间。

第二节　手术刷手法

(一) 操作目的

1. 手术前手术人员准备,去除手术人员手臂皮肤上的致病微生物。

2. 手术中手术者被病人血液、体液等污染手臂,预防其中病原微生物感染手术者。

(二) 适应证

1. 各种类型手术前,手术人员准备。

2. 侵入性检查前的操作者准备。

3. 受污染的术者手臂消毒。

(三) 禁忌证

1. 手臂有感染病灶者。

2. 手臂有开放伤口者。

3. 其他不适宜参加手术者。

(四) 操作准备

1. 设备准备 医用消毒口罩、帽子各 1 包,消毒肥皂液 1 盒,消毒毛刷 1 盒,消毒液 1 盒,消毒毛巾或方巾 1 盒,盛有消毒液的泡手桶 1 个。

2. 操作者准备

(1) 剪短指甲,并摩擦光滑。

(2) 进入手术室前于更衣室更换手术室专用的清洁鞋和洗手衣裤。

(3) 戴好口罩、帽子,口罩要盖住鼻孔,帽子要盖住全部头发。

(五) 操作步骤

1. 肥皂刷手方法

(1) 洗手:参加手术者先用肥皂和水按照"六步洗手法"洗手,并将前臂、肘、上臂下 2/3(10cm)清洗一遍。

(2) 刷手:用消毒毛刷蘸灭菌肥皂膏或肥皂水刷洗手和臂,先刷指甲缘、甲沟,再由拇指桡侧开始,渐次到指背、尺侧、掌侧,依次刷完双手五指;然后分段交替刷左右手掌、手背、前臂直至肘上 10cm。刷手时要特别注意甲缘、甲沟、指蹼等处,要刷洗周到。一次刷完后,手指朝上,肘部最低,用清水冲洗手臂上的肥皂水。刷完第一遍后,更换另一消毒毛刷,以相同方法再刷洗两遍,每遍刷洗区域要比前一遍肘上范围低 2cm,三遍共需 10min(图 3-1-1)。刷手期间,手、臂不可触碰他物,如误触他物,必须重新刷洗。

(3) 擦手:拿取无菌小毛巾或纱布,抖开后对折,对折线部分向上搭于一只手上,另一只手捏住对折线的两端的角,两手配合转动毛巾和手臂,自手向上依次擦干至肘上,弃掉此毛巾;另取

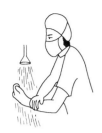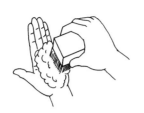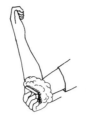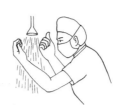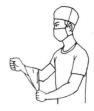

图 3-1-1　肥皂刷手法示意图

一块无菌小毛巾或纱布擦干另一手臂。擦干的方向只能从手向上单向进行,不可返回,拿毛巾的手不要碰触已擦过皮肤的巾面,毛巾不要擦至上臂未刷洗过的皮肤。

2. **手臂消毒**　手臂消毒包括传统消毒液泡手法和目前常用的消毒液涂抹法。

(1) 消毒液泡手:将擦干后的手臂浸泡在 70% 酒精或 0.1% 新洁尔灭溶液桶内 5min,浸泡范围应至肘上 6cm,注意在放入和离开浸泡桶时,不要碰触液面以上的桶壁。手臂浸泡完毕后,屈肘,使手臂液体由肘部滴入桶内,然后双手合拢于胸前保持拱手姿势,手臂不应下垂,也不可再接触未经消毒的物品,否则,应重新刷手。

(2) 消毒液涂抹法:擦干手臂后,用浸透 0.5% 碘伏或灭菌王的纱布球涂擦手和前臂一遍,作用 1min,稍干后穿手术衣和戴手套。

3. **灭菌王刷手及消毒法**　灭菌王是不含碘的高效复合型消毒液。清水冲洗双手、前臂至肘上 10cm 后,用消毒刷蘸灭菌王 3~5ml 刷手臂至肘上 6cm,时间 3min,流水冲净,用无菌纱布擦干,再用吸足灭菌王的纱布球擦手和前臂。皮肤干后穿手术衣和戴手套。

(六)操作中的关键点提示

1. **肥皂刷手方法**

(1) 范围:手、前臂、肘至上臂肘上 10cm。

(2) 次序:分段交替刷左右手指、手掌、手背、前臂直至肘上 10cm。

(3) 重点:注意甲缘、甲沟、指蹼等处刷洗周到。

(4) 水流:始终保持手部高,肘部最低,水自肘部流下。

(5) 时间:三遍,10min。

2. **手部消毒**

(1) 范围:至肘上 6cm。

(2) 时间:浸泡 5min。

(3) 姿势:浸泡完毕后,屈肘、双手合拢于胸前保持拱手姿势。

(七)关键问题

1. 刷手消毒的目的是什么?

2. 刷手的范围和顺序是什么?

3. 泡手的范围和时间分别是多少?

(八)关键问题答案

1. **刷手消毒的目的是什么?**

为了去除手术人员手臂上可能存在的微生物,避免污染病人手术野。

2. **刷手的范围和顺序是什么?**

刷手的范围是:自指尖到肘上 10cm;顺序是:手指、手掌、手背、前臂、肘部和上臂,两侧交叉依次刷洗。

3. **泡手的范围和时间分别是多少?**

泡手的范围是从手到肘上 6cm;时间是 5 分钟。

第三节　穿脱手术衣

（一）操作目的

1. 保护患者,防止手术者身体上的微生物污染手术野。

2. 保护手术者,防止被病人血液、体液和组织中病原微生物感染。

（二）适应证

1. 各种类型手术前,手术人员准备。

2. 各种侵入性检查的操作者准备。

3. 进入无菌条件要求高的诊断和治疗环境,如某些移植病房等。

（三）禁忌证

穿好手术衣后,不得随意走动,不得离开无菌区,避免污染手术衣。

（四）操作准备

1. **设备准备**　无菌隔离衣 1 包,无菌手套 1 包,器械台 1 个。

2. **操作者准备**　更换手术室清洁拖鞋、洗手衣;按要求进行刷手和手臂消毒;手臂擦干,双手拱拳样置于胸前。

（五）操作步骤

1. **穿手术衣**

（1）穿传统无菌手术衣的方法

1）取衣:抓起或接过护士递过来的手术衣;看清其上下、正反面,并注意折叠方法(一般是按手术衣里面向外折叠)。

2）入袖:提住衣领,抖开手术衣,将里面朝向自己,然后略向前向上抛掷手术衣,显露两袖管于面前,两手同时迅速插入袖管内,两上肢向前平伸,由巡回护士协助穿上。

3）系带:护士系好背部系带后,术者身体略前倾,使手术衣腰带自然下垂,双手交叉拿住腰带中段,由两侧向后递,但手不可超过腋中线,巡回护士在身后接带末端并系紧(图 3-1-2)。

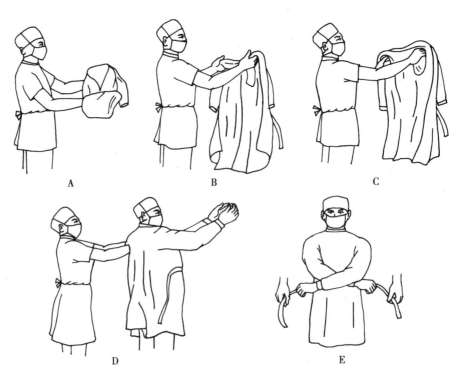

A　　　　　　　　B　　　　　　　　C

D　　　　　　　　E

图 3-1-2　穿传统无菌手术衣示意图

（2）穿包背式无菌手术衣的方法：包背式无菌手术衣穿衣法基本同上，只是当术者穿上手术衣、戴好无菌手套后，器械护士再将腰带传递给术者自己系扎，包背式手术衣的后页盖住术者的身后部分使其背后亦无菌（图 3-1-3）。

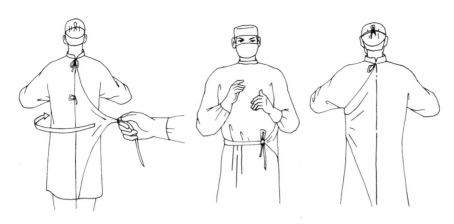

图 3-1-3　穿包背式无菌手术衣示意图

2. 脱手术衣及手套　手术后，手术者的手术衣和手套上沾有病人的体液、分泌物等，此时手术衣的内侧相对于外侧是清洁的，为避免上述成分污染到手术者的皮肤，可按以下方法脱手术衣。

（1）解开手术衣的所有系带。

（2）交叉用手抓住对侧手术衣的后方领角，向前翻扯，使手术衣翻转至内面向外脱下，手套腕部被手术衣带动翻转于手上。

（3）右手抓住左手手套的袖口边缘部位，将左手手套向远端扯至手掌部位。

（4）左手手指抓住并脱去右手手套。

（5）右手指在左手掌部推下左手手套。

（六）操作中的关键点

1. 穿手术衣

（1）取衣：分清上下端、反正面，找到衣领。

（2）入袖：抛掷高度适当，看准衣袖，迅速插入。

（3）系带：术者身体前倾拿取腰带，避免手指碰到手术衣表面；助手拿腰带的末端，避免触碰到手术者的手。

2. 脱手术衣　此时，手术衣和手套的内面相对清洁，因此要确保手术衣和手套的外面不接触到术者的皮肤。

（七）关键问题

1. 为什么要穿手术衣？

2. 手术衣的无菌范围是哪些？

3. 手术结束后脱手术衣时，手术衣的相对清洁区是否有变化？

（八）关键问题答案

1. 为什么要穿手术衣？

为了保护患者，避免手术者身体的致病微生物污染病人手术野；为了保护手术者，避免病人的血液等体液和组织污染手术者。

2. 手术衣的无菌范围是哪些？

手术衣的无菌范围一般是：两个手臂，肩部以下、腰部以上、腋前线以前的部分。

3. 手术结束后脱手术衣时，手术衣的相对清洁区是否有变化？

有变化，这时候手术衣的内面相对外面要清洁了。

第四节　戴无菌手套

(一) 操作目的

1. 保护患者,防止手术者手臂上的微生物污染手术野。

2. 保护手术者,防止被病人血液、体液和组织中病原微生物污染。

(二) 适应证

1. 各种类型手术前,手术人员准备。

2. 各种侵入性检查的操作者准备。

3. 进入无菌条件要求高的诊断和治疗环境,如某些移植病房等。

4. 有较严重感染的伤口换药前。

(三) 禁忌证

无。

(四) 操作准备

1. **设备准备**　无菌隔离衣 1 包,无菌手套 1 包,器械台 1 个。

2. **操作者准备**　更换手术室清洁拖鞋、洗手衣,按要求进行刷手和手臂消毒,穿无菌手术衣。

(五) 操作步骤

目前多数医院采用经高压蒸汽灭菌的干手套,戴湿手套的已罕见,此处只介绍无菌干手套戴法。

戴无菌干手套的方法:先穿手术衣。将双手涂以滑石粉,使之干燥光滑。用一只手捏住手套的翻折部,将手套取出,看准左右手,使手套的掌面对合。用左手捏住右侧手套的翻折部的内面,插入右手,使指、掌到位。再用已戴手套的右手拇指以外的 4 指并拢,插入左侧手套翻折部内(注意拇指翘起,避免接触手套的翻折部位),向上挑起手套,左手指、掌插入手套内。最后分别将手套翻折部返回盖住手术衣袖口(图 3-1-4)。

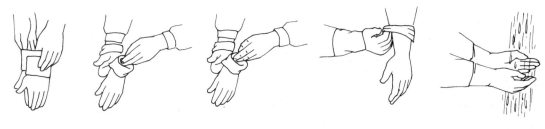

图 3-1-4　戴无菌干手套示意图

(六) 操作中的关键点

1. 戴上手套的手只可接触手套的外面,而不应接触内面。

2. 未戴上手套的手只可接触手套的内面,而不应接触手套的外面。

3. 戴好手套后用无菌盐水冲净手套外面的滑石粉,以免滑石粉落入伤口内。

4. 等待手术时,双手应拱手置于胸前,切不可下垂或双手交叉夹置于腋下。

(七) 关键问题

1. 戴好一只手套后,如何拿起另一只手套?

2. 戴好手套后为什么要用无菌盐水冲净手套?

(八) 关键问题答案

1. 戴好一只手套后,如何拿起另一只手套?

用已戴好手套的这只手的拇指以外的 4 指并拢,插入另一只手套翻折部内(注意拇指翘起,避免接触手套的翻折部位),向上挑起手套,以便另一只手的手指、掌插入手套内。

2. 戴好手套后为什么要用无菌盐水冲净手套?

是为了冲净掉手套外面的滑石粉,避免其落入伤口内成为异物引起炎症反应、粘连和诱发感染等。

第五节　病人手术区消毒与铺单

(一) 操作目的

1. 清除病人手术区皮肤表面的暂居菌,抑制常居菌的移动,避免进入手术野引起感染。

2. 遮盖手术区及其周围的皮肤,减少污染机会,为手术提供一个相对较大的无菌操作平面。

(二) 适应证

1. 各种类型手术前病人的准备。

2. 各种侵入性检查前病人的准备。

(三) 禁忌证

无。

(四) 操作准备

1. 设备准备

(1) 无菌器械台 1 个。

(2) 消毒用具一套:肾形盘 1 个,消毒钳 2 把,无菌脱脂棉球数个,碘伏 1 瓶(含有效碘 2500mg/L)。

(3) 无菌单一套:小方巾 4 个,中单 4 个,大手术单 1 个,护肤膜 1 张。

2. 操作者准备

(1) 更换手术室清洁拖鞋、洗手衣。

(2) 按要求进行刷手和手臂消毒。

(3) 穿无菌手术衣,戴无菌手套。

3. 患者准备

(1) 术前 1 天沐浴。

(2) 清洗干净拟定切口附近的胶布粘贴痕迹和油污等。

(3) 剃去拟定切口部位可能影响手术操作的较浓密的毛发并清洗干净。

(4) 特殊要求的手术,术前做预消毒,如酒精纱布包扎等。

(五) 操作步骤

1. 手术区消毒

(1) 病人体位摆放:病人进入手术室后,依手术切口的位置,安置好病人体位(图 3-1-5),达到充分暴露手术区。

(2) 检查拟定切口及周围皮肤:检查有无油脂或胶布痕迹,如有可用脱脂类液体如汽油、乙醚等清洁皮肤。

(3) 皮肤消毒:

1) 一般部位手术区皮肤消毒:①传统碘酊、酒精消毒法:先用 2.5% 碘酊涂擦皮肤,待碘酊干后用 70% 酒精涂擦脱碘两次;②如病人对碘、汞过敏,可用 0.1% 新洁尔灭溶液或 0.1% 洗必泰溶液涂擦 3 遍;③碘伏消毒法:用 0.5% 的碘伏均匀擦拭 2 遍,时间不少于 2min。

2) 婴儿面部、会阴部、黏膜处消毒:忌用碘酊,一般用 0.1% 新洁尔灭、0.1% 洗必泰或 0.05%~0.1% 碘伏涂擦两次消毒。

147

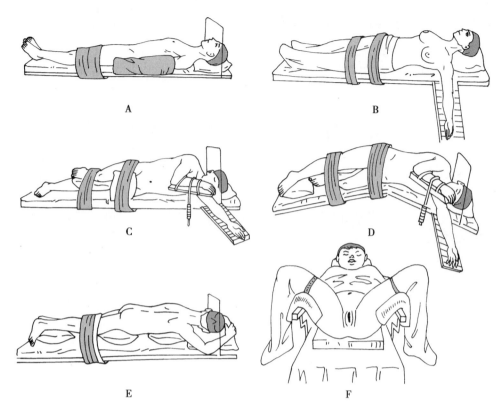

图 3-1-5　常见手术体位示意图

A.平卧位　B.乳房手术体位　C.左侧卧位　D.肾脏手术的侧卧位　E.脊柱后路手术的俯卧位　F.会阴部手术的截石位

2.手术区铺单

（1）消毒完毕后开始铺无菌手术巾、单。

（2）一般用四块手术巾，近切口缘应折叠 1/4 成双层手术巾。

（3）未穿手术衣者铺手术巾应先铺操作者的对侧，再铺相对不洁区（如会阴部、下腹部），最后铺靠近操作者的一侧；如操作者已穿好手术衣、戴好手套，则应先铺操作者的一侧。

（4）铺好手术巾后用巾钳固定四块手术巾重叠处的四个交叉角，以防移动（手臂消毒后未穿手术衣的铺巾者，铺巾后再用 70% 酒精浸泡手 1min，或用碘伏涂抹手臂）。

（5）由穿好手术衣、戴好手套的手术者和器械护士铺盖中单和大孔单，并将大孔单的洞对准手术区拟定切口处，上端铺盖过麻醉架，下端铺盖过病人的足趾，两侧和足端应垂下超过手术台边 30cm。

（六）操作中的关键点

1.手术区消毒

（1）消毒范围：皮肤消毒范围因手术不同而异，消毒范围至少应包括切口周围 15cm 的区域（图 3-1-6），术中有可能延长切口的相应扩大消毒范围。

（2）消毒顺序：对清洁的皮肤，消毒时应以切口为中心向两侧扩大，消毒至周围后不可再返回已消毒过的区域，在向外消毒过程中，每次涂擦时应重叠 1/3，不可留有空白区，第 2、3 遍消毒范围应较前一遍略小 1~2cm，不可超过前一遍的范围；对感染伤口或肛门等处手术，则应自手术区外周涂向感染伤口或会阴肛门处，已经接触污染部位的药液纱球，不能再返擦清洁处。第一遍消毒后，更换消毒钳进行第 2 和第 3 遍消毒。

2.手术区铺单

（1）原则是除手术野外，至少要有两层无菌布单遮盖，手术切口附近最好要有 4 层无菌巾单。

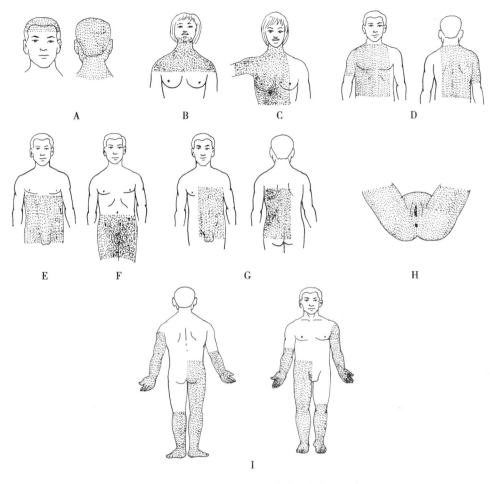

图 3-1-6　不同手术部位手术皮肤消毒范围示意图

A. 颅脑手术　B. 颈部手术　C. 乳房手术　D. 胸部手术　E. 腹部手术　F. 腹股沟和阴囊手术

G. 肾脏手术　H. 会阴及肛门部手术　I. 四肢手术

（2）无菌巾、单铺好后，不可随意移动，如位置不准确，则只能由手术区向外移动，而不可向内移动。

（七）关键问题

1. 婴儿面部、会阴部、黏膜处消毒时应注意什么？

2. 术者是否已经穿好手术衣，在铺手术巾时有什么不同？为什么？

（八）关键问题答案

1. 婴儿面部、会阴部、黏膜处消毒时应注意什么？

婴儿面部、会阴部、黏膜处消毒时禁用碘酊等刺激性加大的消毒剂，可以用 0.1% 新洁尔灭、0.1% 洗必泰或 0.05%~0.1% 碘伏等涂擦两次消毒。

2. 术者是否已经穿好手术衣，在铺手术巾时有什么不同？为什么？

未穿手术衣者铺手术巾应先铺操作者的对侧，再铺相对不洁区（如会阴部、下腹部），最后铺靠近操作者的一侧；这是为了避免未穿手术衣的手术者触碰到铺好的无菌手术巾而造成污染。如操作者已穿好手术衣、戴好手套，则应先铺操作者的一侧；这是为了避免手术者穿好的手术衣碰到未铺无菌巾的手术台上及其上面的病人，而造成手术衣污染。

（顾润国）

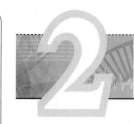

第二章

常用手术器械介绍及使用

手术器械种类繁多,尤其是随着外科专业分工的细化和技术的发展,手术器械也顺应手术的需要而改进,不断地出现一些新的、特殊的器械。本章只要求熟悉、掌握常用手术器械的名称、用途及使用方法。对一些为特定目的而设计、供专科医生使用的手术器械,可以在将来临床工作中学习和使用。

(一) 操作目的

1. 认识常用手术器械。

2. 了解常用手术器械的功能和用途。

3. 掌握常用手术器械的正确使用方法。

(二) 操作准备

1. **设备准备** 手术器械盘 1 个,常用手术器械 1 套,基本手术操作技能训练盒 1 个。

2. **操作者准备** 操作者按要求穿手术衣、戴无菌手套;教师先示教,然后学生训练。

(三) 操作步骤(各种器械的认识和使用)

见本章各节。

第一节 手术刀及其使用

(一) 种类及用途

按照刀柄与刀片是否一体,手术刀柄分固定刀柄和活动刀柄两种。固定刀柄者刀片与刀柄为一整体,目前已很少使用;活动刀柄者由可装卸的刀片和刀柄两部分组成,优点是可以根据需要随时更换相应型号和类型的刀片。

根据不同手术需要,刀柄与刀片设计有许多种型号。图 3-2-1 和图 3-2-2 所示为几种常用的刀柄与刀片。最常用的刀片(10 号、20 号、21 号、22 号)为肋状背缘及圆突的刀刃。刀柄末端刻有号码,一般根据其长短及大小来分型。一把刀柄可以安装几种不同型号的刀片,如 4 号刀柄可安装 20 号以上的较大刀片;3 号刀柄用于安装小型刀片。此外,细长的 7 号及 9 号刀柄,其前端与 3 号者等大,可用同类型刀片。

手术刀主要用于切割和锐性分离组织,刀柄有时也可以用作钝性分离。

图 3-2-1　手术刀柄示意图

(二) 使用方法

1. 手术刀片的更换 目前临床多用活动式刀柄,可以根据需要随时安装和更换刀片。安装刀片时,用持针器夹持刀片前端背部,将刀片的缺口对准刀柄前部两侧的槽沟,仔细向后推,可使刀片嵌入刀柄侧槽沟,完成安装;拆卸刀片时,左手握持刀柄,右手用持针器夹持刀片尾端背

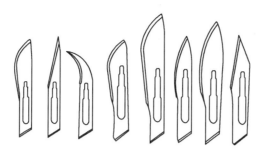

图 3-2-2 手术刀片示意图

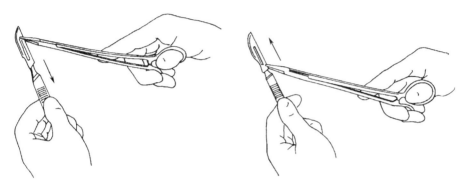

图 3-2-3 手术刀片装卸示意图

部,稍用力抬起刀片并向前推,即可卸下刀片(图 3-2-3)。

2. **执刀法** 使用手术刀主要靠腕部及手指各关节的活动,要求既牢稳控制又灵活运行,使其均匀一致地达到预期的切开范围和深度。按照手术部位和组织性质的不同,有不同的执刀方法。常用的执刀法有如下 4 种。

(1)执弓式:是最常用的一种执刀方式。用右手拇指与第二、三、四指捏住刀柄,用刀片最圆突部分,亦即刀片最锋利部位切开(图 3-2-4A)。此法运行灵活,动作范围大,适用于作较长的皮肤切口。如切开部位组织韧性较大,可以食指放在刀柄背缘上适当加压,以便于切开。

(2)握持式:全手握持刀柄,拇指与示指紧捏刀柄的刻痕处(图 3-2-4B)。此式适用于切割范围较大、组织坚厚、用力较大的切开。例如,截肢切断肌肉时常用。

(3)执笔式:执刀方法与执铅笔姿势相同,用刀片尖部切割(图 3-2-4C)。此法动作轻柔,操作灵巧准确,适用于短小切口及精细手术。如解剖血管、神经。

(4)反挑式:是执笔式的一种转换形式,刀刃向上挑开,可避免深部组织的损伤(图 3-2-4D)。

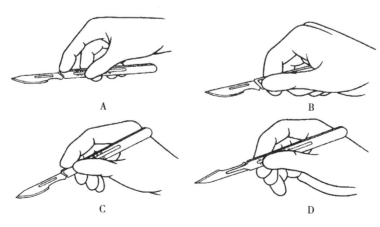

图 3-2-4 执刀法示意图

常用11号刀片做脓肿切开,切断钳夹组织、扩大皮肤切口等也用此法。

(三)操作中的关键点提示

1. 根据手术需要选择不同的手术刀。

2. 手术刀片非常锋利,应随时注意,避免伤及自己或他人。

3. 安装和拆卸手术刀片时,只可以用持针器夹持刀片,不得用其他器械或用手抓取;刀片前端要向下对着器械台,不得对着任何人员。

4. 手术台上传递手术刀时,应将手术刀放入弯盘内端到手术者面前,由手术者自己拿取手术刀;或者传递者握住刀柄与刀片衔接处的背部,将刀柄尾端缓慢送至术者的手里,不可将刀刃指向术者传递以免造成损伤。

(四)关键问题

1. 手术刀的用途有哪些?

2. 常用的执刀法有哪些?

3. 手术刀使用过程中,在安全方面应该注意什么?

(五)关键问题答案

1. 手术刀的用途有哪些?

手术刀主要用于切割和锐性分离组织,刀柄有时也可以用作钝性分离。

2. 常用的执刀法有哪些?

常用的执刀法包括:执弓式、握持式、执笔式和反挑式。

3. 手术刀使用过程中,在安全方面应该注意什么?

手术刀片非常锋利,应随时注意,避免伤及自己或他人。安装和拆卸手术刀片时,只可以用持针器夹持刀片,不得用其他器械或用手抓取。拆装和传递手术刀时,不可将刀刃和前端直接指向他人,以免造成损伤。手术刀传递时,应该放在弯盘内,由手术者自己拿取和放回,避免手术刀尖直接指向任何人做传递。

第二节　手术剪及其使用

(一)种类及用途

按不同手术要求,手术剪有不同的形状和型号。一般分为两类,即组织剪和线剪(图3-2-5)。

1. **组织剪**　又名解剖剪。其刃部有直弯两型;柄部有长短不同的尺码。与线剪相比组织剪的刃部短而厚,远端圆钝光滑。除剪开组织外,组织剪有时也用于分离组织,扩大组织间隙,以便剪开等。直组织剪用于剪开表浅组织;弯组织剪用于剪开手术野较深部的组织。

2. **线剪**　线剪刃部比组织剪薄而略长。其两刃部顶端或均尖锐,或一尖一圆或均圆钝。两刃部顶端均圆钝者,通常作剪线使用,尤其适用于手术野深部剪线。一端或两端尖锐者,除可用作浅部剪线及拆除缝线外,还可用于狭小空间内作细微剪开。另有一种改形的线剪,在一侧刃部上有凹口,适用于拆除缝线。可利用该凹口钩住将要剪断的缝线,以避免用普通线剪时缝线

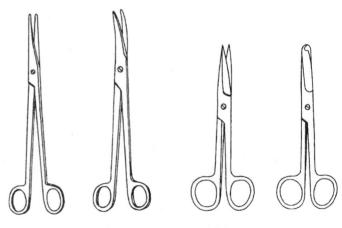

图3-2-5　手术剪示意图

在刃部上滑动。

（二）使用方法

正确的执剪方法：拇指与无名指分别插入两侧环内，中指置于无名指前，示指压在剪刀轴部或一侧剪刀柄上，如此可以很牢稳地控制住剪刀，减少颤动；根据手术需要，又可分为正剪法和反剪法（图3-2-6）。在一般情况下使用剪刀刃部之远段部分进行剪切；若遇坚韧组织需要用力剪开时，可以使用剪刀刃之根部剪开。

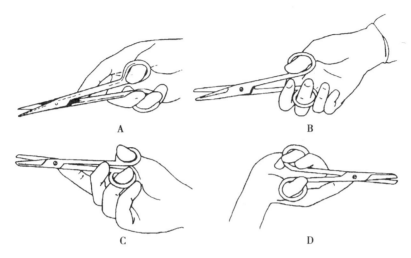

图 3-2-6 执剪方式示意图

A. 正确的执剪方式 B. 错误的执剪方式 C. 正剪法 D.反剪法

（三）注意事项

1. 为了避免误伤重要组织结构，必须在清楚地看见两个尖端时再闭合剪刀。在特殊情况下，确实不能看到一侧剪刀刃时（如剪开腹膜时），需将左手食指和中指置于深部的剪刀刃两侧起保护作用，避免周围组织进入而误伤。

2. 在伤口或胸、腹腔等深部位置剪线有可能发生误伤重要组织结构时，不得使用前端尖锐的剪刀。

3. 手术台上传递手术剪时，应将剪刀闭合，握持剪刀臂的中部，剪刀柄朝向术者传递，不得将剪刀尖端朝向术者。

（四）关键问题

1. 组织剪和线剪在结构上的区别是什么？

2. 如何正确握持手术剪？

3. 如何正确传递手术剪？

（五）关键问题答案

1. 组织剪和线剪在结构上的区别是什么？

与线剪相比组织剪的刃部短而厚，远端圆钝光滑。

2. 如何正确握持手术剪？

正确的执剪方法是：拇指与无名指分别插入两侧环内，中指置于无名指前，示指压在剪刀轴上。

3. 如何正确传递手术剪？

手术台上传递手术剪时，应将剪刀闭合，握持剪刀臂的中部，剪刀柄朝向术者传递，不得将剪刀尖端朝向术者。

第三节　手术镊及其使用

（一）种类及用途

手术镊种类很多,用途各异。有长短、粗细之别,前端分为有齿和无齿,还有专科用的特殊镊子。主要用于夹持或提起组织,便于剥离、剪开和缝合等(图3-2-7)。

1. **有齿镊**　镊子两侧尖端相对面上有一至数个齿牙可以相互咬合。镊齿又分粗齿及细齿。粗齿夹持力强,不易滑脱,但对组织损伤较重,只用于夹持皮肤、皮下组织、筋膜等较坚实的组织;细齿镊用于肌腱缝合及整形等精细手术。

2. **无齿镊**　又称平板镊,前端两相对面上有横纹防止夹持物滑脱,用于夹持纤弱组织及器官。精细的无齿镊对组织损伤轻,用于血管、神经手术或夹取嵌入组织内的异物碎片等。

（二）使用方法

正确的持镊姿势是:拇指相对于示、中指,把持于镊子柄的中部或稍偏上,镊子前端向前下方(图3-2-8)。左右手均可使用。在手术过程中,常用左手持镊夹住组织,右手持手术刀或剪刀进行解剖,或持针进行缝合。

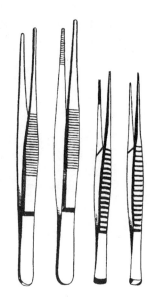

图3-2-7　手术镊示意图

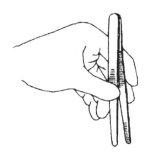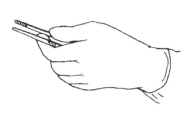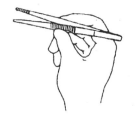

图3-2-8　持镊方式示意图

（三）注意事项

不能用有齿镊夹持空腔脏器或血管、神经等纤弱器官、结构,以免造成损伤。

（四）关键问题

1. 如何正确握持手术镊?

2. 使用有齿镊应注意什么?

（五）关键问题答案

1. **如何正确握持手术镊?**

正确的持镊姿势是:拇指相对于示、中指,把持于镊子柄的中部或稍偏上,镊子前端向前下方。

2. **使用有齿镊应注意什么?**

有齿镊只能用于夹持皮肤、皮下组织、筋膜、肌腱等较坚实的组织,不能夹持空腔脏器或血管、神经等纤弱器官、结构,以免造成损伤。

第四节　持针器及其使用

(一) 种类及用途

持针器也叫持针钳,主要用以夹持缝针,缝合各种组织,有时也用于器械打结。其种类较多,大小长短不一。持针器的前端部短,柄长,钳叶内有密集的交叉纹络,使夹持缝针更稳定,不易滑脱(图3-2-9)。缝合时用持针器夹持针的中后1/3交界处,缝合针置于持针器的前端向后约2mm处(图3-2-10)。

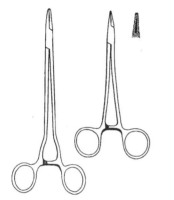

图3-2-9　持针钳示意图

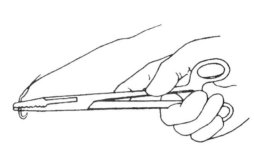

图3-2-10　持针钳夹针示意图

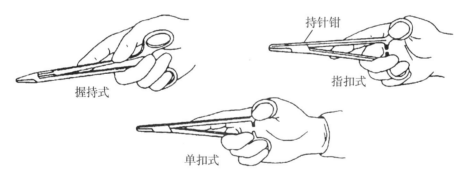

握持式　　指扣式　　单扣式

图3-2-11　持针钳执握方式示意图

执持针器的姿势有指扣式(同执剪刀)、单扣式和握持式(图3-2-11)。手术者可根据习惯和缝合组织的需要选用。持针器传递时,传递者握住持针器中部,将柄端递给术者(图3-2-12)。

(二) 注意事项

1. 持针器夹持针应牢固可靠,避免滑落。

2. 在持针器的传递和使用过程中,切不可刺伤手术人员。

(三) 关键问题

1. 常见的持针器握持方式有哪些?

2. 持针器传递过程中应该注意什么?

(四) 关键问题答案

1. 常见的持针器握持方式有哪些?

常见的执持针器的姿势有指扣式(同执剪刀)、单扣式和

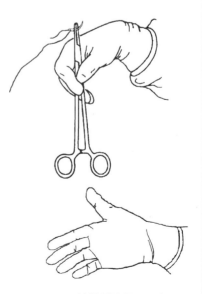

图3-2-12　持针钳的传递示意图

握持式3种。

2. 持针器传递过程中应该注意什么?

传递持针钳时,传递者握住持针钳中部,将柄端递给术者,避免扎伤术者;同时应注意把手术针夹持牢固,避免脱落。

(顾润国)

第五节 血管钳及其使用

(一) 种类及用途

临床上血管钳种类很多,其结构特点是前端平滑,依齿槽床的不同可分为弯、直、直角、弧形、有齿、无齿等,钳柄处均有扣锁钳的齿槽。血管钳主要用于钳夹血管或出血点,亦称止血钳;还可用于分离、解剖、夹持组织;也可用于牵引缝线,拔出缝针或代镊使用。常见种类有以下几种(图3-2-13)。

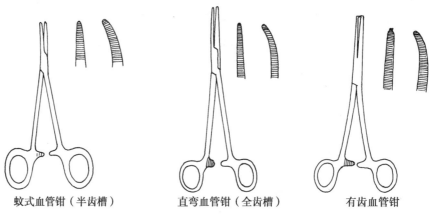

蚊式血管钳(半齿槽)　　　　直弯血管钳(全齿槽)　　　　有齿血管钳

图 3-2-13 常见血管钳示意图

1. **直血管钳** 用以夹持皮下及浅层组织出血,协助拔针等。
2. **弯血管钳** 用以夹持深部组织或内脏血管出血,有大、中、小三种型号。
3. **有齿血管钳(Kocher clamp)** 用以夹持较厚组织及易滑脱组织内的血管出血,如肠系膜、大网膜等,也可用于切除组织的夹持牵引。注意前端钩齿可防止滑脱,对组织的损伤较大,不能用作一般的止血。
4. **蚊式血管钳** 有弯、直两种,为细小精巧的血管钳,可作微细解剖或钳夹小血管;用于脏器、面部及整形等手术的止血,不宜用于大块组织的钳夹。

(二) 使用方法

1. **持钳法** 持钳法是用拇指及无名指伸入柄环内,示指起稳定血管钳、避免钳端摆动的作用,有时还可采用掌握法或执钳操作(图3-2-14),应避免执钳方法错误(图3-2-15)。

2. **松钳法**(图3-2-16)

(1) 用右手时,将拇指及无名指套入柄环内,捏紧使扣环分开,再将拇指内旋即可。

(2) 用左手时,拇指及示指持一柄环、中指、无名指顶住另一柄环,二者相对用力,即可松开。

3. **血管钳的传递**(图3-2-17)

(1) 接钳:术者掌心向上,拇指外展,其余四指并拢伸直。

(2) 递钳:传递者握血管钳前端,以柄环端轻敲术者手掌,传递至术者手中。

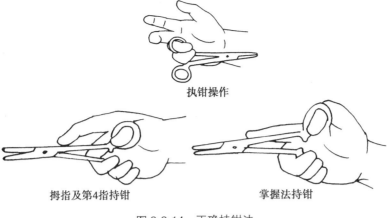

执钳操作

拇指及第4指持钳　　　　　掌握法持钳

图 3-2-14　正确持钳法

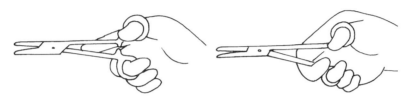

图 3-2-15　错误持钳法

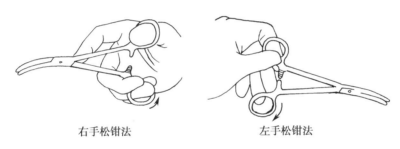

右手松钳法　　　　　左手松钳法

图 3-2-16　松钳法

（三）注意事项

1. 血管钳代镊使用时不宜夹持皮肤、脏器及较脆弱的组织,切不可扣紧钳柄上的齿槽,以免损伤组织。

2. 止血时只扣上一、二齿即可,要检查扣锁是否失灵,有时钳柄会自动松开,造成出血,应警惕。使用前应检查前端横形齿槽两页是否吻合,不吻合者不用,以防止血管钳夹持组织滑脱。

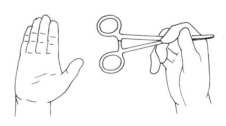

图 3-2-17　血管钳的传递

3. 弯血管钳用于一般止血时,止血钳的尖端朝下,应与组织垂直,夹住出血血管断端,尽量少夹附近组织;如用于缝扎或结扎止血时,应注意使尖端朝上,便于松钳结扎或缝合。

4. 为了节约时间,减少传递器械次数,可携带血管钳进行其他操作。

（四）关键问题

1. 血管钳的用途?

2. 血管钳如何握持?

3. 血管钳不得夹持哪些组织,为什么?

（五）关键问题答案

1. 血管钳的用途?

血管钳主要用于钳夹血管或出血点,亦称止血钳;还可用于分离、解剖、夹持组织;也可用于牵引缝线,拔出缝针或代镊使用。

2. 血管钳如何握持?

用拇指及无名指伸入柄环内,示指起稳定血管钳、避免钳端摆动的作用。

3. 血管钳不得夹持哪些组织,为什么?

血管钳代镊使用时不宜夹持皮肤、脏器及较脆弱的组织,切不可扣紧钳柄上的轮齿,以免损伤组织。

第六节 组织钳及其使用

(一)种类及用途

组织钳:又叫鼠齿钳(Allis)(图 3-2-18),特征是钳翼细且长,头端有一排啮合细齿,弹性较好,钳柄较狭窄,也有大小之分,酌情选用。对组织的压榨较血管钳轻,故一般用于夹持组织,如皮瓣、筋膜或即将被切除的组织器官;也用于钳夹纱布垫与皮下组织的固定。

(二)使用方法

组织钳的持法、关闭、开放方法同血管钳。

(三)注意事项

组织钳不用于钳夹不被切除的内脏组织。

(四)关键问题

1. 组织钳的形态特征?

2. 组织钳的用途?

(五)关键问题答案

1. 组织钳的形态特征?

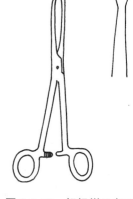

图 3-2-18 组织钳示意图

组织钳的形态特征是钳翼细且长,头端有一排啮合细齿,弹性较好,钳柄较狭窄,也有大小之分,酌情选用。

2. 组织钳的用途?

组织钳用于夹持组织,如皮瓣、筋膜或即将被切除的组织器官;也用于钳夹纱布垫与皮下组织的固定。

第七节 布巾钳及其使用

(一)种类及用途

布巾钳简称巾钳(图 3-2-19),构造与血管钳相似,但其头端为弯曲的相互重叠的两个细齿。用于夹持、固定手术巾单;钳夹手术巾单、固定吸引管道、电源线及纤维导管等。

(二)使用方法

布巾钳的执法、关闭、开放方法与血管钳相同。

(三)注意事项

注意使用时勿夹损正常皮肤组织。

(四)关键问题

布巾钳的用途。

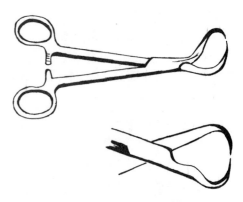

图 3-2-19 布巾钳示意图

（五）关键问题答案

布巾钳的用途

用于夹持、固定手术巾单；钳夹手术巾单、固定吸引管道、电源线及纤维导管等。

第八节 持物钳及其使用

（一）种类及用途

卵圆钳，也叫持物钳（图3-2-20）：弹性较好，关节轴几乎位于中间部位，其顶端为卵圆形，故名卵圆钳。分为有齿纹、无齿纹两种。有齿纹的持物钳主要用以夹持、传递已消毒的器械、缝线、缝针、敷料、引流管等；也用于钳夹蘸有消毒液的纱布，以消毒手术野的皮肤，或用于手术野深处拭血。无齿纹的持物钳用于夹持脏器，协助显露。

（二）使用方法

1. 其持法与血管钳相同。

2. 夹持组织时，一般不必将钳扣关闭。

3. 夹取无菌物品时，应待消毒液滴尽后再去夹取；不可夹取油质敷料。

4. 夹持消毒液纱布或棉球消毒时注意钳尖端的弯度朝向，正确方向是弓背朝上（图3-2-21）。

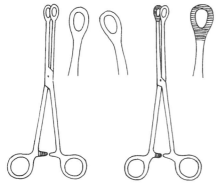

图3-2-20 持物钳示意图

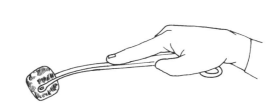

图3-2-21 正确使用持物钳法

（三）注意事项

用其取物时需注意：

1. 正常持法是头端应始终朝下。不可将其头端朝上，避免将消毒液流到柄端的有菌区域，放回时倒流污染头端。

2. 专供夹取无菌物品，不能用于换药。

3. 取出或放回时应将头端闭合，勿碰容器口，也不能接触器械台。

4. 放持物钳的容器口应遮盖。

（四）关键问题

1. 有齿纹持物钳的用途？

2. 无齿纹持物钳的用途？

（五）关键问题答案

1. 有齿纹持物钳的用途？

有齿纹持物钳主要用以夹持、传递已消毒的器械、缝线、缝针、敷料、引流管等；也用于钳夹蘸有消毒液的纱布，以消毒手术野的皮肤，或用于手术野深处拭血。

2. 无齿纹持物钳的用途？

无齿纹持物钳用于夹持脏器，协助显露。

159

第九节　刮匙及其使用

（一）种类及用途

刮匙（图 3-2-22）：根据形状不同，可分为直、弯两型，每型又有大、小和钝性、锐性之分，用于刮除感染肉芽组织及死骨。

（二）使用方法

根据不同组织和用途，选择形状和大小适当的刮匙。易被损伤的组织或器官则用钝匙，一般情况下多用锐匙。

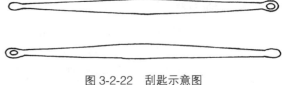

图 3-2-22　刮匙示意图

（三）注意事项

刮除组织时，用力适当，勿用力过猛、过大，防止损伤组织、器官。被刮除部位有出血时，可用纱布暂时填塞止血。

（四）关键问题

刮匙的用途

（五）关键问题答案

刮匙的用途

刮匙用于刮除感染肉芽组织及死骨。

第十节　缝合针及其使用

（一）种类及用途

缝针由针尖、针体和针眼组成（图 3-2-23）。针尖按形状分为圆形、三角形和铲形三大类，并有直形和弯形之分。针眼是可供引线的孔，它有普通孔和弹机孔两种。根据针尖与针眼两点间有无弧度可分弯针和直针。铲形为针尾连线的无损伤针，其尖端为圆扁状，故称为铲针。每一类缝合针根据粗细、大小不同，又有许多不同规格，目前通常使用的为弯针。圆针用于缝合质地较软的组织，如黏膜、筋膜等，对组织损伤较小；三角针用于缝合质地坚韧的组织，如皮肤、软骨、韧带等，对组织损伤较大；无损伤缝合针可用于血管、神经外膜等纤细组织的缝合。

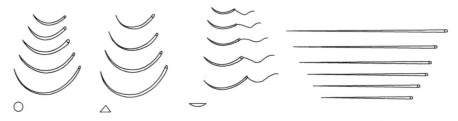

图 3-2-23　缝针示意图

（二）使用方法

1. 首先要根据不同组织，选择适当的缝合针；无论用圆针或三角针，原则上应选用针径较细者，损伤较少，但有时组织韧性较大，针径过细易于折断，故应合理选用。

2. 弯针进出组织的走行方向为弧形，力量的传递应顺其走行方向前进。

3. 一般采用正缝法，根据需要，还可采用反缝法。

（三）注意事项

1. 根据缝合针规格大小,选择适当的持针器。

2. 进出针方法正确,力度大小适当,否则易使针变形或折断。

（四）关键问题

不同类型的缝针分别适用哪类组织的缝合?

（五）关键问题答案

不同类型的缝针分别适用哪类组织的缝合?

圆针用于缝合质地较软的组织,如黏膜、筋膜等,对组织损伤较小;三角针用于缝合质地坚韧的组织,如皮肤、软骨、韧带等,对组织损伤较大;无损伤缝合针可用于血管、肌腱、神经外膜等纤细组织的缝合。

第十一节 手术线及其使用

（一）种类及用途

手术用线分为可吸收线和不吸收线两大类,用于缝合组织和结扎血管。

1. 可吸收缝线 主要有肠线及合成纤维线。

（1）肠线:由绵羊的小肠黏膜下层制成,属于异种蛋白,在人体内可引起较明显的组织反应,因此使用过多、过粗的肠线时,创口炎性反应较重。肠线有普通和铬制两种,普通肠线在体内 7 天开始吸收,铬制肠线 14 天开始吸收。各种组织对肠线的吸收速度不同,腹膜吸收最快,肌肉次之,皮下组织最慢。肠线的粗细通过编号来表示,正号数越大的线越粗,"0" 数越多的线越细。一般多用 4/0~2 号肠线,直径 0.02~0.6mm,相邻的编号之间直径多相差 0.08mm。肠线可用以缝合不适宜有异物长期存留的组织,以免形成硬结、结石等;也用于感染的深部创口的缝合。临床上肠线主要用于内脏如胃、肠、膀胱、输尿管、胆道等黏膜层缝合,一般用 1/0~4/0 的铬制肠线。较粗的(0~2 号)铬制肠线常用于缝合深部组织或感染的腹膜。在感染的创口中使用肠线,可减小由于其他不吸收缝线所造成的难以愈合的窦道。

（2）合成纤维线:随着科学技术的进步,越来越多的可吸收合成纤维线应用于临床。它们均为高分子化合物,其优点有:组织反应轻,抗张力较强,吸收时间长,有抗菌作用。这类线因富有弹性,打结时要求以四重或更多重的打结法作结。常用的有 DEXON(PGA,聚羟基乙酸),外观呈绿白相间,多股紧密编织而成的针线一体线;粗细从 6/0 到 2 号,抗张力强度高,不易拉断;柔软平顺,易打结,操作手感好;水解后产生的羟基乙酸有抑菌作用,60~90 天完全吸收,3/0 线适合于胃肠、泌尿科、眼科及妇产科手术等;1 号线适合于缝合腹膜、腱鞘等。Vicryl(polyglactin 910、聚乳酸羟基乙酸)有保护薇乔和快薇乔两种,保护薇乔特点是通过水解可在 56~70 天内完全吸收,材质植入很少,缝线周围组织反应极小,无异物残留;体内张力强度高,可支持伤口 28~35 天;操作和打结方便;涂层纤维消除了缝线的粗糙边缘,对组织的拖带和损伤很小。快薇乔是吸收最快的人工合成缝线,其特点是术后第 14 天时张力强度迅速消失,初始强度与丝线和肠线相仿,组织反应极小,合二为一的圆体角针对肌肉和黏膜损伤较小,特别适合于浅表皮肤和黏膜的缝合。此外,还有 Maxon(聚甘醇碳酸)、PDS(polydioxanone、聚二氧杂环己酮)和 PVA(聚乙酸维尼纶)等缝线也各有其优点。

2. 不吸收缝线 有桑蚕丝线、棉线、不锈钢丝、尼龙线、钽丝、银丝、亚麻线等数十种。根据缝线张力强度及粗细的不同亦分为不同型号。正号数越大表示缝线越粗,张力强度越大。"0" 数越多的线越细,最细显微外科无损伤缝线编号为 12 个 "0"。以 3/0、0、4 和 7 号较常用。

（1）丝线和棉线:为天然纤维纺成,表面常涂有蜡或树脂。丝线是目前临床上最常用的手术用线,其优点是组织反应小,质软,易打结而不易滑脱,抗张力较强,能耐高温灭菌,价格低。缺点是为组织内永久性异物,伤口感染后易形成窦道;胆道、泌尿道缝合可致结石形成。棉线的用处和抗张力均不及丝线,但组织反应较轻,抗张力保持较久,用法与丝线相同。根据需要选用。0~3/0 为细丝线,适用于一般的结扎与缝合;5/0~7/0 为最细丝线,用于血管神经的缝合;1~4 号常称为中号丝线,多用于皮肤、皮下组织、腹膜、筋膜等的缝合;4 号以上为粗丝线,常用于结扎大血管,减张缝合等。

(2) 金属线:为合金制成,有不锈钢丝和钽丝,具备灭菌简易、刺激较小、抗张力大等优点,但不易打结。常用于缝合骨、肌腱、筋膜,减张缝合或口腔内牙齿固定等。

(3) 不吸收合成纤维线:如尼龙、锦纶、涤纶、普罗伦(prolene)等,优点是光滑、不吸收、组织反应小、抗拉力强,可制成很细的丝,多用于微小血管缝合及整形手术。用于微小血管缝合时,常制成无损伤缝合针线。其缺点是质地稍硬,线结易于松脱,结扎过紧时易在线结处折断,因此不适于有张力的深部组织的缝合。

3. 特殊缝合材料　目前临床上已应用多种切口钉合和粘合材料来代替缝针和缝线完成部分缝合。主要有外科拉链、医用粘合剂、外科缝合器等。其优点有:使用方便、快捷,伤口愈合后瘢痕很小。但缝合仍是最基本和常用的方法。

(1) 外科拉链:结构是由两条涂有低变应原粘胶的多层微孔泡沫支撑带组成,中间是一条拉链,其两边的串带缝合在支撑条内。在使用时必须仔细缝合伤口皮下组织层,擦干分泌物及血迹,将两边的串带分别粘贴于伤口两侧的皮肤上,最后收紧拉链并盖以无菌干纱布。其优点是无创、无痛操作,伤口自然愈合,减少伤口异物和新鲜创伤造成感染的危险,无缝线和闭合钉的痕迹,无需拆线,伤口愈合更加美观。通常适用于较整齐的撕裂伤口或手术切口的闭合,但不适用于身体毛发多、自然分泌物多以及皮肤或肌肤组织损失过多的伤口。

(2) 医用粘合剂:α-氰基丙烯酸酯同系物经变性而制成的医用粘合剂,近年广泛应用于临床,为无色或微黄色透明液体,有特殊气味。具有快速高强度粘合作用,可将软组织紧密粘合,促进愈合。粘合时间6~14秒,粘合后可形成保护膜,维持5~7天后自行脱落。主要用于各种创伤、手术切口的粘合,具有不留针眼瘢痕、促进组织愈合、止血、止痛和抗感染等作用。使用时,必须彻底止血,对合皮肤,擦去渗出液。

(二) 使用方法

1. 直接用于结扎血管或组织。

2. 与缝合针联合使用。

(三) 注意事项

1. 不同组织的缝合要选择合适缝合线。

2. 使用肠线时应注意:①肠线质地较硬,使用前应用盐水浸泡,待变软后再用,但不可用热水浸泡或浸泡时间过长,以免肠线膨胀易折,影响质量。②不能用持针钳或血管钳钳夹肠线,也不可将肠线扭折,以免撕裂易断。③肠线一般较硬、较粗、较滑,结扎时需要三重结。剪线时留的线头应长一些,否则线结易松脱。一般多用连续缝合,以免线结太多,致术后严重的异物反应。④胰腺手术时,不用肠线结扎或缝合,因肠线可被胰腺消化吸收,从而引起继发出血或吻合口破裂。⑤尽量选用细肠线。⑥肠线价格比丝线价格贵。

(四) 关键问题

1. 临床上肠线主要用于哪些组织脏器缝合?

2. 不同粗细的丝线分别用于哪些缝合?

(五) 关键问题答案

1. 临床上肠线主要用于哪些组织脏器缝合?

临床上肠线主要用于内脏如胃、肠、膀胱、输尿管、胆道等黏膜层缝合,一般用 1/0~4/0 的铬制肠线。较粗的(0~2 号)铬制肠线常用于缝合深部组织或感染的腹膜。

2. 不同粗细的丝线分别用于哪些缝合?

0~3/0 为细丝线,适用于一般的结扎与缝合;5/0~7/0 为最细丝线,用于血管、神经的缝合;1~4 号常称中号丝线,多用于皮肤、皮下组织、腹膜、筋膜等的缝合;4 号以上为粗丝线,常用于结扎大血管,减张缝合等。

（林　浩）

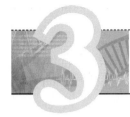

第三章

打结和结扎

（一）操作目的

1. 创面止血。

2. 组织缝合。

3. 封闭有腔脏器：如疝囊高位结扎、输精管结扎。

（二）结扎种类及用途

结扎种类见图3-3-1。

单结　　　　　方结　　　　　三重结　　　　　外科结　　　　　假结　　　　　滑结

图3-3-1　结扎种类

1. **单结**　为各种结的基本结，只绕一圈，不牢固，偶尔在皮下非主要出血结扎时使用。

2. **方结**　也叫平结，由方向相反的两个单结组成（第二单结与第一单结方向相反），是外科手术中主要的结扎方式。其特点是结扎线来回交错，着力均匀，打成后愈拉愈紧，不会松开或脱落，因而牢固可靠，多用于结扎较小血管和各种缝合时的结扎。

3. **外科结**　第一个结线重绕两次，使线间的磨擦面及磨擦系数增大，从而也增加了安全系数，然后打第二个结（为单结）。外科结不易滑脱和松动，比较牢固，用于较大血管和组织张力较大部位的结扎。

4. **三叠结**　又称三重结，就是在方结的基础上再重复第一个结，且第三个结与第二个结的方向相反，以加强结扎线间的磨擦力，防止线松散滑脱，因而牢固可靠，常用于较大的动脉或张力较大的组织缝合。尼龙线、肠线的打结也常用此结。缺点为组织内的结扎线头较大，使较大异物遗留在组织中。

5. **滑结**　在打方结时，由于两线方向不对称，双手用力不均，致使一线始终保持直线状，领一线无论绕多少结也无法结牢而形成滑结，极易滑脱，应注意避免，改变拉线力量分布及方向即可避免。

6. **假结**　又名顺结、"十字结"。构成两单结的方向完全相同，结扎后易自行滑脱和松解。应注意避免。

（三）操作准备

1. **设备准备**　一副打结器，若干丝线，一把线剪，一把持针器。

2. **操作者准备**

（1）戴好口罩、帽子。

164

（2）穿好手术衣,戴好手套。

(四) 操作步骤

1. **递线**(图 3-3-2):手递线法适用于表浅部位的组织结扎,是指打结者一只手持结扎线,将结扎线的一个头绕过钳夹组织的血管钳递给另一只手。亦可用器械夹线头递线。

2. **单手打结法**(图 3-3-3)

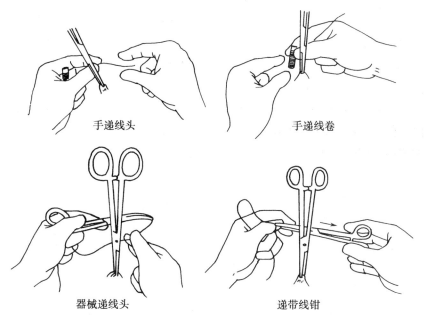

手递线头　　　　　　　　手递线卷

器械递线头　　　　　　　递带线钳

图 3-3-2　递线

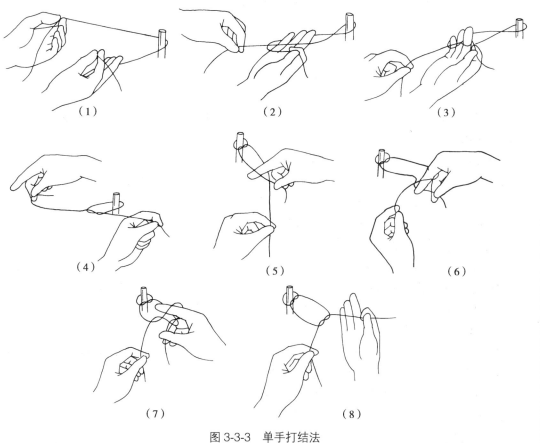

（1）　　　　　　　（2）　　　　　　　（3）

（4）　　　　　　　（5）　　　　　　　（6）

（7）　　　　　　　（8）

图 3-3-3　单手打结法

第一结:右手中指结

(1) 持线:线平行。左手握线端一端,右手示指与大拇指捏住线另一端,呈"孔雀手势",指尖朝内。

(2) 翻手:右手翻手,掌心朝上,右手中指、无名指和小指置于两线间。

(3) 挑线:右手中指与无名指挑出左手线后旋向外下方。

(4) 换指:右手中指旋向外下方后靠向右手拇指捏住线头,松开右手示指,呈"兰花手势",指尖朝外。并用右手示指牵引右手线,双手交叉,然后拉紧结扎线。

第二结:右手示指结

(5) 持线:线交叉。左手握线一端,右手中指与大拇指捏线另一端,呈"兰花手势",指尖朝外。

(6) 挑线:右手示指置于两线间,右手示指向上挑出线后旋向外上方。

(7) 换指:右手示指靠向右手大拇指捏住线,松开中指,呈"孔雀手势",指尖朝内。

(8) 打结:右手示指与大拇指捏住线头后,双手不交叉直接拉紧结扎线。

3. 双手打结法(图 3-3-4)

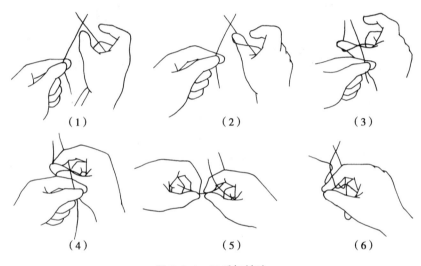

图 3-3-4　双手打结法

(1) 持线:线交叉,右手线在下方。左手握线一端,右手小指、无名指与中指握住线另一端,腾空右手大拇指和示指,虎口朝结点。

(2) 绕线:右手大拇指绕至右手线右侧。

(3) 牵线:右手大拇指牵引右手线向左侧,左手牵引线至右手虎口右手线上方。

(4) 并指:右手示指置于两线间靠向右手大拇指,并指后,右手大拇指松开右手线。

(5) 捏线:用右手大拇指和示指指腹捏住左手线头,向上翻转成结后,左手重新握住左手线头,顺线的方向拉紧结扎线,成第一结。

(6) 换指:线平行,左手握线一端,右手小指、无名指与中指握住线另一端,腾空右手大拇指和示指。右手大拇指从下方将左手线向右拉至右手线下方;用右手示指和大拇指捏住左手线头,向下翻转成结后;左手重新握住左手线头,双手交叉拉紧结扎线,成第二结。

4. 外科结打法(图 3-3-5)

(1) 持线:线平行。右手示指与大拇指捏住线另一端,呈"孔雀手势",指尖朝内。左手中指与大拇指捏线另一端,呈"兰花手势",指尖朝外。分别挑线。

(2) 挑线:左手挑出线后旋向外下方,右手挑出线后旋向外下方。

(3) 打结:挑出线后,双手拉线成第一结。

(4) 第二结同右手示指结。

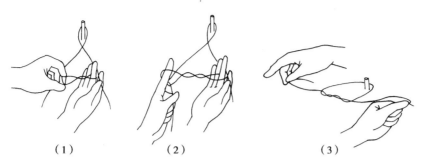

图 3-3-5　外科结打法

5. **器械打结法(图 3-3-6)**　用血管钳或持针器打结,简单易学,适用于深部、狭小手术野的结扎或缝线过短用手打结有困难时。优点是可节省缝线,节约穿线时间及不妨碍视线。其缺点是,当有张力缝合时,第一结易松滑,需助手辅助才能扎紧。

(1) 持线:左手持左侧线端,右手握持针器,将持针器置于两线间。

(2) 正绕线:将持针器顺时针绕左手线一圈。

(3) 夹线:持针器绕线后夹住右侧线头。

(4) 打结:持针器顺线走向适度拉紧结扎线,成第一结。

(5) 松钳:成结后,松开持针器,两侧线均不用力,避免牵拉第一结,将持针器置于两线间。

(6) 反绕线:将持针器逆时针绕左手线一圈。

(7) 夹线:持针器绕线后夹住右侧线头。

(8) 打结:持针器顺线走向拉紧结扎线,成第二个结。

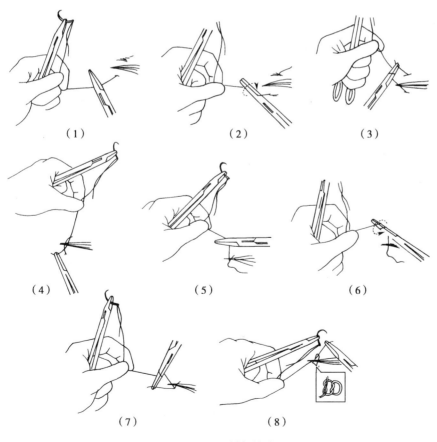

图 3-3-6　器械打结法

6. 剪线(图 3-3-7)　左手将双线并拢提起,右手持剪,将剪刀近尖端微微张开,顺着缝线向下滑至线结的上缘,再将剪刀向上倾斜适当的角度,然后将缝线剪断。做到"顺、滑、斜、剪"。

(五)操作中的关键点提示

1. 无论用何种方法打结,相邻两个单结的方向必须相反,否则易打成假结或滑结而松动,或者割线导致线折断。

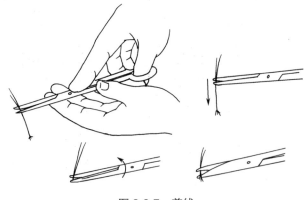

图 3-3-7　剪线

2. 两手的用力一定要均匀一致,这一点对结的质量及安全性至关重要。否则,可能导致两种可能:滑结;对结扎组织牵拉,甚至撕裂、撕脱等。

3. 打结线后收紧时要求三点(即两手用力点与结扎点)成一直线,两手的反方向力量相等,每一结均应放平后再拉紧。

4. 结扎时,两手的距离不宜离线结处太远,特别是深部打结时,最好用一手指按结近处,徐徐拉紧,用力缓慢、均匀。用力过猛或突然用力,均易将线扯断或未扎紧而滑脱。

5. 打第二结扣时,注意第一结扣不要松弛,必要时助手予以固定。

6. 埋在组织内的结扎线头,在不引起松脱的原则下剪得越短越好。丝线、棉线一般留1~2mm,但如果为较大血管的结扎,保留线头应稍长;肠线保留 3~4mm;不锈钢丝保留 5~6mm,并应将"线头"扭转,埋入组织中;皮肤缝合后的结扎线的线头留 1cm,以便拆线。

7. 打结时,要选择质量好粗细合适的线。结扎前将线用盐水浸湿,因线湿后能增加线间的摩擦力,增加拉力。干线易断。

(六)关键问题

1. 外科常用的结扎种类有哪些?

2. 外科常用的打结方法有哪些?

3. 打结要点有哪些?

4. 为何会出现假结或滑结?

5. 何时用多重结或外科结?

(七)关键问题答案

1. 外科常用的结扎种类有哪些?

结扎常用的种类有方结、外科结及三重结。其中方结最为常用,对于大血管或有张力缝合后的多用外科结,对于较大的动脉或张力较大的组织缝合则多用三重结。

2. 外科常用的打结方法有哪些?

外科常用的打结方法有:①单手打结法:其特点为简便迅速,故而常用。②双手打结法:其特点为结扎较牢固,但速度较慢。③器械打结法:即止血钳打结法,术者用持针钳或止血钳打结,适用于深部狭小手术视野的结扎、肠线结扎或结扎线过短时。

3. 打结要点有哪些?

两手用力要相等,两手用力点及结扎点三点在一个面成一线,不能向上提拉,以免撕脱结扎点造成再出血。打第二个结时,第一个线结注意不能松扣。

4. 为何会出现假结或滑结?

在打方结时,由于两线方向不对称,双手用力不均,致使一线始终保持直线状,另一线无论绕多少结也无法结牢而形成滑结,极易滑脱,应注意避免,改变拉线力量分布及方向即可避免。

假结是由方向完全相同两个单结构成,结扎后易自行滑脱和松解。

5. 何时用多重结或外科结?

对于大血管或有张力缝合后的打结多用外科结,对于较大的动脉或张力较大的组织缝合则多用三重结。

(林　浩)

第四章

切　开

（一）操作目的

1. 各种手术的皮肤切开及其他组织切开,暴露深部组织与器官。

2. 切除失活组织或污染严重的组织。

（二）操作准备

1. 设备准备

（1）手术刀柄 1 把

（2）手术刀片 1 枚

（3）持针器 1 把

（4）器械盘 1 个

（5）切开练习模型 1 具

2. 操作者准备

（1）戴好口罩、帽子

（2）穿好手术衣,戴好无菌手套

（三）操作步骤

1. 皮肤切口的选择和切开原则:选择皮肤切口时,一般可以从以下几方面考虑,然后决定切口的位置、大小、方向。

（1）切口距离病变距离最近:切开后能从最短距离和最佳视野显露患处,有利于手术操作。

（2）切口损伤要小:任何切口对组织都有损伤,在有重要血管、神经通过处,尽量避开以免切断损伤。

（3）便于切口延长:术中操作有时需将切口延长切开,因而皮肤切口选择时应考虑到便于术中切口延长。

（4）切口要足够大:切口须有足够长度,方有利于病变显露和手术操作。

（5）有利于术后功能、外形恢复:关节部位切口应避免垂直通过,以免术后瘢痕形成影响关节活动。

（6）顺皮纹切开:面部、颈部切口应顺应皮纹或皱纹进行,根据需要也可顺轮廓线切开。

2. 组织切开的要求及方法

（1）手术刀选择适当:不同部位组织切开时应选择大小、型号适当的手术刀,刀刃必须锋利。

（2）持刀方法正确(见本篇第二章):根据切开部位、切口长短、手术刀大小,选择正确的执刀方法。

（3）运刀得当(图 3-4-1):切入皮肤时,一般垂直下刀、水平走行、垂直出刀、用力均匀、

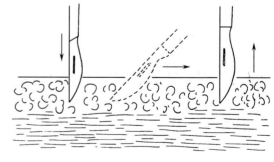

图 3-4-1　正确运刀法

不可偏斜,皮肤和皮下组织一次性切开,不应多次切割和斜切。切开带毛发部位时,应顺毛根方向切入,以减少术后秃发。切开时用左食指、拇指固定切口部位,必要时可由助手协助固定切口处皮肤。

(4) 注意保护切口:腹部或其他较大切口时,切开皮肤皮下组织后,为了减少切口污染,可将两块无菌巾或纱布垫用组织钳或布巾钳固定于皮下组织层,手术时间较长时,可将无菌巾或纱布垫缝于皮下组织层。

(5) 防止损伤正常组织:对于体型较瘦者,避免用力过大,以防切入过深损伤深部组织或器官,重要部位更应仔细切割,防止"滑刀"和"偏刀"。切开腹膜时应采取妥善保护措施以防损伤内脏和大网膜。

(6) 操作流程:

做好标志	较长的切口可预先用 2% 甲紫溶液及碘酊做好标志,以求准确
↓	
固定皮肤	小切口由术者用拇指和食指在切口两侧固定。较长切口由术者和助手在切口两侧或上下固定皮肤。
↓	
切开皮肤	做长切口时,术者和助手各用左手掌尺侧缘,隔以掩盖皮肤的干血垫,压住切口线两侧皮肤,并稍用力向两侧轻轻牵引,使皮肤平整,易于切开并能使皮肤整齐。下刀时刀片平面应与皮肤垂直。
↓	
切开皮下组织、止血	切开皮下组织、止血后,用治疗巾覆盖切口创缘四周,以避免深部组织受污染。
↓	
切开深部组织器官	切开时应防止损伤深部组织器官,如切开胸膜或腹膜时,要防止器官损伤,再次手术时,胸腔或腹腔有粘连,更应注意。

3. 切开还可用高频电流(电刀)和激光(光刀),通过热力作用使组织炭化、气化,同时有凝固止血的效果,故比较适用于较大的切口、较厚的肌层和微血管丰富组织的切开,可以节省操作时间。电刀对组织的损伤比手术刀切割者小。

(四) 操作中的关键点提示

1. 确定切口的部位、形态和长度,需要时先在皮肤表面以亚甲蓝之类画标记,以求准确。

2. 切开前固定皮肤。

3. 切开时手术刀刀面应与皮肤垂直,不可偏斜(某些整复手术的切皮例外)。

4. 到达深层组织时必须防止对血管、神经、内脏的损伤,例如切开腹膜时不可损伤肠管等。

5. 任何皮肤切口应以下刀后一次切完为佳,如此可减少组织损伤。作切口时,避免使用不锋利的刀,以免出现拉锯似的切开,造成切口的不规整、不必要的组织损伤及切口愈合后瘢痕的不整齐。

6. 使用电刀和光刀必须注意防止有关的意外事故(如易燃物爆炸、电流和激光对人体的损伤)。

7. 切开皮肤应用电刀或氩气刀进入深层组织时,控制要得当,做到既要能使切开的组织充分止血,又要防止组织过分"焦化",造成不利于伤口愈合的后果。

(五) 关键问题

1. 皮肤切口的选择和切开原则?

2. 切开操作如何做到运刀得当?

（六）关键问题答案

1. 皮肤切口的选择和切开原则？

①切口距离病变距离最近：切开后能从最短距离和最佳视野显露患处，有利于手术操作。②切口损伤要小：任何切口对组织都有损伤，在有重要血管、神经通过处，尽量避开以免切断损伤。③便于切口延长：术中操作有时需将切口延长切开，因而皮肤切口选择时应考虑到便于术中切口延长。④切口要足够大：切口须有足够长度，方有利于病变显露和手术操作。⑤有利于术后功能、外形恢复：关节部位切口应避免垂直通过，以免术后瘢痕形成影响关节活动。⑥顺皮纹切开：面部、颈部切口应顺应皮纹或皱纹进行，根据需要也可顺轮廓线切开。

2. 切开操作如何做到运刀得当？

切入皮肤时，一般垂直下刀、水平走行、垂直出刀、用力均匀、不可偏斜，皮肤和皮下组织一次性切开，不应多次切割和斜切。切开带毛发部位时，应顺毛根方向切入，以减少术后秃发。切开时用左食指、拇指固定切口部位，必要时可由助手协助固定切口处皮肤。

（林　浩）

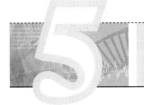

第五章

止 血

（一）操作目的

1. 减少出血,保持血容量。

2. 彻底止血,保证手术区域清晰,便于手术操作,保证手术安全进行。

（二）适应证

1. 压迫及填塞止血法适用较为广泛的创面渗血;较大血管出血一时无法找到或显露出血点时,可暂时采用压迫止血法,辨明出血的血管后,再进行结扎止血或缝扎止血等。

2. 钳夹止血法适用于活动性出血。

3. 单纯钳夹止血效果不可靠时,可采用结扎止血法。

4. 较大血管出血时,钳夹出血血管断端后,可采用结扎止血或结扎加缝扎止血。

5. 电凝止血法适用于皮下组织、内脏组织等部位的小血管出血;也适用于不易用血管钳钳夹和(或)结扎的渗血。

6. 止血带止血法适用于四肢手术的临时止血,如手、前臂或足部手术;还适用于四肢大血管出血的急救止血。

（三）禁忌证

1. 电凝止血不适用于较大血管的止血。

2. 当肢体患有恶性肿瘤或感染时,如需使用止血带,则不宜使用驱血带或用手挤压排血,以防止恶性肿瘤细胞或细菌挤入血液中,引起其扩散。

3. 肢体血运不良时,如血管损伤、血管闭塞性疾病、静脉血栓形成、严重动脉硬化等,应避免使用止血带。

4. 前臂及小腿因双骨之间有骨间动脉和静脉,止血带效果常不理想。

（四）操作准备

1. 设备准备

（1）急救包、纱布垫、干纱布、生理盐水、止血药物、绷带。

（2）止血钳、持针器、针、手术丝线、线剪。

（3）单极电凝镊、双极电凝镊。

2. 操作者准备　着装整洁。

（五）操作步骤

1. 压迫及填塞止血法

（1）一般创面出血可用干纱布直接压迫出血创面数分钟,即可控制出血。

（2）渗血较多时,可将纱布垫浸于 50~60℃无菌热生理盐水中,拧干填塞压迫于出血创面3~5 分钟,即可控制渗血。

（3）大量出血病情危急时,可用碘仿纱条或纱布填塞压迫止血,待病情好转后(一般 3~7 天)再逐步取出,有时在取出过程中应注意再出血。

（4）局部药物止血法:采用可吸收止血纱布填塞或压迫出血、渗血处,或采用止血药物以达到止血目的。常用的止血药有明胶海绵、羧甲基纤维素纱布及中草药提取的止血粉等。

(5) 骨髓腔或颅骨出血时,可用骨蜡封闭止血。

2. 钳夹止血法(图 3-5-1)

(1) 根据血管大小不同和血管位置深浅不同选用不同的血管钳。

(2) 仔细辨认出血的血管断端,如因出血较多无法看清时,可用吸引器吸尽积血,用血管钳准确地钳夹出血血管断端,即可止血,再进行结扎止血或缝合结扎止血。

3. 结扎止血法

(1) 单纯结扎止血法(图 3-5-2):先用血管钳尖部钳夹出血点,然后将丝线绕过血管钳下的血管(出血点)和周围少许组织,结扎止血。结扎时,持钳者应先抬起钳柄,当结扎者将缝线绕过血管钳后,下落钳柄,将钳尖部翘起,并转向结扎者,显露结扎部位,方便结扎者打结。当第一道结收紧后,应撤去血管钳,将结进一步收紧,再打第二道结。遇到重要血管在打好第一道结后,应在原位稍微松开血管钳,以便第一道结进一步收紧,然后再夹住血管,打第二道结乃至第三道结。

(2) 缝扎止血法(图 3-5-3):适用于较大血管或重要部位血管出血。先用血管钳钳夹出血血管断端及周围少许组织,然后缝针穿过血管断端和组织一并结扎,可行单纯缝扎或"8"字形缝扎。

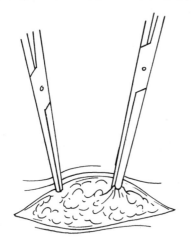

图 3-5-1 钳夹止血法

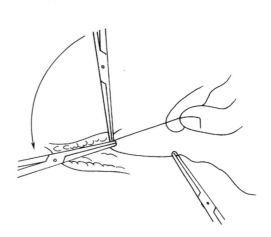

图 3-5-2 结扎止血法

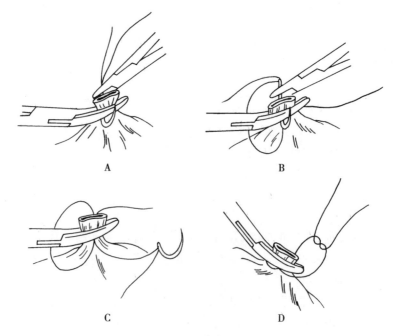

A B C D

图 3-5-3 "8"字形缝扎止血法

4. 电凝止血法(图3-5-4) 电凝止血法利用高频电流凝固小血管止血,实际上利用电热作用使血管凝结炭化。它是目前临床上常用的止血方法之一。一般分为单极和双极电凝两种,单极电凝多用于皮肤等软组织的切开和止血;双极电凝多用神经外科手术的切开和止血。

5. 止血带止血法 止血带止血法是外科常用的四肢止血方法之一,广泛用于外科手术和急救的临时止血。止血带以充气式止血带最好,在紧急情况下,也可使用橡皮管、绷带或三角巾等替代。止血带的位置在靠近伤口的最近端。止血带压力以能止住血为度,止血带使用要标注使用时间,每隔1小时放松10分钟,连续使用不超过4小时。

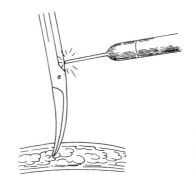

图3-5-4 电凝止血法

(六)操作中的关键点提示

1. 填塞止血时,应注意取出时间,过早可再度出血,过晚易发生感染。应详细记录填塞纱布的数量及填塞部位。

2. 钳夹止血要注意以下几点:

(1)钳夹止血时不要夹住过多的周围组织,以免造成组织坏死过多,影响伤口愈合。

(2)结扎线绕过血管钳后,将钳放平,钳尖朝上,等钳下打好第一结后慢慢松钳,松钳后第一结需进一步拉紧,才打第二结。

(3)出血血管两个断端都应钳夹,并进行结扎止血或缝扎止血。如为小血管出血可用电刀止血。

3. 结扎止血要注意以下几点:

(1)当无法辨认血管或出血较多,影响手术野时,可先用纱布压迫或用吸引器吸尽积血,再用血管钳钳夹出血血管断端,尽可能一次夹住,不应盲目乱夹,以免损伤其周围组织。

(2)大中血管应先分离一小段,用血管钳引两根线,分别结扎血管两端(近端和远端),于两根线的中间剪断血管,再分别结扎或缝扎一次。或用两把血管钳夹住血管两端(近端和远端),中间切断之,再分别结扎或缝扎两次,或结扎加缝扎各一次。

(3)结扎血管必须牢靠,避免滑脱,引起大出血。

(4)较大血管出血应予以缝扎加结扎或双重结扎止血。

(5)血管钳的尖端应朝上,以便于结扎。

(6)撤出止血钳时钳口不宜张开过大,以免撑开或可能带出部分打在钳头上的线结,或牵动结扎线撕断结扎点而造成出血。

(7)深部打结时,应在原位打结,动作要轻柔,以免拉断血管而引起大出血。

4. 止血带止血要注意以下几点:

(1)不能将止血带直接绑在皮肤上,而必须在绑止血带的部位垫数层衬垫,以防止止血带损伤局部组织。止血带应避免绑在上臂中、下1/3部位,以免压迫桡神经。

(2)应尽量缩短止血带的使用时间,充气止血带必须在术前才开始充气。每次使用止血时间不应超过60分钟,如需继续使用或手术仍未结束,则应松开止血带10分钟,待循环恢复后,再重新上止血带。使用止血带时必须记录绑上与松开止血带的时间和压力,定时通知相关人员(如手术医师或接诊医师等)。

(七)关键问题

1. 压迫止血适应证有哪些?

2. 对大、中血管止血的注意事项有哪些?

3. 止血时钳的尖端方向应朝向哪里?

4. 撤出止血钳的方法？

5. 电凝止血适应证有哪些？

（八）关键问题答案

1. 压迫止血适应证有哪些？

适用于较广泛的创面渗血；对较大血管出血一时无法显露出血点时，可暂时压迫止血，在辨明出血的血管后，再进行结扎止血。

2. 对大、中血管止血的注意事项有哪些？

对大、中血管，应先分离出一小段，再用两把止血钳夹住血管两侧，中间切断，再分别结扎或缝扎。

3. 止血时钳的尖端方向应朝向哪里？

钳的尖端应朝上，以便于结扎。

4. 撤出止血钳的方法？

撤出止血钳时钳口不宜张开过大，以免撑开或可能带出部分打在钳头上的线结，或牵动结扎线撕断结扎点而造成出血。

5. 电凝止血适应证有哪些？

适用于皮下组织小血管的出血和不适宜用止血钳钳夹结扎的渗血。但不适用于较大血管的止血。操作时可先用止血钳将出血点钳夹，然后通电止血；也可用单极或双极电凝镊直接夹住出血点即可止血。

（林　浩）

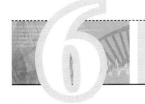

第六章

缝　合

（一）操作目的

借缝合的张力维持伤口边缘相互对合以消灭空隙,有利于组织愈合。

（二）适应证

手术切口和适宜一期缝合的新鲜创伤伤口。

（三）禁忌证

污染严重或已化脓感染的伤口。

（四）操作准备

1. **物品准备**　缝线:1,4,7号丝线若干(供术者选择),外科常规腹部缝针数套,手术刀一把,无齿镊、有齿镊各一把。持针器一把,小直止血钳两把,线剪一把。消毒手套。

2. **操作者准备**　按照无菌原则,穿手术衣,戴口罩、帽子,洗手,戴手套。

3. **患者准备**　告知缝合的目的,暴露伤口。

（五）操作步骤

1. 缝合基本步骤:进针、拔针、出针、夹针(以皮肤缝合为例)。

（1）进针:缝合时左手执有齿镊,提起皮肤边缘,右手执持针钳,在距皮缘1~1.2cm进针处,用腕臂力由外旋进,顺针的弧度刺入皮肤,经皮下从切口对侧的皮肤穿出,使切口两侧缝合的组织对等,有利于愈合。

（2）拔针:用有齿镊捏住针的前端,顺针的弧度外拔,同时持针器从针后部顺势前推。

（3）出针、夹针:当针要完全拔出时,阻力已很小,可松开持针器,用镊子夹针继续外拔,持针器迅速转位夹住针体前部,顺势将针完全拔出,持针器和所夹住的缝针一并交给器械护士。缝线由第一助手打结,第二助手剪线,完成缝合步骤。

2. 根据缝合后切口边缘的形态分为单纯、内翻、外翻缝合三类,每类又有间断和连续缝合两种。

（1）单纯缝合法:为外科手术中广泛应用的一种缝合法,缝合后切口边缘对合。

1）单纯间断缝合法,最常用。常用于皮肤、皮下组织、腹膜及胃肠道等的缝合(图3-6-1)。

2）单纯连续缝合法:优点是节省用线和时间,常用于腹膜缝合及胃肠道和血管等的吻合缝合(图3-6-2)。

3）"8"字形缝合法:实际上是两个间断缝合,结扎较牢固且可节省时间,常用于缝合腱膜及缝扎止血(图3-6-3)。

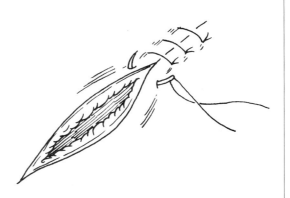

图3-6-1　单纯间断缝合法

4）连续扣锁缝合法:又称毯边(锁边)缝合法,闭合及止血效果较好,常用于胃肠道吻合时

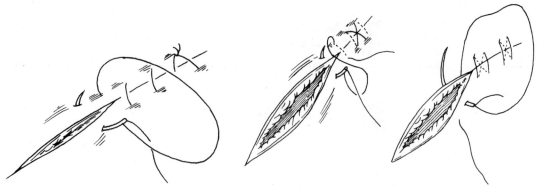

图 3-6-2　单纯连续缝合法　　　　图 3-6-3　"8"字形缝合法

后壁全层缝合(图 3-6-4)。

（2）内翻缝合法：缝合后切口内翻,外面光滑,常用于胃肠道吻合。

1）垂直褥式内翻缝合法,又称仑字特（Lembert）式缝合法。分间断与连续两种,常用的为间断法。在胃肠及肠肠吻合时用以缝合浆肌层（图 3-6-5）。

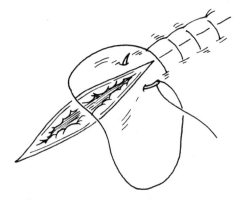

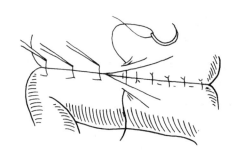

图 3-6-4　连续扣锁缝合法　　　　图 3-6-5　垂直褥式内翻缝合法

2）水平褥式内翻缝合法：又分为三种：

①间断水平褥式内翻缝合法,又称何尔斯太（Halsted）氏缝合法。用以缝合浆肌层或修补胃肠道小穿孔（图 3-6-6）。

②连续水平褥式内翻缝合法,又称库兴（Cushing）氏缝合。多用于缝合浆肌层（图 3-6-7）。

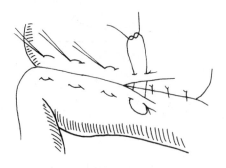

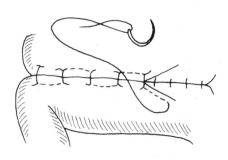

图 3-6-6　间断水平褥式内翻缝合法　　图 3-6-7　连续水平褥式内翻缝合法

③ 连续全层水平褥式内翻缝合法,又称康乃尔(Connell)氏缝合。多用于胃肠吻合时缝合前壁全层(图 3-6-8)。

④ 荷包口内翻缝合法,用于埋藏阑尾残端、缝合小的肠穿孔或固定胃、肠、膀胱、胆囊造瘘等引流管(图 3-6-9)。

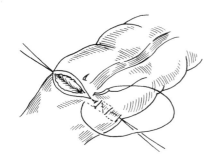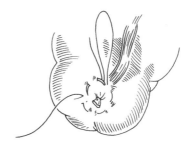

图 3-6-8　连续全层水平褥式内翻缝合法　　　　图 3-6-9　荷包口内翻缝合法

(3) 外翻缝合法:缝合后切口外翻,内面光滑。常用于血管吻合、腹膜缝合、减张缝合等。有时亦用于缝合松弛的皮肤(如老年或经产妇腹部、阴囊皮肤等)防止皮缘内卷,影响愈合。

1) 间断水平褥式外翻缝合法(图 3-6-10)

2) 间断垂直褥式外翻缝合法(图 3-6-11)

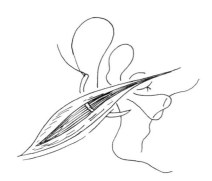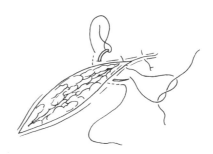

图 3-6-10　间断水平褥式外翻缝合法　　　　图 3-6-11　间断垂直褥式外翻缝合法

3) 连续外翻缝合法(图 3-6-12)

(4) 减张缝合法:缝合处组织张力大,全身情况较差时,为防止切口裂开可采用此法,主要用于腹壁切口的减张。缝合线选用较粗的丝线或不锈钢丝,在距离创缘 2~2.5cm 处进针,经过腹直肌后鞘与腹膜之间至对侧并穿过腹直肌后鞘向皮外出针,以保证层次的准确性,亦可避免损伤脏器。缝合间距 3~4cm,所缝合的腹直肌鞘或筋膜应较皮肤稍宽,使其承受更多的切口张力,有利于切口的愈合。结扎前将缝线穿过一段橡皮管或纱布做的枕垫,以防皮肤被割裂,结扎时切勿过紧,以免影响血运(图 3-6-13)。

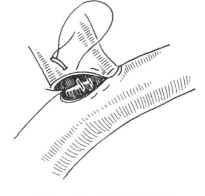

图 3-6-12　连续外翻缝合法

(5) 皮内缝合法:可分为皮内间断及皮内连续缝合两种,皮内缝合应用眼科小三角针、小持针钳及 0 号丝线。缝合要领:从切口的一端进针,然后交替经两侧切口边缘的皮内穿过,一直缝到切口的另一端穿出,最后抽紧,两端可作蝴蝶结或纱布小球垫。常用于外露皮肤切口的缝合,如颈部甲状腺手术切口。其缝合的好坏与皮下组织缝合

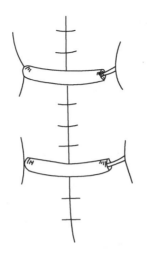

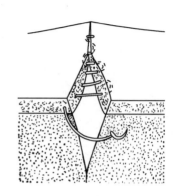

图 3-6-13　减张缝合法　　　　图 3-6-14　皮内缝合法

的密度、层次对合有关。如切口张力大,皮下缝合对拢欠佳,不应采用此法。此法缝合的优点是对合好,拆线早,愈合疤痕小,美观(图 3-6-14)。

3. 缝合的基本原则

(1) 要保证缝合创面或伤口的良好对合:缝合应分层进行,按组织的解剖层次进行缝合,使组织层次严密,不要卷入或缝入其他组织,不要留残腔,防止积液、积血及感染。缝合的边距(进针和出针处同创缘的距离)及针距(两针缝合之间的距离)必须均匀一致,这样看起来美观,更重要的是,受力及分担的张力一致并且缝合严密,不至于发生泄漏。

(2) 注意缝合处的张力:结扎缝合线的松紧度应以切口边缘紧密相接为准,不宜过紧,切口愈合的早晚、好坏并不与紧密程度完全成正比,过紧过松均可导致愈合不良。伤口有张力时应进行减张缝合,伤口如缺损过大,可考虑行转移皮瓣修复或皮片移植。

(3) 缝合线和缝合针的选择要适宜:无菌切口或污染较轻的伤口在清创和消毒清洗处理后可选用丝线,已感染或污染严重的伤口可选用可吸收缝线,血管的吻合应选择相应型号的无损伤针线。

4. 注意事项

(1) 无论何种缝线(可吸收或不可吸收),均为异物,因此应尽可能选用较细缝线或少用缝线。一般选用线的拉力能胜过组织张力即可。为了减少缝线量,肠线宜用连续缝合,丝线宜用间断缝合。

(2) 不同的组织器官有不同的缝合方法,选择适当的缝合方法是做好缝合的重要内容。

(3) 1 号丝线用于皮肤、皮下组织及部分内脏,或用于小血管结扎,4 号或 7 号丝线作较大血管结扎止血,肌肉或肌膜、腹膜缝合时应用。10 号丝线仅用于减张性缝合及在结扎未闭的动脉导管时用。5/0、7/0 丝线作较小血管及神经吻合用。

(4) 增加缝合后切口抗张力的方法是增加缝合密度而不是增粗缝线;虽然连续缝合的力量分布均匀,抗张力较用间断缝合者强,但缺点是一处断裂将使全部缝线松脱,伤口裂开,同时连续缝合的线较多,异物反应亦较大,特别是伤口感染后的处理较间断缝伤口更为困难,如无特殊需要,一般少用连续缝合。

(5) 缝合切口时应将创缘各层对合好。缝合皮肤皮下时,垂直进针和出针,不宜过深或过浅;结扎时以将创缘对拢为宜,不宜过紧或过松。过浅或过松将留下死腔、积血积液,或切口对合不齐,导致伤口感染或裂开;过深或过浅则皮缘易内卷或下陷,过紧尚可影响切口血循环,妨碍愈合。以间断缝合为例,一般情况下每针边距约 0.5~0.6cm,针距约 1.0~1.2cm,相邻两针间的四点形成正方形为佳。

(6) 结扎张力适当。结扎过紧,会造成组织缺血坏死,造成感染或脓肿。结扎过松,遗留死腔,形成血肿或血清肿,招致感染影响愈合。

(7) 已经感染的伤口除皮肤外,不宜用丝线缝合。

(8) 剪线:原则上体内组织结扎的丝线线头保留 2cm;肠线线头 3~4cm;血管缝线保留 5~8cm;皮肤缝合的线头应留长,一般为 5~8cm,便于以后拆除。

【扩展补充知识】

(一) 手术缝针

手术缝针可以分为针尖、针体及针孔(针眼)等部位。按针尖形状分圆形及三角形两种,按针体弯曲度分为弯形、半弯形及直形。手术选用缝针时,依所缝合组织、脏器及血管等的脆弱度,选用时必须注意针尖的锐利度及针眼的大小,避免造成组织的创伤;依组织脏器部位的深浅,选用时注意缝针的弯曲程度。三角形缝针穿过组织时易撕裂组织,故多用在坚韧的结缔组织和皮肤。常用的几种介绍如下。

1. 圆形缝针 主要用于柔软容易穿透的组织,如腹膜、胃肠道及心脏组织,穿过时损伤小。

2. 三角形缝针 适用于坚韧的组织,其尖端是三角形的,针身部分是圆形的。

3. 三角形角针 针尖至带线的部位皆为三角形,用于穿透坚韧的组织,如筋膜及皮肤等。

4. 金属皮夹 这种金属皮夹,装入特制钉匣内,用特制持夹钳夹住金属皮夹,多用于缝合皮肤及矫形外科。

5. 无损伤缝针 这一类型针附于缝线的两端,多用于血管吻合及管状或环形构造时,亦用于连续缝合,如肠道吻合和心脏手术时,有弯形和直形两种。

6. 引线针 有手把,前端为扁圆钝弯形针尖及针身,深部组织结扎血管时使用,不易割伤,便于操作,常用于肝脏手术时。

选用以上各种类、各型号的缝针时,应选用大小不同的持针钳配搭,避免配搭不当造成针体弯曲或折断,影响手术进行。

(二) 医用缝线

各种缝线在手术中用于缝合各类组织和脏器,直到手术伤口愈合为止,又可结扎缝合血管,起止血作用。所有的缝线在人体组织内均为异物,都可起不良反应,只是反应大小不同而已。选用缝线最基本的原则为:尽量使用细而拉力大、对组织反应最小的缝线。各种缝线的粗细以号数与零数表明,号数越大表示缝线越粗,常用的有 1#、4#、7#、10#;零数越多表示缝线越细,常用的有 1/0~10/0。

1. 医用丝线 分板线和团线两种。是外科广泛、基本使用的缝线。柔软强韧,容易操作。多用于缝合体内各种组织、脏器及血管等。在组织内反应小,但在体内不吸收而形成异物,手术感染后影响切口愈合。一般缝线多采用黑色,操作时易与组织分辨。板线常用型号为"000"、"0"、"1"、"4"、"7"、"10"号,线长 60cm 或 70cm。团线型号与板线相同,目前有条件的医院已较少使用团线,已被一次性医用板线所取代。丝线不宜重复消毒使用,以免影响拉力。

2. 无损伤缝线 分不可吸收和可吸收线两种。

(1) 不可吸收线有锦纶线(尼纶线)、涤纶编结线、聚丙烯线。锦纶(尼纶)线:即聚酰胺纤维缝线,系人造纤维制成。抗张力及韧性皆强于丝线,在组织内反应小。型号有 6/0~11/0,常用于血管、神经的吻合与修补,也用于输卵管吻合手术。涤纶编结线:即聚脂缝线,这种缝线是除铜线外最强韧的缝线。一般由多股编织而成,抗张力强度高,常用于心脏瓣膜置换、矫形外科肌腱修补及显微血管吻合手术。粗线有 1~10 号,细线有 2/0~6/0 号,常用 10 号作减张缝合。

(2) 可吸收缝线:是目前较理想的一种缝线,是用聚羟基乙酸包膜的缝线,它有表面光滑、吸收快、损伤小、组织反应小的优点。其型号有 0~9/0,带针。针有大、小、圆针与三角针之分,使用时应根据临床用途进行选择。常用于肠道、胆道、肌肉、关节囊、子宫、腹膜等组织脏器的缝合,

181

也用于眼科和烧伤整形科手术。

3. 医用肠线 分普通肠线和铬制肠线两种,均可吸收。吸收所需时间的长短,依肠线的粗细及组织的情况而定,一般6~20天可完全吸收。目前肠线均采用一次性无菌包装,使用方便。

(1)普通肠线:用羊肠或牛肠黏膜下层组织制作的易吸收缝线。吸收快,但组织对肠线的反应稍大。多用于愈合较快的组织或皮下组织、结扎血管和缝合感染伤口等。一般常用于子宫、膀胱等黏膜层。

(2)铬制肠线:此肠线系铬酸处理制成,可减慢组织吸收速度,它造成的炎症反应比普通肠线少。一般多用于妇科及泌尿系统手术,是肾脏及输尿管手术常常选用的缝线,因为丝线会促进形成结石。使用时用盐水浸泡,待软化后拉直,以便于手术操作。

医用肠线的型号有1#、2#、0#、1/0、2/0、3/0、4/0、5/0等。目前,大型综合医院使用医用肠线有逐渐减少的趋势,将被较理想的可吸收缝线取代。

4. 不锈钢丝 主要用于需要强拉力缝合时,如用于腹壁张力缝合等。是缝线中最不易引起组织反应的缝线,但不易打结,钢丝的尖端容易刺破手套。

(六)操作中的关键点提示

1. **进针** 适当的边距和针距不仅决定缝合后伤口的美观,更重要的是影响到伤口的愈合。

2. **拔针** 无论开始时用镊子捏住缝针前端还是之后用迅速反转的持针器夹持了针体,拔针时均要按照缝针的弧度拔出,避免强硬操作造成损伤。

3. **出针** 出针前需用反转了的持针器夹住针体以便顺弧度拔出。出针后将持针器和所夹持的缝针一并交给器械护士,避免缝针失落而增加不必要的寻找时间。

4. **夹针** 如果操作者时间宽裕,可在将持针器和缝针递还器械护士时,就将持针器夹在针体的中后1/3交界处,便于完成下一针缝线的穿线。

(七)关键问题

1. 伤口缝合的适应证?

2. 伤口缝合的禁忌证?

3. 皮肤缝合注意要点是什么?

4. 为什么在可能情况下尽量先用较细丝线或少用丝线?

5. 结扎过紧或过松会出现什么情况?

6. 连续缝合的优点和缺点是什么?

7. 增加缝合后切口抗张力的方法是什么?

8. 不同线剪线的原则是什么?

(八)关键问题答案

1. 伤口缝合的适应证?

手术切口和适宜一期缝合的新鲜创伤伤口。

2. 伤口缝合的禁忌证?

污染严重或已化脓感染的伤口。

3. 皮肤缝合注意要点是什么?

(1)切口两侧组织应按层次严密正确对合。

(2)针距、边距两侧应一致。

(3)不留死腔。

(4)缝合线结扎的松紧适当。

(5)手腕用力,垂直进出针,顺针的弧度拔针。

4. 为什么在可能情况下尽量先用较细丝线或少用丝线?

无论何种缝线(可吸收或不可吸收),均为异物,因此应尽可能选用较细缝线或少用。丝线反应虽轻,但为不吸收的永久性异物,因此在可能的情况下尽量先用较细丝线或少用。一般选用线的拉力能胜过组织张力即可。

5. 结扎过紧或过松会出现什么情况?

结扎过紧:可影响切口血循环,造成组织缺血坏死,造成感染或脓肿。

结扎过松:将留下死腔,积血积液,形成血肿或血清肿,招致感染影响愈合。

6. 连续缝合的优点和缺点是什么?

优点:连续缝合力量分布均匀,抗张力较用间断缝合者强。

缺点:一处断裂将使全部缝线松脱,伤口裂开,同时连续缝合的线较多,异物反应亦较大,特别是伤口感染后的处理较间断缝伤口更为困难。

7. 增加缝合后切口抗张力的方法是什么?

增加缝合密度,而不是增粗缝线。

8. 不同线剪线的原则是什么?

原则体内组织结扎的丝线线头保留 2mm,肠线线头 3~4mm,血管缝线保留 5~8mm。皮肤缝合的线头应留长,一般为 5~8mm,便于以后拆除。

（邹 扬）

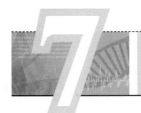

第七章

清 创 术

（一）操作目的

在细菌感染形成前充分清除坏死或失活组织及血块、异物等有害物质，控制伤口出血，尽可能地将已经被污染的伤口变为清洁伤口，争取为伤口早期愈合创造良好的环境。

（二）适应证

各种类型开放性损伤视为新鲜伤口，具备以下条件者：

1. 伤后 6~8 小时以内者。

2. 伤口污染较轻，伤后不超过 12 小时者。

3. 头面部伤口，一般在伤后 24~48 小时以内，争取清创后一期缝合。

（三）禁忌证

污染严重或已化脓感染的伤口。

（四）操作准备

1. 设备准备

（1）一般器械：普通清创缝合器械包

（2）特殊器械及材料：吻合血管用的精细器械和无损伤针线；骨折时应准备内固定器材、夹板或石膏绷带；四肢严重损伤时应备橡皮止血带或气囊止血带；手外伤伴有骨折时应备咬骨钳、克氏针、螺丝钉等物品。

2. 操作者准备
按照无菌原则，穿手术衣，戴口罩、帽子，洗手，戴手套。

3. 患者准备

（1）术前需对伤员进行全面检查，不要急于行清创缝合术。特别是要检查患者意识情况、生命体征，注意患者是否合并颅脑损伤、心肺损伤及腹部脏器严重的损伤。如存在这些严重的情况，首先应抢救生命，暂缓实施清创术。

（2）如患者存在休克，应首先治疗休克，快速开通静脉予以输液、输血，患者一般情况好转后再进行清创术。如患者休克是由于伤口出血造成，可在抗休克同时进行止血、清创、包扎等治疗。

（3）如伤口较大，污染较严重，需要预防性运用抗生素。

（五）操作步骤

1. **清洗皮肤** 用无菌纱布覆盖伤口，再用汽油或乙醚擦去伤口周围皮肤的油污，更换覆盖伤口的纱布，用软毛刷蘸消毒皂水刷洗皮肤，然后用清水冲净。油污不易除掉时，可用汽油进行擦洗。刷洗时勿让水进入伤口内，刷洗范围距伤口 30cm 以上为宜。如此刷洗伤口周围 2~3 遍后，用无菌干纱布擦拭干净（图 3-7-1、图 3-7-2）。

2. **清洗伤口** 去掉覆盖伤口的纱布，以生理盐水冲

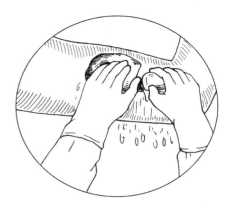

图 3-7-1　清洗皮肤

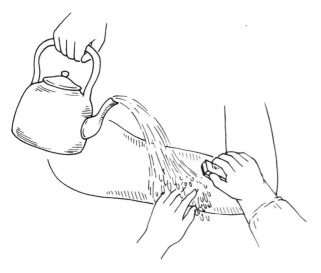
图 3-7-2 清水冲洗皮肤

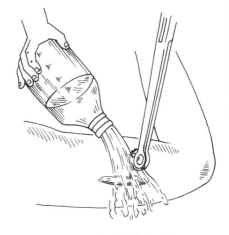
图 3-7-3 生理盐水冲洗伤口

洗伤口,用消毒镊子或小纱布球轻轻除去伤口内的污物、血凝块和异物(图 3-7-3)。

3. **皮肤消毒、铺无菌巾** 用 0.1% 活力碘消毒伤口周围皮肤达创缘 20cm,消毒时注意勿使消毒液进入伤口内,以免加重伤口内组织损伤。消毒完毕操作者更换手套,术区铺盖无菌巾。

4. **麻醉** 根据患者受伤部位、手术时间长短选择适当的麻醉方式。伤口较小,手术时间短的患者可选用局部浸润麻醉或区域组织麻醉;伤口较大,手术时间长的患者可选用全身麻醉。

5. **清理伤口** 仔细检查伤口,进一步了解伤情,弄清肌腱、骨骼、重要神经、血管等有否损伤。对浅层伤口,可切除伤口周围不整皮肤缘 0.2~0.5cm,切面止血,消除血凝块和异物,切除失活组织和明显挫伤的创缘组织(包括皮肤和皮下组织等),并随时用无菌盐水冲洗。对深层伤口,应彻底切除失活的筋膜和肌肉(肌肉切面不出血,或用镊子夹捏不收缩者,表示已坏死),但不应将有活力的肌肉切除,以免切除过多影响功能。为了处理较深部伤口,有时可适当扩大伤口和切开筋膜,清理伤口,直至伤口比较清洁,显露血液循环较好的组织。如同时有粉碎性骨折,应尽量保留骨折片;已与骨膜游离的小骨片则应予清除(图 3-7-4、图 3-7-5)。

清创时应按一定顺序和解剖层次,由浅入深区分进行。清除失活组织,应注意妥善止血。对于伤口边缘较整齐者,也可不切除创缘,以免伤口缝合时皮肤张力过大。神经、肌腱、关节囊和韧带清创时应持慎重态度,除明显坏死者必须切除外,其余宜保留观察。

6. **再次冲洗伤口** 失活组织清理后,再用生理盐水冲洗伤口 2 遍,彻底去除组织碎屑、残渣、污染较严重的伤口,可先用 0.1% 洗必泰冲洗创面或用洗必泰纱布湿敷创面数分钟,然后再用生理盐水冲洗,以减少厌氧菌感染。操作者更换手套,重新覆盖无菌巾,并更换已用过的手术

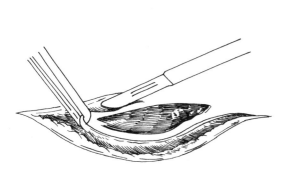
图 3-7-4 切除伤口皮缘

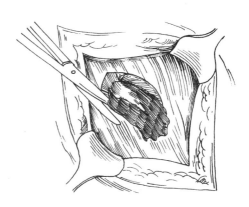
图 3-7-5 剪去失活的肌肉

185

器械。

7. **修复伤口**　根据污染程度、伤口大小和深度等具体情况,决定伤口是开放还是缝合,是一期还是延期缝合。未超过12小时的清洁伤口可一期缝合;大而深的伤口,在一期缝合时应放置引流条;污染重的或特殊部位不能彻底清创的伤口,应延期缝合,即在清创后先于伤口内放置凡士林纱布条引流,待4~7日后,如伤口组织红润,无感染或水肿时,再作缝合。头、面部血运丰富,愈合力强,损伤时间虽长,只要无明显感染,仍应争取一期缝合。缝合伤口时,不应留有死腔,张力不能太大。对重要的血管损伤应修补或吻合;对断裂的肌腱和神经干应修整缝合。显露的神经和肌腱应以皮肤覆盖;开放性关节腔损伤应彻底清洗后缝合;胸腹腔的开放性损伤应彻底清创后,放置引流管或引流条(图3-7-6)。

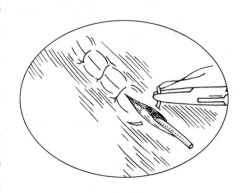

图3-7-6　缝合

8. **包扎固定**　覆盖敷料,包扎固定。如进行血管、神经、肌腱缝合修复,可应用夹板或石膏进行肢体外固定,使缝合的组织处于松弛状态。

9. **术后处理**　根据全身情况输液或输血。合理应用抗生素,防止伤口感染,促使炎症消退。注射破伤风抗毒素;如伤口深,污染重,应同时肌内注射气性坏疽抗毒血清。抬高伤肢,促使血液回流。注意伤肢血运、伤口包扎松紧是否合适、伤口有无出血等。伤口引流条,一般应根据引流物情况,在术后24-48小时内拔除。伤口出血或发生感染时,应立即拆除缝线,检查原因,进行处理。

(六) 操作中的关键点提示

1. 清创前需充分了解患者整体情况,如果存在生命征不稳定,需要先行抢救。

2. 清创时需评估患者的耐受能力,必要时同时给予输液甚至输血。

(七) 关键问题

1. 清创术的目的?

2. 清洗皮肤时,是否需要更换覆盖伤口的无菌纱布? 若需要,何时更换?

3. 清创过程中,大块游离骨片是否需要清除?

4. 血管、神经等重要组织清创的原则是什么?

5. 皮肤清创,清除失活组织时,是否应尽量保留软组织以尽量避免创口出血?

6. 受伤达12小时的严重污染伤口,应采取什么措施?

7. 面颊部开放性损伤,受伤后12小时就诊,应如何局部处理?

(八) 关键问题答案

1. **清创术的目的?**

使开放污染的伤口变为清洁伤口,防止感染,有利于伤口一期愈合。

2. **清洗皮肤时,是否需要更换覆盖伤口的无菌纱布? 若需要,何时更换?**

需要。备皮完毕准备清洗皮肤时要更换覆盖伤口的无菌纱布。用水和无菌软毛刷蘸肥皂液刷洗伤口周围皮肤2~3次,每次用大量无菌生理盐水冲洗,每次冲洗后更换毛刷及手套,更换覆盖伤口的无菌纱布,至清洁为止。

3. **清创过程中,大块游离骨片是否需要清除?**

大块游离骨片在清创后用1‰新洁尔灭浸泡5分钟,再用生理盐水清洗后原位回植。

4. **血管、神经等重要组织清创的原则是什么?**

(1) 血管清创:血管仅受污染而未断裂,可将污染的血管外膜切除;完全断裂、挫伤、血栓栓塞的肢体重要血管,则需要将其切除后吻合或行血管移植;挫伤严重的小血管予以切除,断端可结扎。

(2) 神经清创:对污染轻者,可用生理盐水棉球小心轻拭;污染严重者,可将已污染的神经外膜小心剥离切除,并尽可能保留其分支。

5. 皮肤清创,清除失活组织时,是否应尽量保留软组织以尽量避免创口出血?

不应该。应彻底清除污染、失去活力、不出血的皮下组织,直至正常出血部位为止。充分暴露潜行的创腔、创袋,必要时切开表面皮肤,彻底清除留存其内的异物、血肿。尤其是坏死的肌肉,应切至出血、刺激肌肉组织有收缩反应为止。

6. 受伤达 12 小时的严重污染伤口,应采取什么措施?

答:清创后不予缝合。组织损伤及污染程度较轻、清创及时(伤后 6~8 小时以内)彻底者,可一期直接或减张缝合;否则,宜延期缝合伤口。

7. 面颊部开放性损伤,受伤后 12 小时就诊,应如何局部处理?

宜清创一期缝合。头颈颜面、关节附近有较大血管神经等重要结构暴露的伤口可适当放宽清创时间。头面部伤口,一般在伤后 24~48 小时以内,争取清创后一期缝合。

(邹 扬)

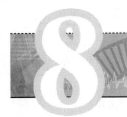

第八章

换 药 术

（一）操作目的

1. 观察伤口情况,及时给予必要和恰当的处理。如长期不愈的伤口,应找出原因,积极治疗。

2. 清理伤口,去除伤口创面的异物(如线头)、坏死组织和分泌物,保持伤口引流通畅;减少细菌繁殖、毒素分解产物的吸收和分泌物的刺激,使炎症局限化,为伤口的愈合创造有利条件。

3. 伤口局部覆盖有效药物,促进水肿吸收,局限炎症,促进新生上皮和肉芽组织的生长及伤口愈合、减少瘢痕形成。

4. 包扎固定伤口,防止进一步损伤和污染,为后期缝合和植皮做准备。

（二）适应证

1. 无菌手术及污染性手术术后 3~4 天检查伤口局部愈合情况,观察伤口有无感染。

2. 估计手术后有伤口出血、渗血可能者,或外层敷料已被血液或渗液浸透者。

3. 位于肢体的伤口包扎后出现患肢浮肿、胀痛、皮肤颜色青紫、局部有受压情况者。

4. 伤口内放置引流物需要松动、部分拔出或全部拔除者。

5. 伤口已化脓感染,需要定时清除坏死组织、脓液和异物者。

6. 伤口局部敷料松脱、移位、错位,或包扎、固定失去应有的作用者。

7. 外科缝合伤口已愈合,需要拆除切口缝线者。

8. 需要定时局部外用药物治疗者。

9. 手术前创面准备,需要对其局部进行清洁、湿敷者。

10. 各种瘘管漏出物过多者。

11. 大、小便污染或鼻、眼、口分泌物污染、浸湿附近伤口敷料者。

（三）禁忌证

无绝对禁忌证。

（四）操作准备

1. **设备准备** 治疗碗(盘)2个,有齿、无齿镊各1把或血管钳2把,探针1个,手术剪1把。2%碘酊和70%酒精棉球或碘伏,生理盐水,棉球若干,引流物或根据伤口所选择的药物、敷料。胶布、剪刀、汽油或松节油、棉签。必要时备酒精灯、火柴、穿刺针。根据伤口需要酌情备用胸腹带或绷带。

2. **操作者准备**

(1) 了解伤口的情况。

(2) 换药地点选择:可在病房,最好在专用的换药室进行换药,保证光线充足、空气新鲜、温度适宜。换药前半小时内不要扫地,避免室内尘土飞扬。

(3) 决定换药顺序:避免交叉感染。原则:先无菌,后感染;先缝合,后开放;先感染轻,后感染重;先一般,后特异。

(4) 按照无菌原则,常规戴口罩帽子,剪短指甲,清洁双手,有条件可戴手套。如为大面积烧伤和特殊感染的伤口换药,必须穿手术衣,戴手套,严格执行消毒隔离制度。操作者如在当天有无菌手术,术前一般不应给感染创口换药,可请其他医师代行。

3. **患者准备** 患者知晓换药的目的,采取最舒适且伤口暴露最好的体位,避免着凉。如伤口较复杂或疼痛较重,可适当给予镇痛或镇静药物以解除患者的恐惧及不安。

(五)操作步骤

1. 用手取外层敷料,再用镊子取下内层敷料及外引流物;与伤口粘着的最里层敷料,应先用盐水湿润后再揭去,以免损伤肉芽组织或引起创面出血。

2. 用两把镊子清洁伤口,一把镊子接触伤口,另一把镊子接触敷料作为传递。用碘伏或酒精消毒伤口周围的皮肤。用盐水棉球清洗创面,轻蘸吸去分泌物或脓液,由内向外,注意移除创口内异物、线头、死骨及腐肉等。棉球一面用后,可翻过来用另一面,然后弃去。不得用擦洗过创面周围皮肤的棉球蘸洗创面。严格防止将纱布、棉球遗留在伤口内。在换药过程中,假如需用两把镊子(或钳子)协同把沾有过多盐水或药液的棉球拧干一些时,必须使相对干净侧(左手)镊子位置在上,而使接触伤口侧(右手)镊子位置在下,以免污染。

3. 分泌物较多且创面较深时,宜用生理盐水冲洗,如坏死组织较多可用消毒溶液(如优锁)冲洗。每天换药2~3次。如需放置引流,应先用探针或镊子探测创腔方向、深浅和范围,然后再用探针或镊子送入油纱布、浸过雷夫努尔药液的纱布或其它引流条。应当松紧适宜,过松不利于引流,过紧则影响组织生长愈合。

4. 高出皮肤或不健康的肉芽组织,可用剪刀剪平,或先用硝酸银棒烧灼,再用生理盐水中和;或先用纯石炭酸腐蚀,再用75%的酒精中和;肉芽组织有较明显水肿时,可用高渗盐水湿敷。

5. 一般无严重感染的平整创面,用凡士林纱布敷盖即可。感染严重的伤口,可用0.05%新洁尔灭,0.02%醋酸洗必泰等洗涤或湿敷,亦可用黄连软膏、去腐生肌散等中药外敷。化脓伤口可用优锁溶液洗涤或湿敷。特异感染,可用0.02%高锰酸钾湿敷。

6. 覆盖无菌纱布,用胶布或绷带固定。

【扩展补充知识】

(一)换药时间

1. 术后无菌伤口,如无特殊反应,3~5天后第一次换药。

2. 感染伤口,分泌物较多,需每天换药。

3. 新鲜肉芽创面,隔1~2天换药。

4. 严重感染或置引流的伤口及粪瘘等,应根据引流量的多少决定换药的次数。

5. 烟卷引流伤口,每日换药1~2次,以保持敷料干燥。

6. 橡皮管引流伤口2~3天换药,引流3~7天更换或拔除时给予换药。

7. 伤口有血液或液体流出,需换药检视并止血。

(二)不同伤口的特殊处理

1. 缝合伤口换药 一般在缝合后第3日检查有无创面感染现象。如无感染,切口及周围皮肤消毒后用无菌纱布盖好,对缝线有脓液或缝线周围红肿者,应挑破脓头或拆除缝线,按感染伤口处理,定时换药。

2. 其它伤口换药

(1)浅、平、洁净伤口:用生理盐水棉球拭去伤口渗液后,盖以凡士林纱布。

(2)肉芽过度生长伤口:正常的肉芽色鲜红、致密、洁净、表面平坦。如发现肉芽色泽淡红或灰暗,表面呈粗大颗粒状,水肿发亮高于创缘,可将其剪除,再将盐水棉球拭干,压迫止血。也可用10%-20%硝酸银液烧灼,再用等渗盐水擦拭,若肉芽轻度水肿,可用3%-5%高渗盐水湿敷。

(3)脓液或分泌物较多的伤口:此类伤口宜用消毒溶液湿敷,以减少脓液或分泌物。湿敷药物视创面情况而定,可用1∶5000呋喃西林或漂白粉硼酸溶液等。每天换药2-4次,同时可根据创面培养的不同菌种,选用敏感的抗生素。对于有较深脓腔或窦道的伤口,可用生理盐水或各

189

种有杀菌去腐作用的溶液进行冲洗,伤口内适当放引流物。

（4）慢性顽固性溃疡:此类创面由于局部循环不良,营养障碍或切面早期处理不当或由于特异性感染等原因,使创面长期溃烂,久不愈合。处理此类创面时,首先找出原因,改善全身状况,努力促进创面的肉芽生长。

（5）脂肪液化的伤口:在脂肪丰富的地方易出现脂肪液化,此时广泛敞开切口（脂肪液化的区域全部打开）,加强换药。每日换药,待伤口渗出减少后,凡士林纱布覆盖刺激肉芽生长,之后二期缝合或蝶形胶布拉合。

（三）换药口诀

1. 物品准备

（1）用什么,取什么;用多少,取多少

（2）先干后湿

（3）先无刺激性,后有刺激性

（4）先用后取,后用先取

2. 决定顺序

（1）先无菌,后感染

（2）先缝合,后开放

（3）先感染轻,后感染重

（4）先一般,后特异

（四）胶布固定的技巧

1. 选择何种胶布时应考虑病人的过敏史、全身状态、皮肤特性、胶布粘着时间、是否需要加压止血等,以不引起皮肤张力或牵拉力的方法放置胶布。通常,第一条胶布固定敷料的最上方,长度以一半粘住敷料,另一半粘住两侧皮肤,不可过短过长,粘贴时敷料的中间先固定,再分别粘住两边;第二条胶布固定敷料中间,第三条胶布固定最下方。

2. 胶布粘贴的方向需与躯干或肢体长轴的方向垂直,以获得有效的固定。

3. 移去胶布时必须顺毛发方向,一手轻拉,一手保护皮肤,轻柔地打开两侧胶布后再整个移除敷料。如果胶布固定一时无法揭开,则可用清水或生理盐水先湿润胶布,等胶布软化后再慢慢揭除。

【注意事项】

1. 换药者操作应当稳、准、轻,禁忌动作过粗过大,严格遵守无菌外科技术。

2. 根据伤口情况准备换药敷料和用品,应勤俭节约,物尽其用,不应浪费。

3. 合理掌握换药的间隔时间,间隔时间过长不利伤口愈合,间隔时间过短因反复刺激伤口也会影响伤口愈合,同时增加病人痛苦,并造成浪费。

4. 每次换药完毕,须将一切用具放回指定的位置,认真洗净双手后方可给另一患者换药。

（六）操作中的关键点提示

1. 严格执行无菌操作原则。

2. 换药后伤口内引流物,既要利于引流,也要不影响组织生长。

3. 特殊感染伤口敷料和器械,换药后需要特殊处理。

（七）关键问题

1. 多个换药操作的先后原则是什么?

2. 揭去敷料时,是用手揭取还是用镊子揭取敷料,为什么?

3. 胶布固定敷料应注意什么?

4. 双手执镊操作时,应注意什么?

5. 换药时发现伤口局部红肿范围大,并触到硬结,甚至波动,应如何处理?

6. 肉芽过度生长的创面该如何处理?

7. 换药时伤口分泌物应如何识别?

8. 缝合伤口引流物一般何时取出? 如何取出? 应注意什么?

(八) 关键问题答案

1. 多个换药操作的先后原则是什么?

(1) 先无菌,后感染。

(2) 先缝合,后开放。

(3) 先感染轻,后感染重。

(4) 先一般,后特殊。

2. 揭去敷料时,是用手揭取还是用镊子揭取敷料?

做好换药准备后,应用手揭去外层敷料,将污染敷料内面向上放在弯盘中,再用镊子轻轻揭取内层敷料。

3. 胶布固定敷料应注意什么?

胶布固定敷料应注意胶布粘贴方向应与肢体或躯体长轴垂直。

4. 双手执镊操作时,应注意什么?

一把镊子可直接接触伤口,另一把镊子专用于换药碗中夹取无菌物品,递给接触伤口的镊子,两镊不可相碰。

5. 换药时发现伤口局部红肿范围大,并触到硬结,甚至波动,应如何处理?

应提前拆除缝线,伤口敞开引流,按脓腔伤口处理。

6. 肉芽过度生长的创面该如何处理?

正常的肉芽色鲜红、致密、洁净、表面平坦、易出血。如发现肉芽色泽淡红或灰暗,表面呈粗大颗粒状,水肿发亮高于创缘,可将其剪除,再将盐水棉球拭干,压迫止血。也可用 10%~20% 硝酸银液烧灼,再用等渗盐水擦拭,若肉芽轻度水肿,可用 3%~10% 高渗盐水湿敷。

7. 换药时伤口分泌物(血液,血浆,脓液,空腔脏器漏出液)应如何识别?

(1) 血液:血性、淡红性、鲜红血性、陈旧血性。

(2) 血浆:淡黄色清亮液体。

(3) 脓液:颜色、气味、黏稠度根据细菌种类而不同。

(4) 空腔脏器漏出液:胆汁、胰液、胃肠道液体和尿液等。

伤口渗出物颜色、量、气味、浑浊程度等的描写对病情的判断十分重要,是换药时关注的主要内容。

8. 缝合伤口引流物一般何时取出? 如何取出? 应注意什么?

引流物一般在手术后 24~48 小时取出,局部以 75% 乙醇消毒后,更换无菌敷料。术后预防性引流一次性拔除;脓腔引流逐渐拔除;拔除时去除固定缝线、松动、旋转,使其与周围组织充分分离;多条多根引流物应逐条或逐根拔除;应注意拔除引流物的数量、完整性、有无残留物。

(邹　扬)

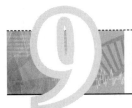

第九章

拆　　线

拆线是指手术后一定时间拆除伤口的缝线,利于伤口愈合的一项基本技术。

(一) 操作目的

1. 拆除伤口缝线,达到伤口完全愈合。

2. 减少感染伤口的缝线反应,促进愈合。

(二) 适应证

1. 已到拆线时间的手术切口,局部及全身无异常表现,切口愈合良好者。

2. 伤口术后有明显感染者,应提前拆线。

(三) 禁忌证

遇有下列情况,应延迟拆线:

1. 严重贫血、营养不良,轻度恶病质者。

2. 严重水、电解质紊乱尚未纠正者。

3. 老年及婴幼儿患者。

4. 有胸部、腹部切口,咳嗽没有控制的患者。

(四) 操作准备

1. 操作设备

(1) 一次性无菌橡胶手套 1 副(遇传染病患者时准备)。

(2) 口罩、帽子各 1 副。

(3) 无菌换药包,镊子 2 把。

(4) 润滑剂如液状石蜡一包、肥皂水、凡士林。

(5) 无菌拆线剪刀、无菌敷料、绷带、胶布、碘伏棉球若干等。

2. 操作者准备

(1) 核对患者姓名,查阅病历,了解患者的伤口情况。

(2) 向患者说明拆线过程和目的,消除患者顾虑。

(3) 引导患者进入操作室,无关人员回避。

(4) 戴帽子、口罩。

(5) 常规洗手,必要时戴手套。

3. 患者准备

(1) 让患者采取舒适体位,利于暴露创口,冬天应注意保暖(人文关怀);

(2) 小儿患者颜面部的多针精细缝合伤口,需在适当的场所由麻醉医师在短暂的辅助麻醉下(如丙泊酚麻醉)施行。

(五) 操作步骤

1. 体位　　根据患者具体病情采取舒适体位,便于暴露伤口。

2. 去除敷料　　顺切口走行揭开外层敷料,最内层敷料应该用镊子夹持后去除,把敷料放在污物盘内,暴露缝合伤口。

3. 消毒切口或伤口

（1）两把镊子的使用,一把接触患者的伤口,一把接触换药碗并传递消毒物品。在消毒过程中镊子的头部最低。

（2）消毒棉球由内向外擦拭伤口及周围皮肤 5~6cm 两遍;一般部位用酒精或碘伏棉球消毒,颜面部、会阴部、黏膜、婴幼儿皮肤可用 0.1% 新洁尔灭棉球或碘伏棉球消毒。

（3）浸湿缝线线头,使线头不粘在皮肤上。

4. 检查伤口 是否牢固愈合,确定后再行拆线。

5. 拆线

（1）操作者左手用镊子,夹住线头,轻轻向上提起,使埋于皮肤的缝线一小段露出。

（2）用剪刀插进线结下空隙(图 3-9-1),紧贴皮肤,将由皮内拉出的缝线剪断,将线向线结方向轻轻拉出(图 3-9-2)。

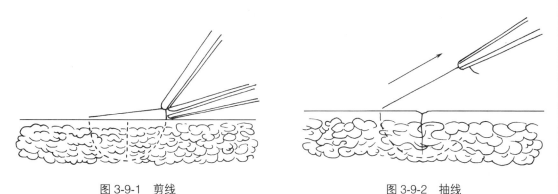

图 3-9-1 剪线　　　　　　　　　　　　　　图 3-9-2 抽线

（3）一般可先间断拆除,检查伤口愈合良好后拆除其余缝线。

6. 用消毒棉球再擦拭一遍,盖无菌敷料,胶布固定,固定的方向应该和躯干长轴垂直,长短适中。

（六）操作中的关键点提示

1. 拆线时间 要根据患者年龄、病情、伤口部位、局部血液供应情况等来决定。一般头面、颈部术后 4~5 天拆线(重睑手术、除皱手术在手术后 7 天左右拆线),下腹部、会阴部术后 6~7 天拆线,胸部、上腹部、背部、臀部术后 7~9 天拆线,四肢手术 10~12 天拆线(关节部位及复合组织游离移植手术在术后 10~14 天拆线),减张缝合 14 天以上拆线。青少年患者可适当缩短拆线的时间,年老、营养不良、糖尿患者、慢性疾病者及切口张力较大者可延迟拆线时间,也可根据患者的实际情况先间断拆线。

2. 遇到有明显缝线反应的伤口,在达到拆线时间的情况下,可以拆除反应明显的缝线,用碘伏棉球或医用酒精棉球外敷伤口,再覆盖无菌敷料,以后每日换药一次,待伤口生长良好后拆除其余缝线。

3. 拆线时应在线结下方剪线,并向线结所在侧抽线,以免拉裂伤口。

4. 拆线后 1~2 天应观察伤口情况,是否有裂开,如遇愈合不良或裂开则用蝶形胶布拉拢并保护伤口至伤口愈合;拆线后局部敷料酌情保留适当时间即可解除。

5. 拆线后医生需向患者本人或家属、家长明确地交待注意事项,如起居饮食、何时洗澡、制动休息、复诊时间等。

（七）关键问题

1. 拆线有何临床意义?

2. 拆线是一次性拆除所有缝线吗? 为什么?

3. 影响拆线时间的主要因素有哪些?

4. 剪线时可以在缝线的中间或线结的对侧进行吗？为什么？

5. 什么情况下应延迟拆线？

（八）关键问题答案

1. 拆线有何临床意义？

拆线有助于伤口完全愈合,对已感染的伤口,拆线可促进愈合。

2. 拆线是一次性拆除所有缝线吗？为什么？

不是,需根据伤口愈合情况酌情决定是否全拆。因为有些伤口还没完全愈合,可间断拆除,观察愈合状况在决定全拆与否。

3. 影响拆线时间的主要因素有哪些？

患者的年龄、切口部位、切口的大小、伤口的血液供应状况、伤口的张力及引起伤口张力增加的因素、全身状况包括营养状况等。

4. 剪线时可以在缝线的中间或线结的对侧进行吗？为什么？

不可。因为那样拆除时将暴露在皮肤外的线或已被细菌污染的线拉过皮下,增加感染机会。

5. 什么情况下应延迟拆线？

严重贫血、营养不良,恶病质者;严重水、电解质紊乱尚未纠正者;老年及婴幼儿伤口愈合不良者;有胸部、腹部切口,咳嗽没有控制的患者;切口明显且持续水肿者。

（高瑞忠）

10 第十章

体表肿物切除术

体表肿物是指来源于皮肤、皮肤附件、皮下组织等浅表软组织的肿物,部分为肿瘤,常需施行肿物切除术。本章所介绍的体表肿物切除术限于一般部位的良性肿物,主要包括皮肤良性肿物和皮下良性肿物。

(一)操作目的

1. 去除病灶,解除压迫,避免影响功能和美观。

2. 组织切除病理学检查,确定诊断。

(二)适应证

1. 皮肤良性肿物,如非感染性皮脂腺囊肿、黑痣、皮肤乳头状瘤、皮肤纤维瘤、毛细血管瘤等。

2. 皮下良性肿物,如脂肪瘤、纤维瘤、皮样囊肿、海绵状血管瘤等。

上述体表肿物逐渐生长,影响功能、美观,合并压迫症状,有癌变倾向者均应尽早手术。

(三)禁忌证

1. 恶性体表肿物如皮肤癌、脂肪肉瘤、黑色素瘤、纤维肉瘤等。

2. 严重凝血功能障碍。

3. 年老体弱,合并脏器功能障碍或衰竭者。

(四)操作准备

1. 操作设备

(1) 一次性无菌橡胶手套 2 副,肿物较大估计出血较多时,备洗手衣、手术衣各 2 套。

(2) 口罩、帽子各 2 副。

(3) 5ml、20ml 注射器各 1 具。

(4) 5ml 2% 利多卡因注射液 2 支,5ml 灭菌注射用水 2 支。

(5) 无菌敷料、胶布、碘伏棉球或酒精棉球若干、生理盐水等。

(6) 小扩创包(包内有治疗碗 1 个,弯盘 1 个,有、无齿镊各 1 个,手术剪刀、手术刀、组织钳 2 把、持针器 1 把、血管钳若干把、圆针 1 个、三角针 1 个、缝线若干)。

(7) 吸引器。

2. 操作者准备

(1) 核对患者姓名,查阅病历,了解病情。

(2) 向患者说明操作过程,消除患者顾虑。

(3) 引导患者进入手术室。

(4) 戴帽子、口罩。

(5) 常规清洗双手。

3. 患者准备

(1) 让患者采取适宜的体位,以利于暴露切口。

(2) 小儿患者需在适宜的场所,由麻醉医师在短暂的辅助麻醉下(如丙泊酚麻醉)加局部浸润麻醉后施行。

（3）术区备皮即清洁皮肤,剔除毛发。

（4）可应用划线笔标记肿物体表投影及切口。

（5）合并感染者需控制感染后施行。

（五）操作步骤

1. 体位　根据患者具体肿物部位采取舒适而有利于肿物暴露的卧位或坐位。

2. 消毒铺巾

（1）术者戴无菌手套

（2）消毒棉球由内向外擦拭拟手术切开周围皮肤最少15cm范围,消毒3遍;一般部位用酒精或碘伏棉球消毒,颜面部、婴幼儿皮肤可用0.1%新洁尔灭棉球或碘伏棉球消毒。

（3）遵循无菌原则铺手术孔巾。

3. 皮肤良性肿物与皮下良性肿物的具体操作步骤有所不同。

（1）皮肤良性肿物的切除:局部1%利多卡因作局部浸润麻醉后,以肿物为中心,沿皮纹方向做梭形切口,切开皮肤处皮下与肿物应有间隙,其宽度还应以缝合后皮肤平整为度。切开皮肤,露出肿物侧壁并沿其壁钝锐结合向四周游离,疣的患者以露出皮下组织为度。注意不可残留肿物组织,完整分离肿物,注意基底有血管时及时钳夹结扎,移除肿物(图3-10-1)。

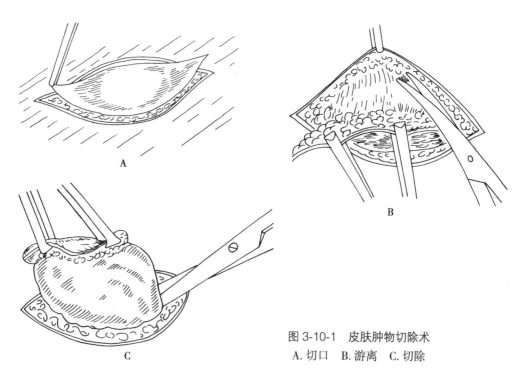

图3-10-1　皮肤肿物切除术
A.切口　B.游离　C.切除

（2）皮下良性肿物的切除:局部1%利多卡因作局部浸润麻醉后,在肿物表面按皮纹方向作切口,长度与肿物长度一致。如果肿物隆起明显,估计切除肿物缝合皮肤后,切口松弛明显,易有积液,故也可采取梭形切口。逐层切开皮肤、皮下组织,显露肿物表面,在其表面与皮下之间作钝锐分离,游离肿物四周,直至基底,发现血管及时钳夹并牢固结扎,完整切除肿物(图3-10-2)。

4. 严密止血,必要时盐水冲洗创腔,酒精消毒伤口,1号或4号丝线间断分层缝合皮下组织、皮肤。切口较浅时,皮下组织与皮肤一起缝合。若肿物较大,术后残腔大时,需安置橡皮条引流,从切口引出。

5. 消毒棉球再擦拭伤口一遍,盖无菌敷料,胶布固定,四肢肿物必要时绷带加压包扎。安返病房。

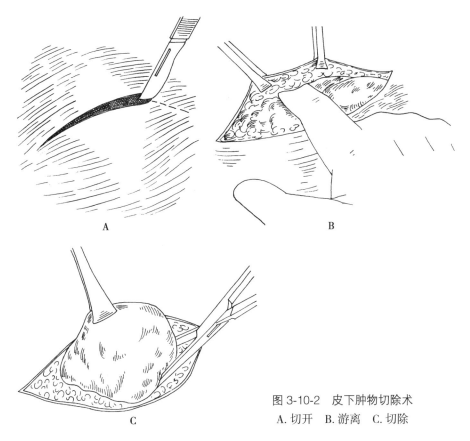

图 3-10-2　皮下肿物切除术
A. 切开　B. 游离　C. 切除

（六）操作中的关键点提示

1. 严格无菌操作。

2. 若局部组织血运丰富时,可于局麻药中加入少量肾上腺素或应用止血带。

3. 面部肿物的切除可采用类似整容手术的方法施行。

4. 多发性对称性脂肪瘤病是多发性脂肪瘤分类的一种,表现为头颈胸区域无包膜脂肪组织的沉积,边界不清,向周围正常肌肉及筋膜间隙蔓延,并与皮下正常脂肪连续,不易切净,故手术仅强调达到美容效果,不以完全切除为目的。

5. 良性肿物的游离尽量沿组织间隙操作,以减少组织损伤;若仅为组织病理学检查则切口不宜过大。

6. 较大的肿物术后创腔一般酌情放置橡皮引流条或引流管,引流条一般术后 24 小时拔除,引流管酌情 24~72 小时拔除。

7. 通过肉眼很难确认肿物性质,有时大体形态极像良性肿物,但病检结果却是恶性肿瘤,故术后肿物应常规送病检。

8. 术中要彻底止血,消灭死腔,术后加压包扎,引流通畅,防止血肿及渗出液积聚。

9. 由于此类切口为Ⅰ类切口,术后不宜应用抗生素。

10. 表皮样囊肿、皮脂腺囊肿的手术,应取以囊肿与皮肤相连处为中心的梭形切口,肿物与该部分皮肤一起切除;囊性肿物分离时应特别小心,囊壁较薄易破,应完整切除,否则易复发和囊液外溢产生污染。如果破损,应及时清理,并用双氧水及生理盐水冲洗;如果术前合并感染,需先控制炎症,明显好转后手术。

11. 黑痣切除时应包括周围正常皮肤,怀疑恶变者需切除周围正常皮肤 3cm,并将全层皮肤切除。

（七）关键问题

1. 黑痣的手术指征有哪些?

2. 肿物切除后换药如何实施？

3. 囊性肿物切除需注意什么？

(八) 关键问题答案

1. 黑痣的手术指征有哪些？

经常受摩擦部位的痣,如足底、手掌、外生殖器部位,或带有色素晕者;影响面貌,切除后可改善者;可疑恶变或恐惧恶变者。

2. 肿物切除后换药如何实施？

术后 3 天换药,并注意伤口愈合情况。如留置引流,通常术后 1 天换药,应注意创腔和引流液情况,引流物尽早拔除。

3. 囊性肿物切除需注意什么？

若囊肿与皮肤相连,应取连接处为中心的梭形切口;囊壁分离时应特别小心,避免破损,如果破损,应及时清理外溢的囊液,并用双氧水及生理盐水冲洗;如果术前合并感染,需先控制炎症,明显好转后手术。

（高瑞忠）

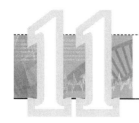

第十一章

脓肿切开术

软组织急性化脓性感染导致组织液化、坏死,形成脓肿,可伴有全身中毒症状,而脓肿切开术是其有效的治疗方法。任何抗生素的治疗都替代不了脓肿切开术。

（一）操作目的

1. 排出脓液(渗液)、退热、消肿、止痛,消除脓肿,减少毒素吸收,控制感染,使脓腔被新生组织修复,防止感染进一步扩散。

2. 防止全身化脓性感染的发生。

（二）适应证

1. 浅表局部有红、肿、热、痛等急性炎症表现,波动感试验阳性者。

2. 深部脓肿在压痛明显处经穿刺抽出脓液者。

3. 口底蜂窝织炎、手部感染及其它特殊部位的感染局部张力大或疼痛剧烈者,脓液虽未聚集成明显脓肿,及早切开排出炎性渗出物,降低压力,减轻疼痛。

（三）禁忌证

1. 炎症早期脓液未形成者

2. 结核性脓肿无混合感染者

3. 昏迷或无自制能力者

（四）操作准备

1. 操作设备

（1）一次性无菌橡胶手套 2 副,洗手衣、手术衣各 1 套。

（2）口罩、帽子各 1 副。

（3）5ml、10ml、20ml 注射器各 1 具,10cm 长针头。

（4）5ml 2% 利多卡因注射液 2 支,5ml 灭菌注射用水 2 支。

（5）凡士林纱布、无菌敷料、胶布、碘伏棉球、酒精棉球、3% 双氧水、生理盐水等。

（6）脓肿切开包(包内有治疗碗 2 个,有、无齿镊各 1 个,手术剪刀、手术刀、血管钳各 1 把)。

2. 操作者准备

（1）核对患者姓名,查阅病历,术前仔细询问病史与体检,并作穿刺,必要的鉴别诊断,明确诊断。

（2）告知患者手术过程,消除患者顾虑。

（3）引导患者进入手术室,无关人员回避。

（4）戴帽子、口罩。

（5）常规手术刷手。

3. 患者准备

（1）让患者采取适宜的体位,以便暴露手术切口。

（2）深部脓肿、多发性脓肿,全身情况较差者,应注意改善全身状况,如纠正贫血和水、电解质平衡失调、支持等。

（五）操作步骤

1. 体位　根据患者具体病情采取适宜的体位以便暴露手术切口。

2. 消毒　操作者常规手术刷手,戴无菌手套,碘伏棉球常规术区消毒,如脓肿未破溃,消毒由内向外擦拭,如果已破溃则由外向内进行,范围要超过脓肿周围皮肤 15~20cm,消毒 3 遍。

3. 铺手术洞巾。

4. 麻醉　成人患者,若是浅部脓肿,可以 1% 利多卡因切口表面皮肤局部浸润麻醉;若是深部脓肿,可行神经阻滞麻醉,如臂丛神经阻滞麻醉(上肢)或腰麻(下肢)。小儿可采用氯胺酮或丙泊酚麻醉,辅以局麻或神经阻滞麻醉。

5. 切开排脓

(1) 安装尖头手术刀片,并用反挑式执刀法切开皮肤,切口大小应该最少到脓肿边缘。

(2) 浅部脓肿:于波动最明显、位置最低处做切口,而未形成波动者于肿胀最显著处做切口。左手拇指、食指置于脓肿两侧固定,切开皮肤、皮下组织直达脓腔,如脓腔不大,切口最好达脓腔边缘;脓腔较大时,则在脓腔两侧处切开做对口引流。切开后,手指伸入脓腔,如有间隔组织,可轻轻将其分开,使成单一的空腔,以利排脓(图3-11-1)。必要时可以轻轻挤压脓肿周围,尽量排脓,但重要区域如危险三角区不宜挤压。

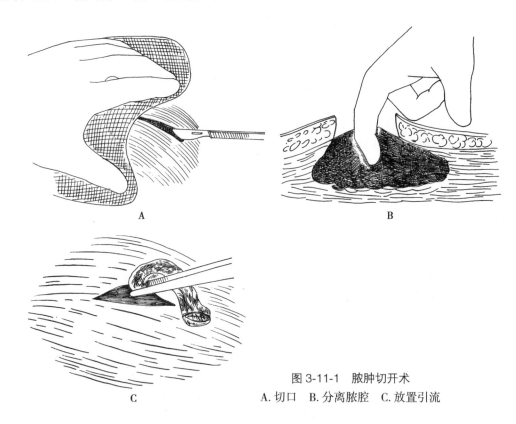

图 3-11-1　脓肿切开术
A.切口　B.分离脓腔　C.放置引流

(3) 深部脓肿:先用带长针头的注射器在压痛最明显部位局部穿刺,抽得脓液后留针。切开皮肤、皮下组织,然后顺针头的方向,用止血钳钝性分开肌层,到达脓腔后,吸引器吸脓后,将脓腔充分切开,手指伸入脓腔使其成一单腔。

6. 冲洗脓腔　去除所有脓液,先用 3% 双氧水冲洗,然后用生理盐水冲洗。可以用双氧水和生理盐水反复冲洗脓腔至清亮。

7. 置引流条或引流管　根据脓肿大小与深度放置凡士林纱布条引流或引流管引流。一般以凡士林纱布按顺序填塞脓腔,松紧度以不出血为准。

8. 切口覆盖干无菌敷料,胶布固定。安返病房。

（六）操作中的关键点提示

1. 局部麻醉时勿将麻药注入脓腔内,防止炎症扩散,严格无菌操作。

2. 切口方向应根据脓肿部位,与相应部位重要血管、神经走行方向平行,以免损伤。

3. 对浅部脓肿,取切口时还可用尖刀将脓肿切开一小口,再用反挑的方法由里向外延长脓壁,排出脓液。根据脓肿大小,在止血钳引导下,向两端延长切口,达到脓腔边缘,把脓肿完全切开,但不要切至脓肿范围以外红肿的部位。如浅部脓肿较大,或因局部解剖关系,不宜作大切口,可以作对口引流,使引流通畅。

4. 表浅脓肿切开后常有渗血,若无活动性出血,一般用凡士林纱布条填塞脓腔压迫即可止血,不要用止血钳钳夹,以免损伤组织。

5. 切开深脓肿前,应注意邻近重要组织的解剖关系,尤其对神经和血管,切勿损伤。如腋窝脓肿,要注意腋动、静脉和臂丛神经;股内侧脓肿,应注意股动、静脉和股神经;腘窝脓肿,要注意腘动、静脉和胫神经。

6. 放置引流时,应把凡士林纱布的一端放到脓腔底,不要放在脓腔口阻塞脓腔,影响引流。引流条的外段应予摊开,使切口两边缘全部隔开,不要只注意隔开切口的中央部分,以免切口两端过早愈合,使引流口缩小,影响引流。

7. 浅部脓肿术后2天轻轻取出全部填塞敷料后,更换抗菌纱布,换药直到脓肿闭合完全修复为止。对深部脓肿,术后第2日换药,松动脓腔内引流,以后每次换药时,根据脓液减少情况逐步拔出引流条,并剪除拔出部位,直至完全拔出为止。

8. 深部脓肿在排脓后根据病情同时作病灶清除。

（七）关键问题

1. 脓肿切开术的临床意义是什么?

2. 浅部脓肿切开时切口如何把握,是否越大越好?

3. 面部切口要注意什么?

4. 关节部位脓肿如何取切口?

5. 脓腔引流纱布作用是什么,如何应用?

6. 为了排脓,脓肿切开时是否可以挤压脓肿周围?

7. 凡士林纱布和盐水纱布各有什么作用?

（八）关键问题答案

1. 脓肿切开术的临床意义是什么?

脓肿切开术使脓腔与外界相通,排出脓液、毒素,退热、消肿、止痛,消除脓肿,控制感染,使脓腔被新生组织修复,减少毒素吸收,防止感染进一步扩散;防止全身化脓性感染的发生。

2. 浅部脓肿切开时切口如何把握,是否越大越好?

不是。脓肿切开时,切开选在波动感明显、脓肿最低处,一般切至脓肿边缘,以便通畅彻底引流,但不可切开边缘红肿区域,以免破坏机体防御屏障,导致感染扩散。对于较大的脓肿,可以酌情对口引流。切口应与重要神经血管平行,以免损伤;避开感觉敏锐的功能位置,如指腹和负重的部位,以免形成瘢痕,影响功能。

3. 面部切口要注意什么?

面部切口应与皮肤纹路保持一致,且切口宜小,以免影响美容。

4. 关节部位脓肿如何取切口?

关节部位脓肿应在关节两侧做切口。

5. 脓腔引流纱布作用是什么,如何应用?

脓腔引流纱布作用是既引流又止血。从脓腔基底安置,不宜过紧,以免影响脓液排出。

6. 为了排脓,脓肿切开时是否可以挤压脓肿周围?

一般不可。在重要特殊部位切记不可挤压,比如面部危险三角区,防止感染逆行扩散至颅内。

7. 凡士林纱布和盐水纱布各有什么作用?

凡士林纱布具有良好的促进肉芽生长作用,用于脓腔未消失前的换药;当脓腔长平时,需换用盐水纱布以促进皮肤上皮的生长。

（高瑞忠）

第四篇 内科常用诊疗操作技能

第一章

胸腔穿刺术

胸腔穿刺术（thoracentesis）即胸膜腔穿刺术，简称胸穿，是指借助穿刺针直接从胸壁刺入胸膜腔抽取积液或气体的一项诊疗技术。

（一）操作目的

1. 适量抽取胸水和排出积气，降低胸腔内压，使肺组织复张，缓解患者呼吸困难等不适症状，改善呼吸功能。

2. 通过胸穿抽取胸水，并做常规、脱落细胞、培养和生化学检查，明确病因或损伤状况。

3. 抽取脓液治疗脓胸。

4. 可行胸腔内灌注抗生素或者抗癌药物。

（二）适应证

1. 大量胸腔积液、血胸、气胸有压迫症状，影响呼吸和循环功能。

2. 诊断性穿刺。

3. 脓胸。

4. 需胸腔内药物灌注治疗。

（三）禁忌证

1. 胸膜广泛粘连者。

2. 反复剧烈咳嗽难以定位者。

3. 严重心肺功能不全，极度衰弱不能耐受者。

4. 精神异常等不能配合者。

5. 穿刺局部皮肤有炎症者。

6. 凝血功能障碍者。

（四）操作准备

1. 操作设备

（1）胸腔穿刺包 1 个。

（2）无菌手套、口罩、帽子各 1 副。

（3）2% 利多卡因 5ml（1 支）及消毒用品。

（4）5ml 注射器、20ml 注射器、50ml 注射器各 1 具。

（5）胶布 1 卷，盛器、量杯、弯盘各 1 个，无菌试管数只（留取常规、生化、细菌、病理标本），无菌胸腔引流管及引流瓶各 1 个。

(6) 500ml 生理盐水 1 瓶、胸腔内注射所需药品。

(7) 靠背椅 1 把。

2. 操作者准备

(1) 核对病人姓名,查阅病历及相关辅助检查资料。

(2) 测血压、脉搏、检查胸部体征。

(3) 向患者说明穿刺的目的和大致过程,消除病人顾虑。

(4) 清洁双手(双手喷涂消毒液或洗手)。

(5) 戴帽子、口罩。

3. 患者准备

(1) 穿刺时根据病人情况采取适当体位,如半卧位、仰卧位、侧卧位,根据体位选择适宜穿刺点。

(2) 操作过程中若感头晕、恶心、心悸、呼吸困难、气短、胸部有压迫感或剧痛等不适,及时告知医护人员。

(3) 对精神紧张者,可于术前半小时给地西泮(安定)10mg,或可待因 0.03g 以镇静止痛。

(4) 嘱患者穿刺过程中切勿咳嗽、深呼吸或说话,必要时以手示意通知手术医生。

(五) 操作步骤

1. **体位**　患者入室,多取坐位。面向椅背,两手交叉抱臂,置于椅背,头枕臂上,使肋间隙增宽;不能坐者,可采取半卧位,患侧前臂上举双手抱于枕部。

2. **确定穿刺点**　穿刺点选在胸部叩诊实音最明显或呼吸音消失的部位。一般活动方便者常取患侧肩胛线或腋后线第 7~8 肋间(图 4-1-1A);活动不便者选患侧腋中线第 6~7 肋间或腋前线第 5 肋间为穿刺点。气胸排气一般选在患侧锁骨中线第 2~3 肋间(图 4-1-1B)。包裹性积液可结合 X 线或超声检查确定。

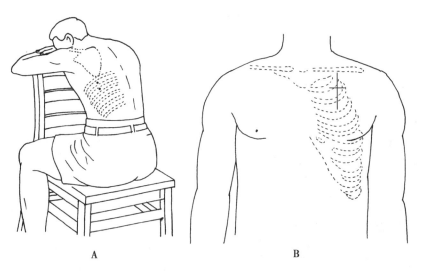

图 4-1-1　胸腔穿刺进针标记
A.液胸穿刺进针标记　B.气胸穿刺进针标记

3. **消毒、铺巾**　在拟穿刺部位用碘伏自内向外进行皮肤消毒 2 次,消毒范围直径最少约 15cm。打开胸穿包(助手),戴无菌手套,铺无菌洞巾,可加用无菌敷料覆盖孔巾有孔部位。术前检查包内物品是否齐全:8 或 9 号带有乳胶管的胸腔穿刺针、小镊子、止血钳、输液夹子、纱布、孔巾。并注意胸穿针与抽液用注射器连接后是否通畅、漏气。

4. **局部麻醉**　术者核对麻药名称及药物浓度,助手撕开一次性使用 5ml 注射器包装,术者取出注射器,助手掰开麻药安瓿,术者抽取麻药 2~3ml,自皮肤至壁层胸膜以 1% 利多卡因作局部浸润麻醉。麻醉皮肤局部应有皮丘,注药前应回抽,观察无血液、胸水后,方可推注麻醉药。如穿刺点为肩胛线或腋后线,沿下位肋骨上缘进麻醉针,如穿刺点位于腋中线或腋前线则取两肋之间进针。

5. 穿刺

(1) 检查胸穿针与抽液用注射器连接,关闭两者之间的开关保证闭合紧密不漏气。

(2) 术者左手示指与中指固定穿刺部位皮肤,右手持针经麻醉处垂直刺入胸壁,待针头抵抗感突然消失时,示针尖已穿过胸膜壁层,打开开关使其与胸腔相通,即可抽放胸水、留样送检(50~100ml)或胸腔内注药。

(3) 期间助手用止血钳协助固定穿刺针,以防刺入过深损伤肺组织;

(4) 注射器抽满后,关闭开关排出液体至量杯内,记抽液量(图 4-1-2)。

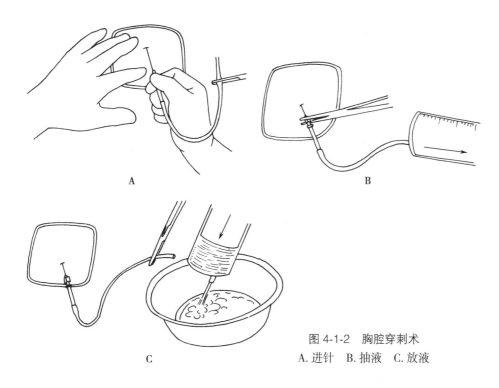

图 4-1-2　胸腔穿刺术
A.进针　B.抽液　C.放液

(5) 作诊断性胸穿时,可直接用 20ml 或 50ml 注射器及适当针头进行。

6. 术后处理　抽液完毕后拔出穿刺针,碘伏消毒穿刺点,覆盖无菌纱布,指压穿刺点数分钟,用胶布固定,清点器械并送供应室。测定脉搏、血压、呼吸、再次胸部查体,如无异常,病人安返病房,(半)卧位休息并观察术后反应。

(六) 操作中的关键点提示

1. 严格无菌操作,避免胸腔继发感染。

2. 穿刺前应检查胸穿针与抽液用注射器连接后是否通畅、漏气。穿刺前与穿刺针连接的乳胶管先用血管钳夹住或开关保证闭合。操作中及操作后要防止空气进入胸腔,始终保持胸腔负压。操作中术者左手固定穿刺点皮肤,右手持穿刺针沿肋骨上缘缓慢刺入至阻力突然消失,将注射器接上,松开血管钳,抽吸胸液,助手协助用血管钳固定穿刺针,并配合松开或夹紧乳胶管。

3. 诊断性抽液 50~100ml 即可;抽气、放液不宜过快、过多,首次一般不超过 600~800ml(交通性、张力性气胸除外),以后每次不超过 1000ml;疑为化脓性感染者,每次抽净为止,且用无菌试管留取标本,作细菌培养加药敏试验;找瘤细胞时,至少即时送检 100ml。

4. 穿刺或放胸水时若流出不畅,可将穿刺针稍作移动或稍变换体位。

5. 术中密切观察患者,如有气短、头晕、心悸、出汗、脉搏加快、面色苍白;胸部有压迫感或剧痛、昏厥等胸膜过敏反应;或出现连续性咳嗽、咳泡沫痰等现象时,应立即停止操作,嘱患者平卧、吸氧,如发生休克,可皮下注射肾上腺素 0.5mg。

6. 应避免在第 9 肋间以下穿刺,以免穿透膈肌损伤腹腔脏器。

7. 放液前后均应测量脉搏、血压、检查胸部体征,必要时复查胸片,观察有无气胸、血胸、并发症。

(七) 关键问题

1. 临床上何种情况下采用胸腔穿刺术?

2. 哪些情况不适于胸穿?

3. 胸穿前应告知患者什么?

4. 如何选择胸穿穿刺点及进针方法?

5. 胸穿中应注意什么,出现异常情况如何处理?

6. 胸穿时可能出现哪些并发症?

(八) 关键问题答案

1. 临床上何种情况下采用胸腔穿刺术?

当患者在诊断性穿刺、大量胸腔积液、血胸、气胸时,胸腔内药物注射治疗及脓胸时采用胸穿。

2. 哪些情况不适于胸穿?

不适于胸穿的情形有:胸膜广泛粘连者、剧烈咳嗽难以定位者、严重心肺功能不全,极度衰弱不能耐受者、精神异常等不能配合者、穿刺局部皮肤有炎症者、凝血功能障碍者。

3. 胸穿前应告知患者什么?

向患者说明穿刺的目的和大致过程,消除病人顾虑;操作过程中若感头晕、恶心、心悸、呼吸困难、气短、胸部有压迫感或剧痛等不适,及时告知医护人员;嘱患者穿刺过程中切勿咳嗽、深呼吸或说话,必要时以手示意通知手术医生。

4. 如何选择胸穿穿刺点及进针方法?

穿刺点选在胸部叩诊实音最明显或呼吸音消失的部位。一般活动方便者可座位,常取患侧肩胛线或腋后线第 7~8 肋间,沿下位肋骨上缘进麻醉针,如此可避免损伤肋缘下的神经血管;活动不便者可半卧位,选患侧腋中线第 6~7 肋间或腋前线第 5 肋间为穿刺点,在两肋之间进针。气胸排气一般选在患侧锁骨中线第 2 肋间,或者腋中线 4-5 肋间。在两肋之间进针。包裹性积液可结合 X 线或超声检查具体确定穿刺肋间。

5. 胸穿中应注意什么,出现异常情况如何处理?

(1) 穿刺中嘱患者切勿咳嗽、深呼吸或说话,患者欲咳嗽时即喝凉开水,可缓解咳嗽,咳嗽前将针退至皮下,剧烈咳嗽者应拔针停止操作。

(2) 应密切观察患者生命征变化,注意休克、呼吸困难等症状;密切观察患者有无头晕、心悸、胸闷、面色苍白、出汗、刺激性干咳、甚至晕倒等胸膜反应。一旦出现上述症状时立即拔出穿刺针,用无菌纱布按压穿刺部位,并协助患者平卧,给予吸氧,必要时给予心电监护。出现休克时,给予 0.1% 肾上腺素 0.5mg 皮下注射,并给予激素、补液等治疗。

(3) 抽吸液体时不可过快、过多,要注意复张性肺水肿的早期征象,如干咳、呛咳。一旦出现应立即停止操作,症状较重时给予吸氧,静脉应用氨茶碱、强心剂和速尿。

(4) 胸腔积液、积气较多时应尽量作胸腔闭式引流术,以减少并发症的发生。

(5) 如抽胸水过程中发现胸膜腔出血,应停止操作,嘱患者向病侧卧,观察生命征变化。

(6) 应警惕气胸发生,在抽液间隙橡皮管应夹紧及固定好穿刺针,以免漏气和针头刺破脏层胸膜。出现时应尽量抽出,按自发性气胸处理。

(7) 当穿刺针从胸膜腔内拔出时,要立即用纱布堵住针孔,按压 15min,以减少气胸、出血的发生。

6. 胸穿时可能出现哪些并发症?

胸穿时可出现血胸、气胸、膈肌损伤、肝脏等腹腔脏器损伤、胸膜反应、胸腔内感染、复张性肺水肿。

（高瑞忠）

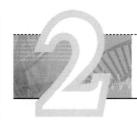

第二章

腹腔穿刺术

腹腔穿刺术(abdominocentesis)即腹膜腔穿刺术,简称腹穿,是借助穿刺针直接从腹前壁刺入腹膜腔的一项诊疗技术。

(一) 操作目的

1. 明确腹腔内积液的性质,有助病因诊断。

2. 适量抽取腹水,降低腹腔内压,缓解患者腹胀等不适症状,改善血液循环。

3. 可行腹腔内药物灌注治疗。

4. 用于诊断性或治疗性腹腔灌洗。

5. 施行腹水浓缩回输术。

6. 用于人工气腹,在一定的腹压下,膈肌上升,间接压迫两肺,促进肺空洞的愈合和达到止血的目的。

(二) 适应证

1. 诊断性腹穿、腹腔灌洗。

2. 大量腹腔积液。

3. 需腹腔内药物灌注治疗或腹水浓缩再输入者。

4. 胸部疾患需人工气腹者。

(三) 禁忌证

1. 腹膜广泛粘连或有粘连包块者。

2. 有肝性脑病先兆、包虫病及巨大卵巢囊肿者。

3. 严重肠梗阻。

4. 精神异常等不能配合者。

5. 妊娠。

6. 凝血功能障碍者。

(四) 操作准备

1. 操作设备

(1) 腹腔穿刺包 1 个。

(2) 无菌手套、口罩、帽子各 1 副。

(3) 2% 利多卡因 5ml(1 支)及消毒用品。

(4) 5ml 注射器、20ml 注射器、50ml 注射器各 1 具。

(5) 胶布 1 卷,盛器、量杯、弯盘各 1 个,无菌试管数只(留取常规、生化、细菌、病理标本)。

(6) 500ml 生理盐水 1 瓶、腹腔内注射所需药品。

(7) 腹带 1 副等。

2. 操作者准备

(1) 操作室消毒。

(2) 核对患者姓名,查阅病历及相关辅助检查资料。

（3）测血压、脉搏、量腹围、检查腹部体征。

（4）向患者说明穿刺的目的和大致过程,消除患者顾虑。

（5）引导患者进入操作室。

（6）清洁双手(双手喷涂消毒液或洗手)。

（7）戴帽子、口罩。

3. 患者准备

（1）穿刺前排小便,以免刺伤膀胱。

（2）穿刺时根据患者情况采取适当体位,如半卧位、仰卧位、侧卧位,根据体位选择适宜穿刺点。

（3）操作过程中若感头晕、恶心、心悸、呼吸困难等不适,及时告知医护人员。

（五）操作步骤

1. 体位　患者入室,通常采用仰卧位或者侧卧位,腹水较少时采取患侧卧位。

2. 确定穿刺点(图 4-2-1)

（1）左(右)下腹穿刺点:常用。一般选用脐与左(右)髂前上棘连线的中、外 1/3 交点处,此处可避免损伤腹壁下动脉、肠管。

（2）下腹部正中旁穿刺点:脐与耻骨联合上缘连线的中点上方 1cm、偏左或右 1~2cm,此处无重要器官,穿刺较安全,且容易愈合。

（3）侧卧位穿刺点:腹腔内少量积液的诊断性穿刺常选用。一般在脐水平线与腋前线交点处。

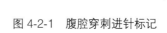

图 4-2-1　腹腔穿刺进针标记

（4）B 超定位下的穿刺点:对于包裹性积液,需 B 超定位后确定穿刺点。

3. 消毒、铺巾　在拟穿刺部位用碘伏自内向外进行皮肤消毒 2 次,消毒范围直径约 15cm。打开腹穿包(助手),戴无菌手套,铺无菌巾,并用无菌敷料覆盖孔巾有孔部位。术前检查包内物品是否齐全:8 或 9 号带有乳胶管的腹腔穿刺针、小镊子、止血钳、输液夹子、纱布、孔巾。

4. 局部麻醉　术者核对麻药名称及药物浓度,助手撕开一次性使用 5ml 注射器包装,术者取出注射器,助手掰开麻药安瓿,术者抽取麻药 2ml,自皮肤至腹膜壁层以 2% 利多卡因作局部浸润麻醉。麻醉皮肤局部应有皮丘,注药前应回抽,观察无血液、腹水后,方可推注麻醉药。

5. 穿刺　术者左手固定穿刺部位皮肤,右手持针经麻醉处垂直刺入腹壁,待针头抵抗感突然消失时,示针尖已穿过腹膜壁层(图 4-2-2),即可抽放腹水、留样送检(20~100ml)或腹腔内注药。诊断性腹穿,可直接用 20ml 或 50ml 注射器及适当针头进行。作治疗性放液时,可用接有橡皮管的 8 号或 9 号针头穿刺,放液时可用输液夹调整速度,将腹水引入容器中记量并送化验检查,此时需要助手协助。

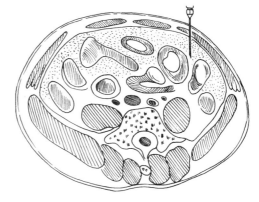

图 4-2-2　腹腔穿刺术

6. 术后处理　抽液完毕后拔出穿刺针,碘伏消毒穿刺点,覆盖无菌纱布,指压穿刺点数分钟,用胶布固定,并用腹带加压包扎腹部。清点器械并送供应室。测量腹围、脉搏、血压、再次腹部查体,如无异常,患者安返病房,卧床休息并观察术后反应。

具体操作流程见图 4-2-3。

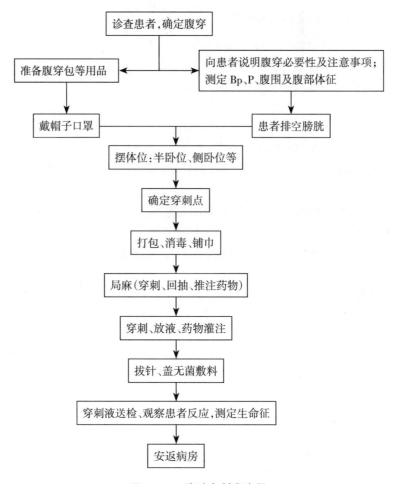

图 4-2-3　腹腔穿刺术流程

（六）操作中的关键点提示

1. 严格无菌操作,避免腹腔感染。

2. 术前嘱患者排尿,以防损伤膀胱。

3. 穿刺点选择应准确,左下腹穿刺点不可偏内,以免损伤腹壁下血管,但又不可偏外,以免伤及旋髂深血管。进针速度不宜过快,以免刺入漂浮在腹水中的肠管。

4. 对腹水较多者,穿刺针自穿刺点周围斜行方向刺入到达穿刺点皮下,然后再使穿刺针与腹壁垂直刺入腹膜腔,以防腹水自穿刺点溢出。术后嘱患者平卧,也可减少穿刺孔腹水外渗;如遇外渗,可用蝶形胶布拉紧压迫。

5. 放液不宜过快、过多,初次放液一般不超过 3000ml,并在 2 小时以上的时间内缓慢放出。过多过快放液可导致电解质紊乱,对肝硬化患者可诱发肝性脑病。

6. 放液过程中要注意腹水的颜色变化,如为血性者于取得标本后,应停止抽吸或放液。

7. 穿刺或放腹水时若流出不畅,可将穿刺针稍作移动或稍变换体位。

8. 术中密切观察患者,如有恶心、气短、头晕、心悸、脉搏加快或面色苍白等,应立即停止操作,并及时处理。

9. 大量放液后,需束以腹带,避免腹压骤降,内脏血管扩张引起血压下降或休克。

10. 放液前后均应测量腹围、脉搏、血压、检查腹部体征,以视察病情变化。

（七）关键问题

1. 临床上何种情况下采用腹腔穿刺术?

2. 哪些情况不适于腹穿?

3. 腹穿前应告知患者什么？

4. 如何选择腹穿穿刺点？

5. 穿刺后出现穿刺点腹水外溢时如何处理，如何预防？

6. 除注意无菌原则外，贯穿于腹穿始终的情形是什么？

7. 简述腹穿时通过的腹壁层次？

（八）关键问题答案

1. 临床上何种情况下采用腹腔穿刺术？

有腹腔积液但病因或损伤状况不明、大量腹水需减缓症状、腹腔内药物灌注治疗或腹水浓缩再输入、胸部疾患需人工气腹者。

2. 哪些情况不适于腹穿？

腹腔广泛粘连或有粘连包块者、严重肠梗阻、精神异常等不能配合者、妊娠、凝血功能障碍者及有肝性脑病先兆、包虫病及巨大卵巢囊肿者。

3. 腹穿前应告知患者什么？

腹穿前告知患者排空膀胱，腹穿过程中如有不适随时告知、说明穿刺的目的和大致过程，消除患者顾虑。

4. 如何选择腹穿穿刺点，为什么？

一般选用左（右）下腹穿刺点即脐与左（右）髂前上棘连线的中、外 1/3 交点处，此处可避免损伤腹壁下动脉、肠管；临床也选用下腹部正中旁穿刺点即脐与耻骨联合上缘连线的中点上方 1cm、偏左或右 1~2cm，此处无重要器官，穿刺较安全，且容易愈合；腹腔内少量积液的诊断性穿刺时常选用侧卧位穿刺点即脐水平线与腋前线交点处；对于包裹性积液，需 B 超定位后确定穿刺点。

5. 穿刺后出现穿刺点腹水外溢时如何处理，如何预防？

如遇外渗，可用蝶形胶布拉紧压迫。对腹水较多者，穿刺针自穿刺点周围斜行方向刺入到达穿刺点皮下，然后再使穿刺针与腹壁垂直刺入腹膜腔；术后嘱患者平卧，也可减少穿刺孔腹水外渗。

6. 除注意无菌原则外，贯穿于腹穿始终的情形是什么？

密切观察患者，如遇不适如恶心、气短、头晕、心悸、脉搏加快或面色苍白等，应立即停止操作，并及时处理。放液前后均应测量腹围、脉搏、血压、检查腹部体征，以视察病情变化。

7. 简述腹穿时通过的腹壁层次？

下腹部正中旁穿刺点层次：皮肤、浅筋膜、腹白线或腹直肌内缘（如旁开 2cm，也有可能涉及腹直肌前鞘、腹直肌、腹直肌后鞘）、腹横筋膜、腹膜外脂肪、壁腹膜。左下腹部或侧卧位穿刺点层次：皮肤、浅筋膜、腹外斜肌、腹内斜肌、腹横肌、腹横筋膜、腹膜外脂肪、壁腹膜。

（高瑞忠）

第三章

动脉穿刺技术

（一）操作目的

1. 采集动脉血标本行血气分析。

2. 进行有创动脉血压监测，进行部分专科检查或治疗。

（二）适应证

1. 各种原因引起呼吸功能障碍、酸碱平衡紊乱的患者，需采集动脉血进行检测。

2. 危重患者，需监测有创血压。

3. 各种动脉内介入治疗或检查。

（三）禁忌证

1. 有出血倾向者为相对禁忌证；

2. 周围皮肤炎症或动脉痉挛以及血栓形成。

（四）操作准备

1. 设备准备

（1）碘伏棉签。

（2）2ml 或 5ml 一次性注射器或血气专用注射器、肝素适量、无菌软木塞或橡胶塞。

（3）无菌纱布、一次性治疗巾。

（4）手消毒液。

（5）医疗垃圾桶、生活垃圾桶、利器盒。

2. 操作者准备

（1）洗手、戴帽子、口罩。

（2）了解动脉穿刺的并发症、预防及处理措施。

（3）向患者说明穿刺的目的和大致过程，消除患者顾虑。

3. 患者准备 　协助患者取适当卧位，暴露穿刺部位（股动脉：取仰卧位，下肢伸直略外展外旋）。

4. 环境准备 　病室整洁、安静，温湿度适宜，保持足够的照明，必要时屏风或围帘遮挡。

（五）操作步骤

1. **评估** 　评估患者的年龄、病情、治疗情况（包括给氧情况）；意识状态、自理能力、心理状态及配合程度；穿刺部位的皮肤、血管情况及肢体活动度。

2. **核对解释** 　核对患者信息，向患者及家属解释动脉血标本采集的目的、方法、注意事项及配合要点。

3. **选择动脉** 　首选桡动脉，其次是股动脉、足背动脉，小儿也可选择头皮动脉（图 4-3-1）。

4. **铺巾** 　铺治疗巾于穿刺部位下。

5. **消毒** 　常规消毒穿刺部位皮肤，消毒范围 10cm×10cm 以上；常规消毒术者左手示指和中指或戴无菌手套。

6. **穿刺采血**

（1）普通注射器采血：用左手示指和中指触及动脉搏动最明显处并固定动脉于两指间，右手

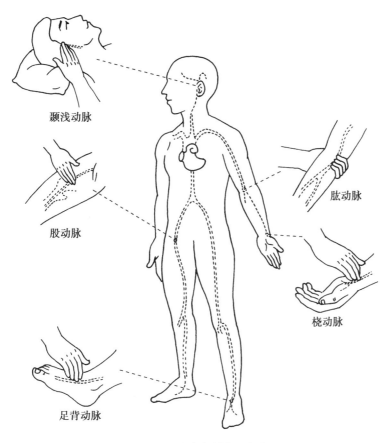

图 4-3-1　动脉穿刺常用部位

颞浅动脉

股动脉

足背动脉

肱动脉

桡动脉

持注射器在两指间垂直或与动脉走向呈 45°角逆血流方向刺入动脉,见有鲜红色血液进入注射器,即以右手固定穿刺针的方向和深度,左手抽取动脉血至所需量(图 4-3-2)。

(2) 动脉血气针采血:取出并检查动脉血气针,将血气针活塞拉至所需血量的刻度,血气针筒自动形成吸引等量血液的负压。穿刺方法同上,见有鲜红色回血,固定血气针,动脉血会自动充盈至预设刻度(图 4-3-3)。

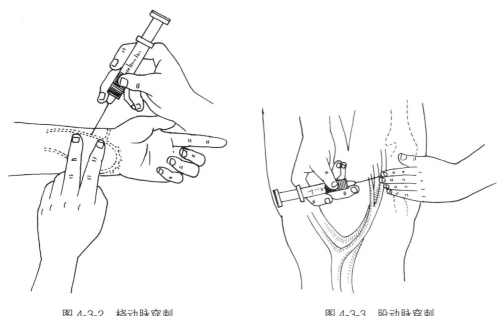

图 4-3-2　桡动脉穿刺

图 4-3-3　股动脉穿刺

7. 拔针、按压　采血毕,迅速拔出针头,局部用无菌纱布加压止血 5~10 分钟,必要时用沙袋压迫止血。

8. 标本处理　拔针后应观察注射器中有无气泡,如有气泡应排出;并立即将针尖斜面刺入橡皮塞或专用针帽,将血气针管双手揉搓 5 秒以保证抗凝剂完全作用;在申请单上填写患者体温、血红蛋白浓度、吸氧方式和吸氧浓度,标本标记连同申请单及时送检。

9. 操作后处理　协助患者取舒适体位,告知相关注意事项;分类处理用物;洗手,取口罩、帽子及记录。

(六)操作中的关键点提示

1. 评估　穿刺前应使患者处于情绪稳定状态,哭闹患儿呼吸平稳 30 分钟后采血。患者饮热水、洗澡、运动后 30 分钟采血。吸痰后 20 分钟、氧浓度改变后 15 分钟、呼吸机参数调节后 30 分钟采血。

2. 选择动脉

(1)桡动脉:该动脉位置浅表,位于腕横纹上 1~2cm 处,虽肉眼不能看见,但较易触及其搏动,可正确定位,且与尺动脉间存在着交通支(桡动脉的掌浅支与尺动脉掌浅弓,尺动脉的掌深支与桡动脉形成掌深弓),必要时可做 ALLen 试验,检查尺动脉侧支循环情况。动脉贴近桡骨,易于压迫止血,该动脉内侧为桡侧腕屈肌腱,外侧为肱桡肌,没有神经与之毗邻,十分安全,是临床最常选用的动脉。

(2)股动脉:位于股三角内,股三角位于大腿的前上部,其上界为腹股沟韧带(腹股沟韧带外上是髂前上棘,内下是耻骨结节),内侧界为长收肌的外侧缘,外侧界为缝匠肌的内侧缘。在股三角上缘,由外向内依次为股神经、股动脉、股静脉。大腿外展外旋,自腹股沟中点至股骨内侧髁上方连一线,连线的上 2/3 为股动脉的体表投影。股动脉较粗大,穿刺成功率较高,但进针点必须在腹股沟韧带以下,以免误伤髂动脉引起腹膜后血肿。

(3)足背动脉:在第一和第二跖骨之间的间隙触摸足背动脉,操作者左手握着患者穿刺侧的脚,当脚向足底稍弯曲时最易刺入。该动脉特点与桡动脉相似,浅表、易触摸定位,成功率也较高。

(4)肱动脉:在肘窝上方,肱二头肌内侧可触及,但位置深,穿刺时易滑动,成功率低,并且侧支循环少,一旦发生血栓、栓塞,可发生前臂缺血性损伤,一般不用。

(5)颞浅动脉:该动脉十分浅表,特别是在早产儿、新生儿其分支清晰可见,它供应头面部软组织血液,侧支循环丰富,周围无重要器官,下为颅骨,易于压迫止血。在耳屏前方的颧弓根部,易于触及,向上延伸为其顶支,向前发出颞支,新生儿多选择其分支穿刺,安全且成功率高。

3. 消毒　消毒两次,第二次消毒范围不超过第一次。

4. 穿刺采血

(1)普通注射器采血:穿刺前先抽吸肝素 0.5ml,转动针栓使整个注射器内均匀附着肝素,针尖向上推出多余液体和注射器内残留气泡;采血过程中保持针尖固定;采血量一般为 1.0~1.5ml。

(2)动脉血气针采血:取出注射器,将针栓推到最底部,按不同规格注射器将针栓分别抽至所需刻度(1ml 注射器抽至 0.6ml,3ml 注射器抽至 1.6ml)。由于动脉压原因,血液流入空气从孔石排出,血液接触孔石后,孔石会遇湿封闭,血液停止流动,防止气泡产生。

5. 拔针、按压　拔针后按压 5~10 分钟至不出血,注意观察局部情况,防止出血和发生血肿;有出血倾向者慎用或不选用深动脉穿刺,采血后应延长按压时间或加压止血。

6. 标本处理　血气标本必须与空气隔绝,注射器内不要有空气,取血时不可抽拉注射器以免空气进入,如果有气泡应立即将针头向上竖直排出。血标本如果混有气泡,无论是否搓匀都对血气值有影响,具体表现为 pH 值、PaO_2 升高、$PaCO_2$ 下降;标本立即送检,一般从采集到检测不能超过 30 分钟,特殊情况下 4℃ 冰箱冷藏不超过 2 小时。

7. 操作过程中严格无菌操作。

（七）关键问题

1. 试述动脉穿刺采血常见并发症及预防？

2. 试述血气分析前的影响因素及预防？

3. 什么是 ALLen 试验？

（八）关键问题答案

1. 试述动脉穿刺采血常见并发症及预防？

（1）动脉穿刺采血常见并发症有：感染、皮下血肿、桡神经损伤、动脉痉挛、血栓形成、穿刺点出血、穿刺困难、假性动脉瘤（假性动脉瘤是在局限性较大血肿的基础上形成的与动脉相通的囊腔）。

（2）并发症的预防

1）严格执行无菌操作，消毒面积 10cm×10cm。

2）穿刺桡动脉需做 allen 试验，判断尺动脉是否有足够的血液供应。

3）穿刺技术熟练，动作轻柔、稳准，避免反复穿刺造成血管壁的损伤。

4）选择合适的穿刺针，切勿太粗及反复使用。

5）穿刺失败或结束后，要有效的压迫止血，尤其应用抗凝剂的患者。

2. 试述血气分析前的影响因素及预防？

血气分析前的影响因素有：

（1）采血操作不当：采血不当是指采血时病人情绪不稳定、吸氧、病人循环不良部位、病人输液侧采血。

预防，采血时一定要向患者作好解释，力求穿刺准确，一次成功，必要时局部可使用局麻药减轻病人的痛苦。

（2）气泡的影响：采集血气过程中如果混有气泡，应立即排除，如果时间过长，则可影响血气值的结果。

血标本如果混有气泡，无论是否搓匀都对血气值有影响，具体表现为 pH、PaO_2 升高，$PaCO_2$ 下降。产生这种现象的原因可能是空气中的 O_2 和 CO_2 的含量与血液中的存在没明显差异，根据弥散的原理，血液中混有气泡两者间发生气体交换所致。

（3）抗凝剂的影响：血气分析采用的动脉血必须抗凝，而唯一的抗凝剂是肝素钠，其对血气的影响主要是稀释，稀释对 PaO_2 和 HCO_3 的影响较大。

采用肝素抗凝时应将肝素钠与血液标本的比例控制在 1:20 以下，否则误差很大。肝素钠的 pH 值是 6.56，如果没有和血液完全混匀，可直接导致测定结果偏酸，所以，标本要充分混匀。

（4）标本溶血、凝血的影响：标本送检过程中如果溶血或凝血，可直接影响血气结果；凝血标本会阻塞仪器管道，不能分析；溶血标本导致 PaO_2、$PaCO_2$ 升高，pH 值降低（原因是动脉血中红细胞内的 PaO_2、$PaCO_2$ 高于血浆，pH 则低于血浆）。

（5）标本放置时间的影响

1）动脉血标本应及时送检。

2）一般动脉血样本体外 37℃保存，每 10 分钟 $PaCO_2$ 增加 1mmHg，pH 值减少 0.01。

3）不能及时送检时室温（25℃以下）不得超过 20 分钟。

4）20 分钟不能送检，应放在冰箱（4℃左右）保存，但不能超过 2h。

（6）患者体温的影响：患者体温高于 37℃，每增加 1℃，PaO_2 增加 7.2%，$PaCO_2$ 增加 4.4%，pH 值降低 0.015，体温低于 37℃时对 $PaCO_2$、pH 值的影响不大，对 PaO_2 的影响较大，体温每降低 1℃，PaO_2 将降低 7.2%，所以动脉血气标本应注明患者实际体温。

（7）药物的影响：一些药物对血气值也有影响，在输入碱性药物、大量青霉素钠盐前 30 分钟采血,输注脂肪乳 12h 后采血;碳酸氢钠、利尿剂可使 pH 值升高;异烟肼、苯乙双胍(降糖灵)、氯化铵可使 pH 值降低;尿激酶可使 PaO_2 升高;度冷丁、异丙肾可使 PaO_2 降低。

3. 什么是 ALLen 试验?

ALLen 试验是判断是否存在尺动脉畸形。术者双手压迫患者的尺、桡动脉,嘱患者反复握拳和放松 5~7 次直至手掌变白。松开对尺动脉的压迫,若手掌在 10 秒内转红,为阴性。松开尺动脉 10~15 秒内手掌不能转红,为阳性。

结果:阴性者说明尺动脉侧支循环正常可行桡动脉穿刺或置管,阳性者尺动脉侧支循环障碍不宜在桡动脉处穿刺或置管,以免一旦发生血栓栓塞时由于侧支循环不完善造成手部发生缺血性损伤。

(李红倬)

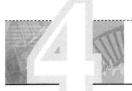

第四章

腰椎穿刺术

腰椎穿刺术(lumbar puncture)是神经内科应用非常普遍的检查,通过穿刺第3~4腰椎间隙进入蛛网膜下腔放出脑脊液的技术。脑脊液(cerebrospinal fluid,CSF)是由侧脑室脉络丛产生的存在于脑室和蛛网膜下腔的无色透明液体,经室间孔进入第三脑室、中脑导水管和第四脑室,最后经第四脑室中间孔和两个侧孔流到脑和脊髓表面的蛛网膜下腔和脑池,通过脑脊液循环,保持动态平衡(图4-4-1)。正常脑脊液具有一定的压力、细胞成分和化学成分,当中枢神经系统发生病变时,可引起脑脊液成分和压力的改变,通过腰椎穿刺脑脊液检查可了解这些变化。

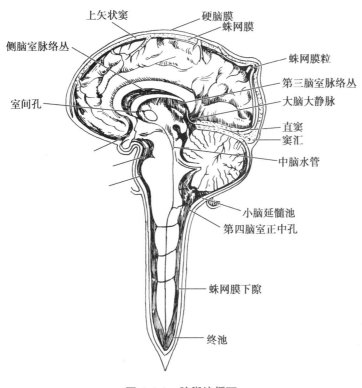

图 4-4-1 脑脊液循环

(一) 操作目的

1. 诊断性穿刺

(1) 检查脑脊液的成分,了解脑脊液常规、生化(糖、氯化物和蛋白质)、细胞学、免疫学变化以及病原学证据。

(2) 测定脑脊液的压力。

(3) 了解椎管有无梗阻。

2. 治疗性穿刺　主要为鞘内注射药物或放出炎性、血性脑脊液。

（二）适应证

1. 用于诊断脑膜炎、脑炎、脑血管病、脑瘤等神经系统疾病。

2. 用于测定脑脊液压力和了解椎管有无梗阻。

3. 用于鞘内注射药物等。

（三）禁忌证

1. 穿刺部位皮肤和软组织有局灶性感染或有脊柱结核者，穿刺有可能将细菌带入蛛网膜下腔或脑内。

2. 颅内压明显增高，或已有脑疝先兆，特别是怀疑后颅凹占位性病变者，腰椎穿刺能促使或加重脑疝形成，引起呼吸骤停或死亡。

3. 休克等危重患者。

4. 脊髓压迫症的脊髓功能处于即将丧失的临界状态。

5. 血液系统疾病、应用肝素等药物导致出血倾向及血小板计数 $< 50 \times 10^9/L$ 者。

（四）操作准备

1. 操作前物品准备

（1）腰椎穿刺包 1 个，内有腰椎穿刺针、测压管、无菌试管、纱布等。

（2）无菌手套、口罩、帽子各 2 副。

（3）常规消毒治疗盘 1 套，内有消毒剂、麻醉剂（2% 利多卡因 1 支）、无菌棉签、5ml 注射器 2 个以及砂轮、胶布等。

（4）其它用物：鞘内注射药物、0.9% 生理盐水 2 支、酒精灯、火柴、按需要准备培养管 1~2 个。

2. 操作者准备

（1）操作者熟悉腰椎穿刺操作步骤。

（2）了解患者病情和穿刺目的，核对适应证。

（3）询问有无药物（特别是局麻药）过敏史；查看血常规，凝血功能化验结果。

（4）向患者（或家属）介绍穿刺的必要性和可能的并发症，取得配合，签署腰椎穿刺知情同意书。

（5）着装整洁，清洁双手（用外用消毒剂或洗手），戴口罩、帽子。

3. 患者准备

（1）穿刺前排空大小便，在床上静卧 15~30 分钟。

（2）不安、躁动和不能合作的患者可在镇静剂或基础麻醉下进行，需有专人辅助。

（五）操作步骤

1. 体位 患者去枕侧卧于硬板床上，背齐床沿，屈颈抱膝，使脊柱尽量前屈，以增加椎间隙宽度，有利穿刺。

2. 确定穿刺部位 通常以双侧髂嵴最高点连线与后正中线的交会处为穿刺点，此处，相当于第 3~4 腰椎间隙，有时也可上移或下移一个椎间隙（图4-4-2）。

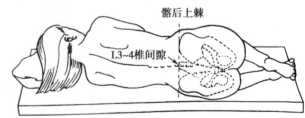

图 4-4-2 腰椎穿刺体位（左侧卧位）

3. 消毒铺巾 在拟穿刺部位用碘伏自内向外进行皮肤消毒 2 次，消毒范围直径约 15cm。打开腰椎穿刺包（助手），戴无菌手套，铺无菌洞巾，用胶布固定。检查腰穿包内物品是否齐全、腰穿针是否通畅。

4. 麻醉 与助手核对麻药无误后，用 5ml 注射器抽取 2% 利多卡因约 3ml，再次确定穿刺部位，左手拇指、食指固定穿刺部位皮肤，用 2% 利多卡因在穿刺点做皮下、皮内、韧带的浸润麻醉。

注意先水平进针,打一直径约 0.5cm 的皮丘,再垂直于皮肤进针,深至韧带。拔针后用消毒纱布压迫稍等片刻。

5. **穿刺**　术者左手拇指固定住第三腰椎棘突,右手持腰穿针(套上针芯),沿第三腰椎棘突下方缓慢垂直进针(针头斜面向上),成人进针深度约 4~6cm,儿童约 2~4cm。当针头穿过韧带与硬脑膜时,有阻力突然消失落空感,提示针尖已进入蛛网膜下腔,此时可将针芯缓慢抽出(以防脑脊液迅速流出,造成脑疝),可见脑脊液流出。

6. **测压**　放液前先接上测压管测量压力。接测压管前让患者放松身体,平静呼吸,双下肢和头部略伸展,接上测压管,可见液面缓慢上升,到一定平面后可见液平面随呼吸而波动,此时的读数即为脑脊液压力。正常脑脊液压力为 70~180mmH$_2$O(0.098KPa=10mmH$_2$O)或 40~50 滴 /分。超过 200mmH$_2$O 为颅内压升高。如脑脊液压力显著升高,则一般不放脑脊液,防止发生脑疝。

7. **压颈试验**(Queckenstedt test)　也叫奎肯试验。需要了解蛛网膜下腔有无阻塞,可作此试验。

(1)压颈试验前应先做压腹试验。用手掌深压腹部,脑脊液压力立即上升,解除压迫后压力迅速下降,说明穿刺针头确实在椎管内。

(2)压颈试验即在测初压后,由助手先压迫一侧颈静脉约 10 秒,再压另一侧,最后双侧同时按压。正常时压迫颈静脉后,脑脊液压力迅速升高 1 倍左右,解除压迫后 10~20 秒,迅速降至原来水平,称为梗阻试验阴性,示蛛网膜下腔通畅;若压迫颈静脉后,不能使脑脊液压力升高,则为梗阻试验阳性,示蛛网膜下腔完全阻塞;若施压后压力缓慢上升,放松后又缓慢下降,示有不完全阻塞。但颅内压增高或怀疑有后颅窝肿瘤者,禁忌做此试验,以免发生脑疝。

8. **取液送检**　撤去测压管,收集脑脊液 3~5ml 于无菌试管中送检。如需做细菌培养,应将无菌试管口经过酒精灯火焰灭菌,接取脑脊液,然后管口及棉塞再通过酒精灯火焰灭菌后盖上棉塞。如需做鞘内注射时将药液缓慢注入。

9. **术毕,套入针芯,拔出穿刺针,碘伏消毒穿刺点,覆盖无菌纱布,指压穿刺点数分钟,用胶布固定。**

10. **术后处理**　嘱患者去枕平卧 4~6 小时,颅高压者平卧 12~24 小时,告知卧床期间不可抬高头部,以免引起术后低颅压头痛。根据临床需要分送标本;清点器械并送供应室;做好腰穿记录。

(六)操作中的关键点提示

1. **严格掌握禁忌证**　凡疑有颅内压升高者必须先做眼底检查,如有明显视乳头水肿或有脑疝先兆者,禁忌穿刺。患者处于休克、衰竭或濒危状态以及局部皮肤有炎症;颅后窝有占位性病变者均列为禁忌。在颅内压增高疑为炎性脑水肿所致者,可在腰穿前静脉快速滴注 20% 甘露醇 250ml,以减轻脑水肿、降低颅内压,然后再穿刺。腰穿过程中发现脑脊液压力过高时,在放脑脊液时应用部分针芯堵在针口处,以减慢滴出速度,预防发生脑疝。

2. 穿刺后嘱患者去枕平卧 4~6 小时,颅压高者平卧 12~24 小时,继续观察患者情况及有无头痛、恶心、腰痛等反应。

3. 穿刺过程中出现脑疝症状时,如瞳孔散大、意识不清、呼吸节律改变,应立即停止放液。可向椎管内注入空气或生理盐水 10~20ml,或静脉快速滴注 20% 甘露醇 250ml,如脑疝不能复位,迅速行脑室穿刺引流并立即手术。

4. **防止低颅压性头痛**　因穿刺针过粗或过早起床,使脑脊液自穿刺孔处外漏所引起。患者站立时头痛加重,平卧后缓解,经 1~3 天可消失,长者可达 7~10 天。一旦发生,患者应平卧,多饮用盐水,或静脉点滴生理盐水 500~1000ml。

5. 操作过程中如患者出现呼吸、脉搏、面色异常时,应立即停止操作,并做相应处理。

6. 鞘内给药时,应先放出适量脑脊液,然后以等量液体稀释药物后注入。

7. 如在第 3~4 腰椎间隙穿刺后损伤出血,可上移或下移一椎间隙穿刺,需重新麻醉。

8. 操作过程中要注重人文关怀。告知病情需态度和蔼,语言通俗易懂。在腰穿过程中需注意与患者的交流,体现爱伤意识,如:"有不舒服要告诉我"(穿刺前);"要凉一下"(消毒时);"要扎一下,有点疼"(麻醉时);"已经穿刺出来了,马上结束了"(脑脊液流出后)。

(七) 关键问题

1. 腰椎穿刺术的穿刺部位有哪些?

2. 脑脊液的正常压力是多少?

3. 压腹试验的意义如何?

4. 试述压颈试验的意义和方法。

5. 从脑脊液外观怎样区分穿刺损伤?

6. 腰椎穿刺的并发症及其防治?

(八) 关键问题答案

1. 腰椎穿刺术的穿刺部位有哪些?

通常以双侧髂嵴最高点连线与后正中线的交会处为穿刺点,此处,相当于第 3~4 腰椎间隙,有时也可上移或下移一个椎间隙。

2. 脑脊液的正常压力是多少?

正常脑脊液压力为 70~180mmH$_2$O(0.098kPa=10mmH$_2$O)或 40~50 滴 / 分。超过 200mmH$_2$O 为颅内压升高。

3. 压腹试验的意义如何?

压腹试验的目的是了解穿刺针头是否在蛛网膜下腔内。用手掌深压腹部,脑脊液压力立即上升,解除压迫后压力迅速下降。如穿刺针不通畅或不在蛛网膜下腔内,则压腹时压力不升。

4. 试述压颈试验的意义和方法。

压颈试验也叫奎肯试验(Queckenstedt test),用于了解蛛网膜下腔有无阻塞。方法为:腰椎穿刺成功后,接测压管,测初压后,由助手先压迫一侧颈静脉约 10 秒,再压另一侧,最后同时按压双侧颈静脉。正常时压迫颈静脉后,脑脊液压力迅速升高 1 倍左右,解除压迫后 10~20 秒,迅速降至原来水平,称为梗阻试验阴性,示蛛网膜下腔通畅;若压迫颈静脉后,不能使脑脊液压力升高,则为梗阻试验阳性,示蛛网膜下腔完全阻塞;若施压后压力缓慢上升,放松后又缓慢下降,示有不完全阻塞。但颅内压增高或怀疑有后颅窝肿瘤者,禁忌做此试验,以免发生脑疝。

5. 从脑脊液外观怎样区分穿刺损伤?

正常脑脊液为无色透明液体,血色或粉红色脑脊液常见于穿刺损伤或出血性病变。区别方法:用三管连续接取脑脊液,如果管中红色依次变淡,最后转清,则为穿刺损伤出血;如各管皆为均匀一致的血色,则为出血性病变。

6. 腰椎穿刺的并发症及其防治?

腰椎穿刺的并发症及其防治如下:

(1) 低颅压性头痛:因穿刺针过粗或过早起床,使脑脊液自穿刺孔处外漏所引起。患者站立时头痛加重,平卧后缓解,经 1~3 天可消失,长者可达 7~10 天。一旦发生,患者应平卧,多饮用盐水,或静脉点滴生理盐水 500~1000ml。

(2) 腰背痛及神经根痛:因穿刺针损伤神经根而引起的神经根痛或腰背部痛。一般不需要特殊处理。

(3) 脑疝形成:颅内压增高特别是颅后窝占位性病变者,穿刺后引起脑脊液动力学的突然改变,可产生沟回疝或枕骨大孔疝,造成意识障碍、呼吸骤停甚至死亡。因此,须严格掌握腰穿指征,怀疑后颅窝占位病变应先做影像学检查明确,有颅内高压先兆者可先使用脱水剂再做腰穿。

如腰穿证实压力升高,应不放或少放脑脊液,并即刻给予脱水、利尿剂治疗以降低颅内压。

(4) 其他:包括少见的并发症,如穿刺部位感染、出血。为预防该并发症,应保持穿刺部位的纱布干燥,观察有无渗液、渗血,24 小时内不宜淋浴。

(范新蕾)

第五章

骨髓穿刺术

骨髓穿刺术(bone marrow puncture)是采集骨髓液的一种常用技术。临床上骨髓穿刺常用于血细胞形态学检查,也可用于造血干细胞培养或移植、免疫学、细胞遗传学分析及病原微生物学检查等,以协助临床诊断、治疗、观察疗效和评价预后等。

(一) 操作目的

1. 采取骨髓液进行骨髓细胞形态学及骨髓病理活检等检查,协助血液系统疾病、部分恶性肿瘤、传染病及寄生虫病等相关疾病的诊断及鉴别诊断。

2. 了解骨髓增生情况,作为化疗及应用免疫抑制剂的参考。

3. 骨髓移植时经骨髓穿刺采集骨髓液。

(二) 适应证

1. 血液系统相关恶性疾病的诊断及鉴别诊断。

2. 其他血液系统疾病,如:各种原因不明确的贫血、粒细胞缺乏、血小板下降等骨髓增殖异常所导致的外周血象改变的相关血液病诊断。

3. 部分恶性肿瘤的协助诊断,如:多发性骨髓瘤、神经母细胞瘤等实体瘤的骨髓转移等。

4. 寄生虫病检查,如:查找疟原虫、黑热病病原体等。

5. 骨髓液的细菌培养。

(三) 禁忌证

1. 凝血功能异常的患者慎做或者禁做骨髓穿刺。

2. 穿刺部位有感染者。

3. 晚期妊娠者。

(四) 操作准备

1. 操作前物品准备

(1) 骨髓穿刺包 1 个。

(2) 无菌手套、口罩、帽子各 2 副。

(3) 常规消毒治疗盘 1 套,内有消毒剂、麻醉剂(2% 利多卡因 1 支)、无菌棉签、5ml 注射器 2 个和 20ml 注射器 1 个、以及砂轮、胶布等。

(4) 载玻片 10 张、推片 1 个。

(5) 其它用物:酒精灯、火柴、按需要准备培养管 1~2 个等。

2. 操作者准备

(1) 操作者熟悉骨髓穿刺操作步骤。

(2) 了解患者病情和穿刺目的,核对适应证。

(3) 询问有无药物(特别是局麻药)过敏史;查看血常规,凝血功能化验结果。

(4) 向患者(或家属)介绍穿刺的必要性和可能的并发症,取得配合,签署骨髓穿刺知情同意书。

(5) 着装整洁,清洁双手(用外用消毒剂或洗手),戴口罩、帽子。

222

3. 患者准备

(1) 穿刺前排空大小便,在床上静卧 15~30 分钟,根据穿刺部位采取适当体位。

(2) 不安、躁动或不能合作的患者可在镇静剂或基础麻醉下进行,需有专人辅助。

(3) 凝血功能障碍者必须进行穿刺时,需提前给以血浆、血小板或相应凝血因子输注后,复查相关结果,待相关指标正常后再实施。

(五) 操作步骤

1. 选择穿刺部位

(1) 髂前上棘穿刺点:髂前上棘后 1~2cm 处,该处骨面平坦,易于固定,操作方便,危险性小(图4-5-1)。

(2) 髂后上棘穿刺点:骶椎两侧、臀部上方突出的部位(图4-5-2)。

(3) 胸骨穿刺点:胸骨柄、胸骨体相当于第1、2 肋间隙的部位。此处胸骨较薄,且其后有大血管和心房,穿刺时务必小心,以防穿透胸骨而发生意外。但由于胸骨的骨髓液丰富,当其他部位穿刺失败时,仍需要进行胸骨穿刺。常用于小年龄患儿(图4-5-3)。

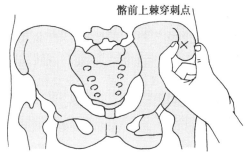

图 4-5-1　髂前上棘穿刺点

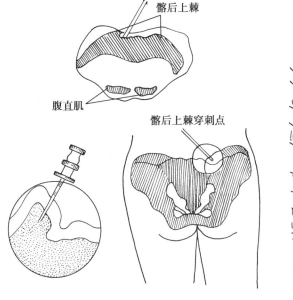

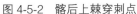

图 4-5-2　髂后上棘穿刺点

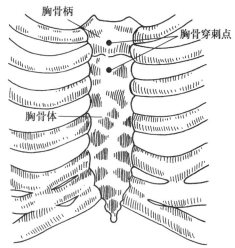

图 4-5-3　胸骨穿刺点

(4) 腰椎棘突穿刺点:腰椎棘突突出的部位。

(5) 另外 2 岁以下儿童亦可选胫骨粗隆前下方为穿刺替代部位。

备注:临床上成人多以髂前上棘、髂后上棘为主要穿刺点,尤其髂后上棘骨质薄、骨髓腔大、量多,较少被稀释;而儿童多以胸骨穿刺为主。

2. 体位　采用髂前上棘和胸骨穿刺时,患者取仰卧位;采用髂后上棘穿刺时,患者取侧卧位或俯卧位;采用腰椎棘突穿刺时,患者取坐位或侧卧位。

3. 消毒铺巾　在拟穿刺部位用碘伏自内向外进行皮肤消毒 2 次,消毒范围直径约 15cm。打开骨髓穿刺包(助手),戴无菌手套,铺无菌洞巾,用胶布固定。检查骨髓穿刺包内物品是否齐全;检查骨髓穿刺针与 20ml 注射器是否完好配合,有无漏气。

4. 麻醉　与助手核对麻药无误后,用 5ml 注射器抽取 2% 利多卡因约 3ml,再次确定穿刺部位,左手拇指、示指固定穿刺部位皮肤,用2%利多卡因在穿刺点做皮肤、皮下和骨膜麻醉。注意先水平进针,打一直径约0.5cm的皮丘,再垂直骨面一直麻醉到坚硬的骨膜。拔针后用消毒纱布压迫稍等片刻。

5. 固定穿刺针长度　将骨髓穿刺针的固定器固定在适当的长度上。髂骨穿刺约1.5cm,胸骨穿刺约1cm。

6. 穿刺　操作者左手拇指和示指固定穿刺部位,右手持骨髓穿刺针与骨面垂直刺入,若为胸骨穿刺则应与骨面成30°~45°角刺入(穿刺针向头侧偏斜)。当穿刺针针尖接触坚硬的骨质后,沿穿刺针的针体长轴左右旋转穿刺针,并向前推进,缓缓刺入骨质(注意向下压的力量应大于旋转的力量,以防针尖在骨面上滑动)。当突然感到穿刺阻力消失,且穿刺针已固定在骨内时,表明穿刺针已进入骨髓腔(图4-5-4)。如果穿刺针尚未固定,则应继续刺入少许以达到固定为止。

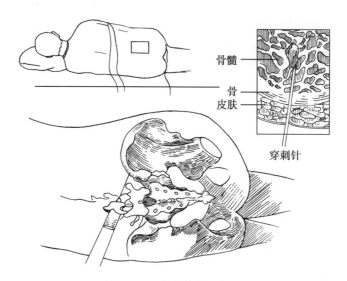

图4-5-4　骨髓穿刺示意图

7. 抽取骨髓液　拔出穿刺针针芯,接上干燥的20ml注射器,用适当的力量抽取骨髓液。当穿刺针在骨髓腔时,抽吸时患者感到有尖锐酸痛,随即便有红色骨髓液进入注射器。抽取的骨髓液一般为0.1~0.2ml,若用力过猛或抽吸过多,会使骨髓液稀释。如果需要做骨髓液细菌培养,应在留取骨髓液计数和涂片标本后,再抽取1~2ml,以用于细菌培养。

若未能抽取骨髓液,则可能是针腔被组织块堵塞或"干抽"(dry tap),此时应重新插上针芯,稍加旋转穿刺针或再刺入少许。拔出针芯,如果针芯带有血迹,再次抽取即可取得红色骨髓液。若仍未能抽取骨髓液与患者沟通后可另选穿刺部位。

8. 涂片　将20ml注射器水平移至载玻片上方,迅速将骨髓液滴在载玻片上,立即做有核细胞计数,助手立即制备骨髓液涂片数张。注意推片与载玻片呈30°~45°角,稍用力推开,制备的髓片应头、体、尾分明并有一定的长度,使细沙样浅肉色的骨髓小粒分布均匀。

9. 加压固定　骨髓液抽取完毕,重新插入针芯。左手取无菌纱布置于穿刺处,右手将穿刺针(稍旋转)拔出,并将无菌纱布敷于针孔上,按压1~2min后,碘伏消毒穿刺点,覆盖无菌纱布,用胶布固定。

10. 同时应制备外周血涂片2~3张一并送检。

11. 术后处理　嘱患者卧床休息,避免剧烈活动;根据临床需要分送标本;清点器械并送供应室;做好骨髓穿刺记录。

（六）操作中的关键点提示

1. 骨髓穿刺前应检查出血时间和凝血时间,有出血倾向者行骨髓穿刺术时应特别注意,严重凝血功能异常的患者禁止骨髓穿刺检查。

2. 骨髓穿刺针和注射器必须干燥,以免发生骨髓细胞溶解。

3. 穿刺针针头进入骨质后要避免过大摆动,以免折断穿刺针。胸骨穿刺时不可用力过猛、穿刺过深,以防穿透内侧骨板而发生意外。

4. 穿刺过程中如果感到骨质坚硬,难以进入骨髓腔时,不可强行进针,以免断针。应考虑为大理石骨病的可能,及时行骨骼 X 线检查,以明确诊断。

5. 做骨髓细胞形态学检查时,抽取的骨髓液不可过多,以免影响骨髓增生程度的判断、细胞计数和分类结果。

6. 行骨髓液细菌培养时,需要在骨髓液涂片后,再抽取 1~2ml 骨髓液用于培养。

7. 由于骨髓液中含有一定量的白血病幼稚细胞,极易发生凝固。因此,穿刺抽取骨髓液后应立即涂片。

8. 送检骨髓液涂片时,应同时附送 2~3 张外周血涂片。

9. 有药物过敏史者应做相关局麻药物皮试。如使用普鲁卡因麻醉前必须先做皮试。

10. 操作过程中要注重人文关怀。告知病情需态度和蔼,语言通俗易懂。在穿刺过程中需注意与患者的交流,比如操作中抽吸骨髓时患者可感到一种轻微的锐痛,应给予关心、鼓励,如"有些难受,请坚持一下"。

（七）关键问题

1. 判断骨髓取材良好的指标是什么?

2. 骨髓穿刺有哪些穿刺部位?

3. 2 岁以下儿童骨髓穿刺选择哪一部位为好?

4. 骨髓取材做细胞学检查,抽取骨髓液多少量为恰当?

5. 骨髓穿刺前对穿刺针应进行哪些方面检查?

6. 抽不出骨髓液有哪些可能?

（八）关键问题答案

1. 判断骨髓取材良好的指标是什么?

判断骨髓取材良好的指标是:①抽取骨髓一瞬间,患者有特殊的疼痛感。②抽出的骨髓液内含有脂肪小粒。③显微镜下可见骨髓特有的细胞,如巨核细胞、浆细胞、组织细胞、原始及幼稚粒、红细胞。④骨髓细胞分类计数中杆状细胞与分叶核细胞之比大于血片细胞分类计数中的杆状细胞与分叶核细胞之比。

2. 骨髓穿刺有哪些穿刺部位?

临床上以髂前上棘、髂后上棘为最常用,尤其髂后上棘骨质薄、骨髓腔大、量多,较少被稀释。必要时亦可选用脊椎棘突、胸骨、胫骨粗隆前下方等部位。

3. 2 岁以下儿童骨髓穿刺选择哪一部位为好?

以胸骨为主,胫骨粗隆前下方可为替代部位。

4. 骨髓取材做细胞学检查,抽取骨髓液多少量为恰当?

抽取 0.2ml 为恰当,因为抽吸过多,骨髓液将被血液稀释。

5. 骨髓穿刺前对穿刺针应进行哪些方面检查?

针管(或称针套)与针芯长短、大小是否配套;针芯插入针管内,针芯柄上凸出的栅应能嵌入针管柄上的凹口内,使针芯不转动;针管尖端与针芯端方向是否一致;针尖锐利否;固定器能否固定;穿刺针与注射器是否配套。

6. 抽不出骨髓液有哪些可能?

抽不出骨髓液可能:①穿刺位置不佳,未达到骨髓腔。②针管被皮下组织或骨块阻塞。③某些疾病可能出现"干抽",如骨髓纤维化、骨髓有核细胞过度增生(慢性粒细胞性白血病等)。

（范新蕾）

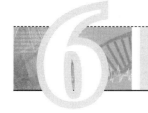

第六章

三腔二囊管止血法

上消化道出血是临床上常见的症状,引起上消化道出血的病因很多,其中以消化性溃疡引起的出血占首位,其次是门静脉高压引起的食管、胃底静脉曲张破裂出血,后者出血量大,起病急骤,一般的止血药物难以奏效,需立即安置三腔二囊管压迫止血。三腔二囊管压迫止血是治疗门静脉高压导致的食管胃底静脉曲张破裂出血最方便、有效的方法,因此,迅速成功完成三腔二囊管的置入,使其达到有效的止血目的是抢救成功的关键。

(一) 操作目的

用于门静脉高压引起的食管、胃底静脉曲张破裂出血时的压迫止血。

(二) 适应证

1. 食管胃底静脉曲张大出血患者。

2. 用于药物治疗不理想者,为内镜及手术治疗赢得时间。

(三) 禁忌证

严重高血压、冠心病、心功能不全者慎用。

(四) 操作准备

1. 操作前物品准备

(1) 三腔二囊管。

(2) 50ml 注射器;止血钳;液状石蜡;治疗盘;手套;听诊器;0.5kg 重的沙袋(或盐水瓶);牵引架。

(3) 其他 外用消毒剂;棉签;胶布;纱布;绷带;温开水适量;开口器;压舌板等。

2. 操作者准备

(1) 操作者熟悉三腔二囊管止血操作步骤。

(2) 了解患者病情和置管目的,核对适应证。

(3) 向患者(或家属)介绍三腔二囊管置入的必要性和可能的并发症,取得配合,签署知情同意书。

(4) 着装整洁,清洁双手(用外用消毒剂或洗手),戴口罩、帽子。

3. 患者准备

(1) 插管前做好患者的心理指导,讲解置管对于治疗该病的重要性。

(2) 操作过程中患者需按照操作者的嘱咐主动配合。若感恶心、气短、呼吸困难等不适,及时告知医护人员。

(3) 对躁动不安或不合作的患者,可肌内注射地西泮 5~10mg。

(五) 操作步骤

1. 检查患者有无鼻息肉、鼻甲肥厚和鼻中隔偏曲,选择鼻腔较大侧插管,清洁该侧鼻腔并用液状石蜡润滑。

2. 操作者戴手套,打开三腔二囊管(助手),认真检查双气囊有无漏气和充气后有无偏移,通向双气囊和胃腔的管道是否通畅(图 4-6-1)。远端 45、60、65cm 处管外有记号,标明管外端至贲门、胃、幽门的距离,以判断气囊所在位置。

3. 检查合格后抽尽双囊内气体,将三腔管之前端及气囊表面涂以液体石蜡,嘱患者取半卧位(左侧卧位为佳),口服液状石蜡 20ml,自鼻腔内插入三腔二囊管,到达咽部时嘱患者吞咽配合,使三腔二囊管顺利进入 65cm 标记处。此时在胃管内抽到胃液时,提示三腔二囊管已到达胃部。

4. 用注射器先向胃囊内注入空气 250~300ml(囊内压 50~70mmHg),使胃囊充气,用止血钳将此管腔钳住。然后将三腔二囊管向外牵引,感觉有中等弹性阻力时,表示胃囊已压于胃底部,适度拉紧三腔二囊管,系上牵引绳,再以 0.5kg 重沙袋(或盐水瓶)通过滑车固定于床头牵引架上,牵引角度为 45° 左右(顺着鼻腔方向),以达到充分压迫的目的。

5. 经观察仍未能压迫止血者,再向食管囊内注入空气 100~200ml(囊内压 35~45mmHg),然后钳住此管腔,以直接压迫食管下段的扩张静脉(图 4-6-2)。

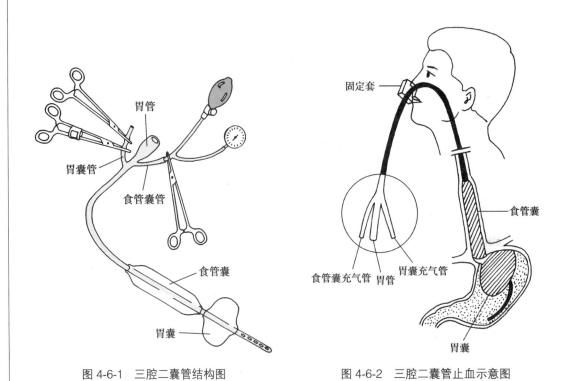

图 4-6-1　三腔二囊管结构图　　　　图 4-6-2　三腔二囊管止血示意图

6. 记录气囊充气压迫开始的时间。并进行严密监护,应用降低门静脉压力的药物和止血药物,同时做好内镜下套扎、硬化剂治疗或手术治疗的准备。

7. 拔管　拔管前必须先口服液状石蜡 20ml,以防止胃粘膜与气囊粘连,并将气囊内气体抽净,然后将管缓缓拔出。如为双囊压迫,先解除食管囊的气体,再解除胃囊的气体。

(六) 操作中的关键点提示

1. 操作最好在呕血的间歇进行,向清醒患者说明操作目的,取得患者配合,以免引起胃液返流进入气管引起窒息。

2. 首次胃囊充气压迫可持续 24 小时,24 小时后必须减压 15~30 分钟,以防气囊压迫过久引起黏膜糜烂。减压前先口服液状石蜡 20ml,10 分钟后,将管向内送入少许,使气囊与胃底黏膜分离,然后,去除止血钳,让气囊逐渐缓慢自行放气,抽吸胃管观察是否有活动性出血,一旦发现活动性出血,立即再行充气压迫。如无活动性出血,30 分钟后仍需再度充气压迫 12 小时,再口服液状石蜡、放气减压,观察 24 小时,如无出血,即可拔管。注意充气、减压前均应口服液状石蜡。

3. 注意操作顺序：充气时，先胃囊再食管囊；拔管时放气，先食管囊后胃囊。

4. 食管囊压迫持续时间以 8~12 小时为妥，放气 15~30 分钟。

5. 牵引沙袋不宜过重，以防压迫太重，引起黏膜糜烂。

6. 注意检查双气囊有无漏气和充气后有无偏移，通向双气囊和胃腔的管道是否通畅，以免达不到压迫止血的目的。

7. 加强护理，防止窒息的发生，如充气后患者出现呼吸困难，必须及时放气。

8. 操作过程中要注重人文关怀。告知病情需态度和蔼，语言通俗易懂。插管前做好患者的心理指导，讲解置管对于治疗该病的重要性。并且嘱患者按照操作者的嘱咐主动配合好整个插管过程。插管过程中，每往下送管都要征得患者的同意，并嘱其做吞咽动作，不断鼓励患者，使其充满信心，尽量克服不适感。

（七）关键问题

1. 胃囊漏气或充气不足可导致什么结果？此时应采取什么办法？

2. 胃囊和食管囊一般需保持多少压力？注入多少气？

3. 三腔二囊管压迫止血过程中，为什么要定期放气？气囊压力过高会造成什么结果？

4. 插三腔二囊管引起频繁早搏甚至心脏骤停是什么原因？

5. 三腔二囊管压迫止血时患者采取什么样的体位？

6. 三腔二囊管压迫止血的并发症有哪些？

7. 使用三腔二囊管压迫止血时为什么先在胃囊充气？

（八）关键问题答案

1. 胃囊漏气或充气不足可导致什么结果？此时应采取什么办法？

可导致三腔二囊管被牵出，气囊压迫食管及喉部，患者出现呼吸困难、心悸以及窒息等。此时应及时放松牵引，抽尽囊内气体，更换三腔二囊管。

2. 胃囊和食管囊一般需保持多少压力？注入多少气？

胃囊需保持囊内压 50~70mmHg，需注气 250~300ml；食管囊需保持囊内压 35~45mmHg，需注气 100~200ml。

3. 三腔二囊管压迫止血过程中，为什么要定期放气？气囊压力过高会造成什么结果？

①避免气囊长时间压迫食管下段或胃底黏膜，导致其糜烂、缺血、坏死。②气囊压力过高，可引起局部压迫性溃疡，甚至局部坏死。

4. 插三腔二囊管引起频繁早搏甚至心脏骤停是什么原因？

因气囊充气过快或牵引过猛，反射性引起迷走神经张力增高或因压迫刺激心脏，均可导致上述并发症。

5. 三腔二囊管压迫止血时患者采取什么样的体位？

患者一般取半卧位，左侧卧位为佳。左侧卧位时，头稍向前屈的体位，喉头位置向左前移位，左侧的会厌壁呈"水平位"，掩盖左侧梨状窝，右侧会厌壁呈"直立位"，右侧梨状窝变平坦，这样易使管道顺右侧梨状窝进入食管内。而且侧卧位可防止呕吐时呕吐物吸入气管内发生窒息。另外，取左侧卧位，由于重力作用，胃内的积血积存于胃大弯侧，而减少了呕血量。

6. 三腔二囊管压迫止血的并发症有哪些？

三腔二囊管压迫止血的并发症有：①鼻咽部损伤或鼻翼压迫坏死。②吸入性肺炎。③食管下端及胃黏膜缺血坏死。④刺激胃肠道，出现呕吐、窒息。⑤刺激迷走神经，压迫心脏，引起心脑血管意外，如心脏骤停、呼吸困难甚至窒息。⑥食管穿孔（因操作不当导致，甚为罕见）。

7. 使用三腔二囊管压迫止血时为什么先在胃囊充气？

一般胃囊先充气压迫观察止血效果，如果胃囊充气压迫后无活动性出血，则食管囊不必充气，因为压迫胃底的同时阻断大部分食管静脉的回流，约 80% 的食管下段出血可由压迫胃底而达到止血目的。另外,食管囊充气压迫可引起患者的胸骨后不适、疼痛、咳痰,患者难以耐受。因此,没有必要一开始就将食管囊充气,只有当胃囊压迫后仍有出血者才将食管囊充气进行压迫止血。

（范新蕾）

第五篇 妇儿诊疗技术

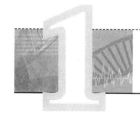

第一章

妇 科 检 查

（一）操作目的

1. 能识别盆腔骨骼、外阴部、内生殖器、邻近器官的解剖结构。

2. 能熟练掌握外阴部检查、阴道窥器检查、双合诊、三合诊及肛诊。

3. 能描述和检查出正常及异常体征。

（二）适应证

1. 疑为妇产科疾病或须排除妇产科疾病。

2. 有盆腔检查需要。

（三）准备工作

1. 用物　一次性会阴垫、窥器、手套。

2. 被检者排空膀胱后（有尿失禁者,检查前不需排空膀胱）,取膀胱截石位。检查者面向被检者,立于被检者两腿之间。

（四）操作步骤

1. 外阴部检查

（1）观察外阴发育及阴毛分布情况、左右是否对称、有无皮炎、溃疡及肿块,注意皮肤和黏膜色泽或色素减退及质地变化,有无增厚、变薄或萎缩。

（2）用戴消毒手套的一手拇指和示指分开小阴唇,暴露阴道前庭观察尿道口和阴道口。查看尿道口周围黏膜色泽及有无赘生物、阴道前庭黏膜色泽及阴道口处女膜形态。

（3）嘱被检者用力向下屏气,观察有无阴道前后壁的膨出、子宫脱垂或尿失禁等。

2. 阴道窥器检查

（1）根据被检者阴道大小和阴道壁松弛情况,选用合适的阴道窥器。

（2）将窥器前后两叶前端并合,表面涂润滑剂。

（3）放置窥器时,检查者用左手拇指、示指将两侧小阴唇分开,右手将窥器避开敏感的尿道周围区,斜行沿阴道侧后壁缓慢插入阴道内,边推进边将窥器两叶转正并逐渐张开两叶,暴露宫颈、阴道壁及穹窿部,然后旋转至某一侧以暴露侧壁。

（4）检查阴道:观察阴道前后壁和侧壁及穹窿黏膜颜色、皱襞多少,是否有阴道隔或双阴道等畸形,有无溃疡、赘生物或囊肿等。

（5）检查宫颈:观察宫颈大小、颜色、外口形状,有无出血、柱状上皮异位、撕裂、外翻、息肉、赘生物等,同时可采集宫颈外口鳞柱交界部宫颈分泌物标本作宫颈细胞学检查。

（6）将窥器两叶合拢后慢慢取出。

3. 双合诊及三合诊

（1）检查者用左手戴橡皮手套，示、中两指涂润滑剂。

（2）轻轻沿阴道后壁进入，检查阴道深度及通畅度（图 5-1-1）。

（3）扪触子宫颈大小、硬度及颈口情况，拨动宫颈，检查有无宫颈举痛。

（4）将阴道内两指放在宫颈后方，另一手掌心朝下手指平放在下腹部。

（5）当阴道内手指向上、向前抬举宫颈时，放在下腹部的手指自脐部向下、向后按压腹壁，并逐渐往耻骨联合移动。

（6）扪清子宫后，将阴道内两指移向一侧穹隆部，另一手从同侧下腹壁髂嵴水平开始，由上向下按压腹壁，与阴道内手指互相对合，以触摸双侧附件。

（7）检查后更换手套，涂润滑剂。

（8）中指于直肠，示指于阴道（图 5-1-2）。

（9）从后方重新触诊宫颈、子宫、卵巢及宫旁组织及阴道直肠间隔。

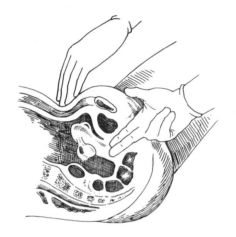 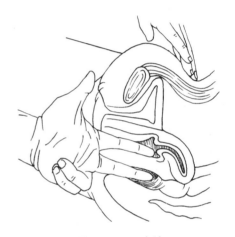

图 5-1-1　双合诊　　　　　图 5-1-2　三合诊

4. 肛诊（直肠 - 腹部诊）

（1）方法：检查者一手示指伸入直肠，另一手在腹部配合检查。

（2）适用于无性生活史、阴道闭锁或有其他原因不宜行双合诊的患者。

（五）操作中的关键点提示

1. 避免经期做盆腔检查。若异常阴道出血必须检查，检查前消毒外阴、戴无菌手套，使用无菌器械。

2. 未婚被检者禁作双合诊及阴道窥器检查，可行肛诊（直肠 - 腹部诊）。

3. 双合诊检查不满意或检查骶韧带、子宫直肠窝病变、肿瘤与盆腔关系时应作三合诊。

4. 窥镜使用前用肥皂液或液状石蜡润滑窥器两叶前端，以便放置时能顺利进入阴道。拟行宫颈或阴道细胞学检查时，不用润滑剂或改用生理盐水润滑。放置窥器时动作要轻柔，边推进边将窥器转平，并逐渐张开窥器两叶，避免窥器两叶顶端碰伤宫颈出血。

（六）关键问题

1. 子宫的位置及固定装置？

2. 双合诊及三合诊的适应证分别是什么？

（七）关键问题答案

1. 子宫的位置及固定装置？

子宫位于盆腔的中部，膀胱和直肠之间，子宫底在小骨盆入口平面以下，子宫颈位于坐骨棘平面以上,子宫的正常位置为前倾前屈位。子宫阔韧带防止子宫向两侧移位,子宫圆韧带是维持子宫前倾的主要结构,骶骨子宫韧带对维持子宫前屈位起重要作用,子宫主韧带的作用是固定子宫,防止子宫向下脱垂,此外,盆底肌、阴道等的承托也有利于子宫的固定。

2. **双合诊及三合诊的适应证分别是什么?**

双合诊的适应证是已婚妇女做妇科检查者,未婚妇女但有性交史或特殊需要者(需要征取家属及本人同意),各种宫腔镜内操作前、宫颈及阴道手术前。三合诊的适应证是后位子宫,查子宫后壁及直肠子宫窝处有无病变,查子宫骶骨韧带、主韧带有无病变,疑直肠壁有病变者。

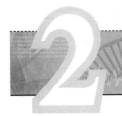

第二章

宫颈刮片取材和制作方法

(一) 操作目的

筛查宫颈上皮内瘤变及早期宫颈癌。

(二) 适应证

1. 经常阴道出血或排液者、临床检查子宫颈异常的妇女。

2. 妇科病人腹部手术前的准备。

3. 宫颈病变的早期筛查。

(三) 禁忌证

1. 采取标本前 24 小时内有性生活、阴道检查、灌洗及阴道用药。

2. 否认性生活者。

(四) 物品准备

手套,阴道窥器,刮板,玻片,固定液,干棉球。

(五) 操作步骤

1. 被检者取膀胱截石位,用生理盐水湿润阴道窥器,暴露宫颈穹隆部,棉球轻轻擦除宫颈分泌物。

2. 以宫颈外口为圆心,将木质铲形小刮板轻轻刮取一周。

3. 取出刮片,在玻片上向一个方向涂片。

4. 涂片经固定液固定后显微镜下观察。

(六) 操作中的关键点提示

1. 采取标本前 24 小时内禁止性生活、阴道检查、灌洗及阴道用药。

2. 取材应在宫颈外口鳞状上皮交界处。

3. 注意避免损伤组织引起的出血而影响结果。

4. 若白带过多则应该先用无菌干棉球轻轻擦净黏液,再刮取标本。

(七) 关键问题

1. 宫颈刮片取材的适应证?

2. 传统巴氏五级分类法与 TBS 分类法的区别是什么?

(八) 关键问题答案

1. 宫颈刮片取材的适应证?

宫颈刮片取材的适应证主要包括以下情况:经常阴道出血或排液者、临床检查子宫颈异常的妇女;妇科病人腹部手术前的准备;宫颈病变早期筛查。

2. 传统巴氏五级分类法与 TBS 分类法的区别是什么?

巴氏分级法是临床常用的宫颈刮片分级办法,包括 I 、II 、III 、IV 、V 级,各级之间的区别并无严格的客观标准,主观因素较多,未能与组织病理学诊断名词相对应,也未包括非癌的诊断。而TBS 分类法既包括对标本质量的评价,也对细胞形态特征进行描述性诊断,较前者而言对妇女宫颈刮片的报告更为合理和易为临床医生理解,并且报告内容也淡化了人为分级的明显界限。

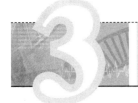

第三章

后穹隆穿刺

（一）操作目的

1. 了解子宫直肠陷窝有无积液及其性质。

2. 了解子宫直肠陷窝肿块的性状、病因,明确诊断。

3. 用于某些疾病的治疗。

（二）适应证

1. 凡经双合诊检查,子宫直肠陷窝饱满、触痛、宫颈举痛,疑异位妊娠或卵巢黄体破裂积血及盆腔脓肿。

2. 附件肿块疑为卵巢恶性肿瘤时,有腹水则抽液查细胞,无腹水则可注射 200ml 生理盐水,左右侧卧再抽回液体行细胞学检查。

（三）禁忌证

1. 疑有肠管与子宫后壁粘连者。

2. 怀疑恶性肿瘤且肿瘤位于直肠陷窝者。

（四）物品准备

口罩、帽子、无菌手套、窥阴器、宫颈钳、9 号腰穿针或 7 号针头,5ml 或 10ml 注射器,干净试管,治疗巾,孔巾,碘伏棉球,干棉球。

（五）操作步骤

1. 术前被检者排空膀胱,仰卧在检查台上取膀胱截石位,常规消毒外阴、阴道,铺无菌单。

2. 双合诊了解子宫、附件情况,注意后穹隆是否饱满。

3. 窥阴器暴露宫颈,宫颈钳夹持宫颈后唇,向前提拉,充分暴露后穹隆并再次消毒。

4. 用穿刺针头接注射器(5ml 或 10ml),检查针头有无堵塞,在后穹隆中央或稍偏病侧,距离阴道后壁与宫颈后唇交界处稍下方,与宫颈管平行方向刺入,当针穿过阴道壁后失去阻力有落空感时,立即抽吸,如无液体抽出,可一面抽吸,一面退针。

5. 将吸出的液体置于干燥、洁净的试管中待观察。针管、针头拔出后,注意检查穿刺点有无出血,如有出血可用棉球压迫片刻,取出窥阴器。如需化验,则将收集的穿刺液 2~5ml 送检;如需做培养,应用无菌试管留标本。

（六）操作中的关键点提示

1. 穿刺方向应是后穹隆中点向上顺着与子宫颈管平行的方向,深入至子宫直肠窝。不可盲目向两侧或偏前、偏后刺入,以免损伤周围脏器。

2. 穿刺深度要适当,一般 2~3cm,过深可刺入盆腔器官或穿入血管。若积液量较少时,过深的针头可超过液平面,抽不出液体而延误诊断。

3. 有条件或病情允许时,可先行 B 型超声波检查,协助诊断后穹隆有无液体及流体量多少。

4. 若未抽出流体,各项检查仍提示腹腔积液,可另行腹腔穿刺检查。

5. 遇有子宫直肠窝积液量少时,可抬高病人头部及上身,使子宫直肠窝积液增多,便于抽出。

6. 误入直肠者,应立即拔出针头,重新消毒,更换注射器。不成功即放弃,术后立即抗感染。

（七）关键问题

1. 阴道后穹隆穿刺术的适应证是什么?

2. 穿刺液性状如何判断?

（八）关键问题答案

1. 阴道后穹隆穿刺术的适应证是什么?

阴道后穹隆穿刺术的适应证有:妇科检查后穹隆饱满,怀疑有盆腔内出血者;经此穿刺吸取标本送检,判断盆腹腔内积液的性质,或进行局部药物注射;对贴近阴道后穹隆疑为肿瘤而性质不明者,可取标本做细胞学或组织学检查判定;在 B 超引导下经阴道后穹隆穿刺取卵,用于各种助孕技术。

2. 穿刺液性状如何判断?

常见穿刺液性状的判断如下:抽出鲜血放置 6 分钟以上不凝固者多为内出血,常见于异位妊娠破裂或流产、黄体破裂、子宫穿孔或破裂;抽出淡血性或血性渗出液,多见于出血性输卵管炎;抽出巧克力色稠厚液体,则为巧克力囊肿或囊肿破裂;抽出陈旧性不凝血液,多见于陈旧性宫外孕;抽出微浑浊淡黄色或淡红色液体,为炎性渗出液;抽出脓液,则为盆腹腔化脓性炎症;抽出血性腹水,多为恶性肿瘤;抽出草黄色或青绿色浑浊多泡沫液体,多为盆腹腔结核;抽出清亮淡黄色液体,见于卵巢黄体囊肿、卵泡囊肿、多囊卵巢等。

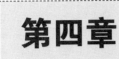

第四章

产 前 检 查

（一）操作目的

1. 评估骨盆大小及形状，判断胎儿能否阴道分娩。

2. 判断胎先露与骨盆是否相称。

（二）操作准备

无菌手套、医学模拟人、骨盆测量尺。

（三）操作步骤

1. 骨盆外测量操作步骤

（1）核对骨盆测量尺 0 点。

（2）正确测量髂棘间径：取伸腿仰卧位，测量两髂前上棘外缘距离（图 5-4-1）。

（3）正确测量髂嵴间径：取伸腿仰卧位，测量两髂嵴外缘最宽的距离（图 5-4-2）。

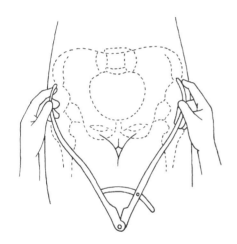

图 5-4-1　髂棘间径测量

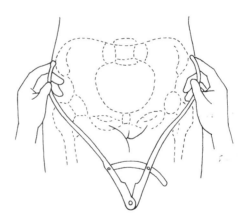

图 5-4-2　髂嵴间径测量

（4）正确测量骶耻外径：取左侧卧位，右腿伸直，左腿屈曲，测量第 5 腰椎棘突下至耻骨联合上缘中点的距离。

（5）正确测量坐骨结节间径：取仰卧位，两腿向腹部弯曲，双手抱双膝，测量两坐骨结节内侧缘的距离。

（6）正确测量出口后矢状径：检查者戴手套的右手示指伸入孕妇肛门向骶骨方向，拇指置于孕妇体外骶尾部，两指共同找到骶骨尖端，用骨盆测量器一端放在坐骨结节间径中点，另一端放在尖端处。

（7）正确测量耻骨弓角度：两手拇指尖斜着对拢放置在耻骨联合下缘，左右两拇指平放在耻骨降支上，测量所得的两拇间角度。

2. 头盆评估

（1）孕妇排空膀胱，仰卧，两腿伸直。

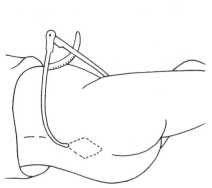

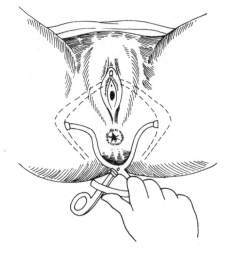

| 图 5-4-3　骶耻外径测量 | 图 5-4-4　坐骨结节间径测量 |

（2）检查者将手放在耻骨联合上方，将浮动的胎头向骨盆腔方向推压。

（3）若胎头低于耻骨联合平面，表示头盆相称；如胎头高于耻骨联合平面，表示头盆不称。

（四）操作中的关键点提示

1. 动作要轻柔；注意保暖，遮挡被检者。

2. 测量骶耻外径第 5 腰椎棘突下点的标志：孕妇挺直脊背，腰骶部可见一菱形窝，称米氏菱形窝。两侧角则相当于两侧的髂后上棘点，两侧髂后上棘连线中点上约 2~2.5cm 处，即为第五腰椎棘突下点。

3. 当出口横径小于 8cm 时，应测后矢状径。

（五）关键问题

1. 骨盆外测量的目的？

2. 骨盆外测量常用哪几条径线？　正常值分别是多少？

（六）关键问题答案

1. 骨盆外测量的目的？

骨盆外测量的目的是间接了解骨盆各个平面的径线，初步判断骨产道的形态和大小。

2. 骨盆外测量常用哪几条径线？　正常值分别是多少？

骨盆外测量常采用以下四条径线：髂棘间径，正常值为 23~26cm；髂嵴间径，正常值为 25~28cm；骶耻外径，正常值为 18~20cm；坐骨结节间径，正常值为 8.5~9.5cm。

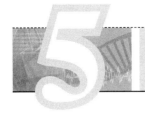

第五章

产科四步触诊法

(一) 操作目的

1. 检查胎产式、胎先露、胎方位是否衔接。

2. 检查子宫大小与孕周是否相符。

3. 估计胎儿大小及羊水量的多少。

(二) 适应证

妊娠 24 周以后。

(三) 操作准备

1. 孕妇 排空膀胱,仰卧于检查床上,暴露腹部,腹肌放松,双腿略屈外展。

2. 检查者 关闭门窗,遮挡屏风,温暖双手。

(四) 操作步骤

1. 前 3 步手法,检查者均面对孕妇头部,第 4 步手法时,检查者面对孕妇足部(图 5-5-1)。

2. 第一步手法 检查者双手置于子宫底部,确定子宫底高度,估计胎儿大小与妊娠周数是否相符,再以双手指腹交替轻推,分辨宫底处是胎体的哪一部分,圆而硬有浮球感的为胎头,宽

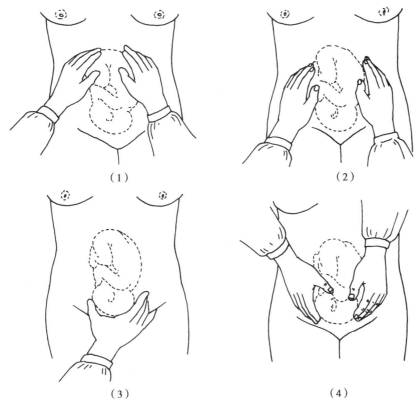

（1）　　　　　　　　　　（2）

（3）　　　　　　　　　　（4）

图 5-5-1　四步触诊法

而软且形状不规则的为胎臀。

3. 第二步手法 检查者双手置于子宫两侧,一手固定,另一手轻轻深按,两手交替进行。分辨胎背及胎儿四肢各在母体腹壁的哪一侧,平坦饱满部分为胎背,并确定胎背向前、向侧方或向后。触到可变形的高低不平部分为胎儿肢体,有时感到胎儿肢体在活动。

4. 第三步手法 检查者右手拇指与其余四指分开,置于耻骨联合上方,握住胎先露部,判断先露是头还是臀,再左右推动先露部,以确定是否衔接。能被推动,表示尚未衔接入盆。若已衔接,则胎先露部不能被推动。

5. 第四步手法 检查者左右手分别置于先露部两侧,沿骨盆入口向下深按,再一次核对先露部的诊断是否正确,并确定先露部入盆程度。先露为胎头时,一手能顺利进入骨盆入口,另一手则被胎头隆起部阻挡,该隆起部称胎头隆突。枕先露时,胎头隆突为额骨,与胎儿肢体同侧;面先露时,胎头隆突为枕骨,与胎背同侧。

（五）操作中的关键点提示

1. 注意腹肌的紧张程度,有无腹直肌分离。

2. 注意羊水多少及子宫敏感程度。

（六）关键问题

1. 产科四步触诊法的目的?

2. 如何确定宫底处是胎体的哪一部分?

（七）关键问题答案

1. 产科四步触诊法的目的

产科四步触诊法的目的是判断胎产式、胎先露、胎方位、胎先露是否衔接、子宫大小与孕周是否相符,估计胎儿大小和羊水量的多少。

2. 如何确定宫底处是胎体的哪一部分?

检查者双手置于子宫底部,以双手指腹交替轻推,分辨宫底处是胎体的哪一部分,圆而硬有浮球感的为胎头,宽而软且形状不规则的为胎臀。若在宫底部未触及大的部分,应想到可能为横产式。

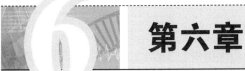

第六章

放取宫内节育器

一、放宫内节育器

(一) 操作目的

通过引起子宫内局部组织对异物的组织反应而影响受精卵着床以达到避孕的目的。

(二) 适应证

1. 凡已婚育龄妇女要求以宫内节育器避孕无禁忌证者。

2. 要求紧急避孕或继续以宫内节育器避孕而无相对禁忌证。

(三) 禁忌证

1. 妊娠或妊娠可疑者。

2. 生殖器官炎症,如急慢性盆腔炎、阴道炎、宫颈炎;各种性病未治愈者;盆腔结核;生殖器官畸形。

3. 三个月内有月经频发、月经过多或不规则阴道出血者;生殖器肿瘤。

(四) 操作准备

1. **器械准备** 无菌手套、窥阴器、宫颈钳、探针、上环器、孔巾、碘伏棉球、干棉球。

2. **医患准备** 衣帽口罩穿戴整齐、清洁洗手,核对病人相关信息,交代手术必要性并签署知情同意书,嘱其排空膀胱。

(五) 操作步骤

1. 受检者取膀胱截石位。

2. 常规消毒外阴、阴道,铺孔巾。

3. 妇科检查查明子宫大小、位置。

4. 窥阴器暴露阴道和宫颈,消毒宫颈、阴道及宫颈管。

5. 子宫颈钳钳夹宫颈前唇或后唇。

6. 探针探查宫腔深度及方向,并选取适合大小的节育器。

7. 用上环器将宫内节育器推送入宫腔内正常位置(宫内节育器上缘必须抵达宫底部,带有尾丝者在距宫口 2cm 处剪断尾丝)。

8. 观察有无出血,取出宫颈钳和阴道窥器,交代术后注意事项。

(六) 操作中的关键点提示

1. 术前评估 必须查清子宫大小、位置和倾屈度,以防子宫穿孔。

2. 宫内节育器和进宫器械不能接触阴道壁,以防感染。

3. 凡所放置的宫内节育器说明中需扩张宫颈口者,必须予以扩张。

(七) 关键问题

1. 宫内节育器放置的禁忌证。

2. 宫内节育器放置的时间。

（八）关键问题答案

1. 宫内节育器放置的禁忌证

宫内节育器放置的禁忌证有：妊娠或妊娠可疑者；生殖器官炎症，如急慢性盆腔炎、阴道炎、宫颈炎；各种性病未治愈者；盆腔结核；生殖器官畸形。三个月内有月经频发、月经过多或不规则阴道出血者；生殖器肿瘤。

2. 宫内节育器放置的时间

宫内节育器常见的放置时间：月经干净后 3~7 天；凡有月经延期或哺乳期闭经者应排除早期妊娠后才可放置；产后 42 天恶露已净，会阴伤口已愈合，子宫恢复正常；人工流产吸宫术时和钳刮术后，中期妊娠引产流产后 24 小时内清宫术后；自然流产正常转经后；剖宫产术半年后根据情况可考虑放置。

二、取出宫内节育器

（一）操作目的

计划生育、无需避孕或改变避孕措施。

（二）适应证

1. 计划生育或不需再避孕，如丧偶、离异等。

2. 放置期限已满需更换。

3. 绝经过渡期停经 1 年内。

4. 拟改用其他方式避孕。

5. 有并发症或不良反应。

6. 带器妊娠，包括宫内妊娠及宫外妊娠。

（三）操作准备

1. 器械准备　无菌孔巾、窥阴器、无菌手套、宫颈钳、取环钩、大镊子、探针、碘伏棉球、盐水纱布。

2. 了解病史，超声检查确诊宫内节育器存在于子宫腔内及其类型。

（四）操作步骤

1. 受术者排空膀胱，取膀胱截石位。

2. 常规消毒外阴阴道、铺孔巾。

3. 妇科检查查明子宫大小、位置、倾屈度、活动度、附件有无包块等。

4. 带尾丝宫内节育器的取出可在门诊进行。外阴、阴道、宫颈消毒后，暴露尾丝，钳夹后轻柔缓慢牵拉即可；若尾丝断裂，按无尾丝宫内节育器取出法取器。

无尾丝宫内节育器的取出：

（1）外阴、阴道、宫颈消毒同放置术。

（2）操作步骤同放置术，探针探测宫腔深度同时探测宫内节育器的位置。

（3）一般不需扩张宫颈，可用取出钩、取出钳等。

（4）取出宫内节育器后如无出血，撤出宫颈钳，拭净血液，取出阴道窥器。

（五）操作中的关键点提示

1. 探测宫内节育器位置时需轻巧，避免反复探测损伤子宫内膜致出血。

2. 用取出钩时，只能在宫腔内钩取，避免钩伤宫壁而出血。

3. 取出节育环后应检查其完整性。

（六）关键问题

1. 宫内节育器的取出时间。

2. 取器过程中可能的并发症。

（七）关键问题答案

1. 宫内节育器的取出时间

宫内节育器的取出时间有：月经干净后 3~7 天内；因出血多需取器者可随时进行；因月经失调取器者可在经前进行；带器妊娠时取器可于人工流产吸引术时。

2. 取器过程中可能的并发症

取出宫内节育器的过程中常见的并发症有：术时出血，术时子宫穿孔，心脑综合反应，术后感染，铜过敏，节育器断裂、嵌顿等异常。

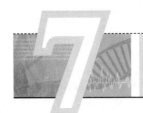

第七章

新生儿体格测量

（一）操作目的

1. 了解生长发育水平。

2. 协助疾病诊断及用药量的计算。

（二）操作准备

体重秤，身长测量板，身高计，坐高计，软尺，记录用纸、笔。

（三）操作步骤

1. **核对儿童姓名。**

2. **体重测量** 体重的测量应在晨起空腹时将尿排出，平时于进食后两小时称量为佳。脱去外衣、鞋、帽，裸体或者仅穿内衣的情况下进行，或者设法减去衣服重量。新生儿称体重时最好用盘式电子秤，将新生儿放于秤盘中央，记录小数点后两位。测量者应当记录儿童测量时的表现，如婴儿晃动，哭闹。冬季注意保持室内温暖。

3. **身高（长）测量** 新生儿用身长卧式量床，应脱去帽、鞋、袜，穿单衣裤，仰卧于量床中央，将头扶正，头顶接触头板，面向上，两耳在同一水平。量者立于新生儿右侧；左手握住小儿两膝使腿伸直。右手移动足板使其接触双脚跟部，注意量床两侧的读数应该一致，然后读刻度，读数记录至小数点后一位数。

4. **坐高（顶臀长）** 新生儿主要量顶臀长，取仰卧位，卧于量板上，测量者一手握住新生儿小腿，使膝关节屈曲，同时使骶骨紧贴底板，大腿与底板垂直，一手移动足板使其压紧臀部，量板两侧刻度相等时，读数记录至小数点后一位数。

5. **头围** 被测者取立位、坐位或仰卧位，测量者立或坐于被测者之前或右方。用左手拇指将软尺零点固定于头部右侧齐眉弓上缘处，软尺从头部右侧经过枕骨粗隆最高处而回至零点，读数记录至小数点后一位数。量时软尺应紧贴皮肤，左右对称。

6. **胸围** 新生儿取卧位，被测者应处于平静状态，两手自然平放（卧位时）或下垂，两眼平视。测量者立于其前或右方，用左手拇指将软尺零点固定于被测者胸前乳头下缘，右手拉软尺使其绕经右侧后背以两肩胛下角下缘为准，经左侧而回至零点，注意前后左右对称，各处软尺轻轻接触皮肤（新生儿皮下脂肪松厚宜稍紧），取平静呼、吸气时的中间读数至小数点后一位数。

7. **上臂围** 取仰卧位，一般测量左上臂，将软尺 0 点固定于左上臂外侧肩峰至鹰嘴连线中点，沿该点水平将软尺轻沿皮肤绕上臂一周，回至 0 点，读数至小数点后一位数。

（四）操作中的关键点提示

1. 测量前应校正称、量具的准确性。

2. 如果衣服不能脱成单衣单裤，则应设法扣除衣服重量。

3. 两次测量时间要相对固定（如上下午、饭前饭后）。

（五）关键问题

1. 新生儿体格测量指标的一般标准。

2. 头围测量的意义。

（六）关键问题答案

1. 刚出生新生儿各项体格测量指标的一般标准

新生儿出生平均体重男孩为 3.3kg，女孩为 3.2kg；新生儿出生平均身长为 50cm；出生时头围平均为 32~34cm；出生时胸围为 32cm。

2. 头围测量的意义

头围的增长与脑和颅骨生长及双亲的头围有关。头围过小可见于小头畸形或脑发育不良；头围增长过速往往提示脑积水。头围的测量在 2 岁以内最有价值。

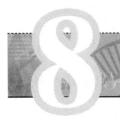

第八章

婴儿牛乳的配制

（一）操作目的

了解人工喂养的相关知识和牛乳的配制方法。

（二）适应证

1. 母亲感染 HIV、患有慢性肾炎、糖尿病、精神病等严重疾病不适宜哺乳。

2. 由于某种原因母乳不能满足婴儿需要。

3. 吸吮功能欠佳的早产儿或婴儿。

4. 需要母婴分离的婴儿及其他原因需要人工添加喂养的婴儿。

（三）操作准备

配方奶粉、全牛奶、奶瓶、开水、凉水、大小量杯各 1 个、温度计、手消毒液。

（四）操作步骤

1. 配制配方奶粉

(1) 查看配方奶粉罐体上的热卡量、冲调水温、生产日期及是否适应该年龄儿。

(2) 准确计算婴儿每日所需要的热量及液体量,计算好每次冲调量。以给生后 2 个月,体重为 5kg 的婴儿配制奶粉为例:

一般市售婴儿配方奶粉 100g 供能约 500kcal,婴儿能量需要量约为 100kcal/(kg·d),故婴儿需配方奶粉 20g/(kg·d),5kg 婴儿需 100g/d,分 7~10 次配制。

(3) 洗手。

(4) 测定水温,65℃左右为宜。

(5) 先在奶瓶加水,再加入奶粉(奶粉与水的比例大致为 1 平勺奶粉配 30ml 水)。

2. 全牛乳配制

(1) 准确计算婴儿每日所需要的热量及液体量。以体重为 5kg 的婴儿为例。

100ml 全牛奶产热 67kcal,8% 糖牛乳 100ml 供能约 100kcal。婴儿能量需要量约为 100kcal/(kg·d),故 5kg 婴儿需 8% 的糖牛乳 500ml/d,其中加糖 40g;婴儿需水 150ml/d,5kg 婴儿需水 750ml/d,减去奶量,需另喂水 250ml,在两次喂奶之间给予。

(2) 洗手。

(3) 全牛乳煮沸 3~5 分钟。

(4) 加糖。

(5) 加水　稀释奶仅用于新生儿,生后不满 2 周者可采用 2∶1 奶(即 2 份牛奶加 1 份水);以后逐渐过渡到 3∶1 或 4∶1 奶;满月后即可用全奶。

（五）操作中的关键点提示

1. 婴儿的食量有一定程度的个体差异,故上述的计算方法仅限于初次配奶,以后可按照婴儿食欲、体重增减以及粪便性状而随时增减,切记过少、过稀,或者过多、过浓,每次准备的奶量宜稍多于计算,以免措手不及。

2. 若无冷藏条件,最好分次配制,以确保安全。奶瓶以直式为宜,便于清洗;奶嘴要软硬适中。全部用具均需要严格消毒,每次哺乳后清洗干净,放在冷水锅中煮沸,再投入橡皮奶嘴煮3~5分钟。

3. 其他　奶液的温度应与体温相近,可先点滴于手背,若温度适宜即可采用,乳儿的姿势和防吐方法、喂养次数和时间间隔等均与母乳喂养相同。哺乳时应使奶液充满奶嘴以减少吞入空气,避免溢奶。奶嘴孔洞大小以奶瓶内盛水可连续滴出为宜。

（六）关键问题

1. 全牛乳加糖的目的

2. 人工喂养正确的喂哺技巧

（七）关键问题答案

1. 全牛乳加糖的目的

全牛乳加糖的目的是为了改变牛奶中宏量营养素的比例,利于吸吮,软化大便;而不是为了增加牛奶的甜味,或增加能量。

2. 人工喂养正确的喂哺技巧

同母乳喂养一样,人工喂养哺喂婴儿也需要掌握正确的技巧。包括正确的喂哺姿势;婴儿完全觉醒状态;选用适宜的奶瓶、奶嘴、奶液的温度、哺喂时奶瓶的位置;哺喂时婴儿的眼睛能尽量与喂养者对视。

（邹　飞）

第六篇　护理基本技能

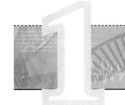

第一章

穿脱隔离衣

（一）操作目的

1. 保护工作人员，避免受到被污染的血液、体液和物质表面的侵袭。

2. 保护患者，避免交叉感染。

（二）适应证

1. 接触经接触性传播感染性疾病患者。如面对传染性患者（传染病房）、多重耐药感染的患者、特异性感染（如气性坏疽等）患者和有限隔离的患者（如丹毒）。

2. 需对患者进行保护性隔离时。如大面积烧伤、骨髓移植、器官移植、早产儿等诊疗和护理时。

（三）禁忌证

穿好隔离衣后随意走动，进入清洁区取物等。

（四）操作准备

1. **设备准备**　隔离衣 1 件；挂衣架 1 个和衣夹 1 个；污衣袋 1 个；快速手消毒剂 1 瓶；消毒液 1 盆；消毒手刷 1 把；消毒小毛巾 3~5 块；避污纸、污物桶 1 个；

2. **操作者准备**

（1）穿隔离衣前要带好帽子，口罩；换好鞋子。

（2）取下手表，卷袖过肘（短袖、无物：手表和戒指等）。

（3）洗手（普通肥皂洗手）。

3. **患者准备**　无。

（五）操作步骤

1. **穿衣步骤（6 个步骤）**

（1）取衣：手持衣领从衣架上取下隔离衣，将清洁面朝向自己（图 6-1-1）。

（2）入袖：将衣领的两端向外折，对齐肩缝，露出袖筒，右手持衣领、左手伸入袖内上抖，右手将衣领向上拉，使左手露出，同以上方法，再穿好右袖，两手上举，将衣袖尽量上抖，露出手腕。

（3）系领：两手持衣领中央，顺边缘向后扣好领扣。

（4）系扣：扣好肩扣、袖扣或系上袖带。

（5）系腰带：解开腰带活结，双手分别在两侧腰下约 5cm 处捏住隔离衣拉向后，用左手按住，右手抓住右后身衣正面边缘，同法，左手抓住左后身衣正面边缘，两边缘对齐，向后拉直并向一侧按压折叠，系好腰带。

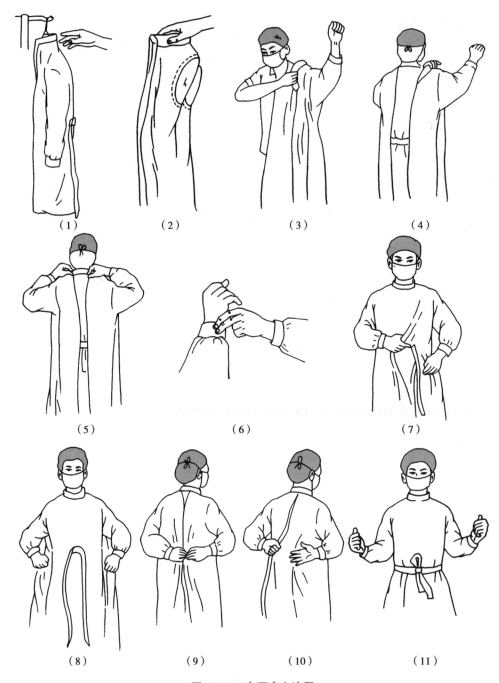

图 6-1-1 穿隔离衣流程

（6）系摆扣：系好隔离衣下方的摆扣后，双手置于胸前。

2. 脱隔离衣（6 个步骤）

（1）解扣（3 处）：解开摆扣——解开腰带，在前面打一活结——解开两袖口及肩扣（图 6-1-2）。

（2）塞袖：肘部将部分袖子上拉，尽量暴露双手前臂。

（3）消毒双手：从前臂到指间顺序刷洗 2 分钟，清水冲洗，擦干。

（4）脱去衣袖：解开衣领，一手伸入另一袖口内，拉下衣袖包住手，用遮盖着的一手握住另一衣袖的外面将袖拉下过手，双手退出。

（5）折衣：双手握住领子，对齐肩缝，左手持衣领，右手将隔离衣两边对齐整理。

（6）挂衣：需要重复使用时，将领带挂上衣架或衣钩，口述：如果悬挂于污染区则污染面向

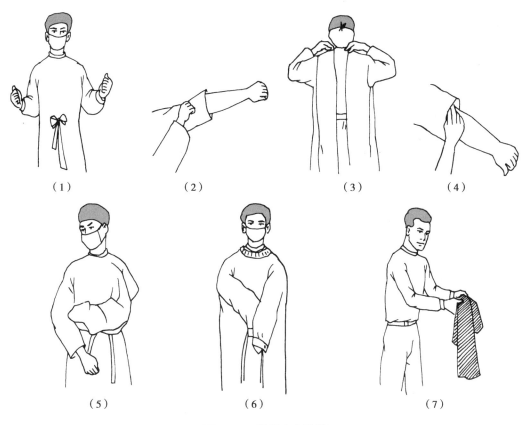

（1）　　　　（2）　　　　（3）　　　　（4）

（5）　　　　　　（6）　　　　　　（7）

图 6-1-2　脱隔离衣流程

外;悬挂于污染区外侧则污染面向里。脱后不再穿的隔离衣,脱下后将隔离衣的清洁面向外翻,卷好投入污衣袋中。

（六）操作中的关键点提示

1. 穿衣步骤(6 个步骤)

（1）取衣:①拿衣领;②衣服不能拖到地上;③衣服尽量远离身体;④需要判断哪一面为清洁面。

（2）入袖:①手只能碰衣领;②过袖的过程中,尽可能拿到边缘;③入袖时头抬高和后仰,注意不要碰到口罩、面部。

（3）系领:①不能使衣袖触及面部、衣领及工作帽,以免污染;②双手双臂尽可能靠后,向后展开。

（4）系扣:①遵循先扣肩扣,再扣袖扣的顺序,肩扣控制了袖子的长短;②此时手已被污染。

（5）系腰带:①手尽可能拿到外侧衣边,不能触及衣内面,否则是污染;②双手尽量后侧对齐衣襟,并伸直;③一手拿住衣襟,另一手尽可能伸向后上方,由上到下整理衣襟,否则后背不能完全盖住(靠近、向上)。

（6）系摆扣:摆扣是否需要根据身高调整,注意隔离衣的清洁区在肩部以上。

2. 脱隔离衣

（1）解扣(3 处):①腰带不可碰到地上;②要打松紧合适的活结;③遵循先解袖扣,再解肩扣的顺序。

（2）塞袖:由肩到前臂逐级外拉衣袖,尽可能暴露前臂上 4~5cm。

（3）消毒双手:①刷手时腕部低于肘部,每侧刷手 30 秒;②冲洗遵循清水自前臂向下冲洗;③消毒毛巾擦干,仍然为自上而下擦干,并丢弃。

（4）脱去衣袖：①手只能触碰衣领，不能碰到其他地方；②手伸入衣袖内侧拉衣袖，不完全脱下。

（5）折衣：双手仅能碰触内侧和领口，该处为清洁区。

（6）挂衣：①不能让衣袖露出或衣边污染面盖过清洁面；②在半污染区，清洁面应向外，在污染区，污染面应向外。

（七）关键问题

1. 为什么要穿隔离衣？

2. 隔离衣哪些部位是清洁区？

3. 叠折衣服及挂衣正确方法（指下次还将使用）。

4. 脱隔离衣时如果衣袖触及面部怎么办？

5. 脱隔离衣时，是否能先解开衣领再洗手？为什么？

6. 何种隔离衣是不适合使用的？

7. 操作过程中遵循的原则是什么？

（八）关键问题答案

1. 为什么要穿隔离衣？

保护工作人员和患者，防止病原微生物播散，避免交叉感染。

2. 隔离衣哪些部位是清洁区？

穿着隔离衣，须将内面工作服完全遮盖，隔离衣内面及衣领为清洁区，穿脱时要避免污染。

3. 叠折衣服及挂衣正确方法（指下次还将使用）

两手于袖内将解开的腰带尽量后甩，然后双手退出，手持衣领，将清洁面反叠向外，整理后，挂放在规定地方。

4. 脱隔离衣时如果衣袖触及面部怎么办？

应立刻用肥皂水清洗面部。

5. 脱隔离衣时，是否能先解开衣领再洗手？为什么？

不能。因为手现在是被污染的，碰衣领等于污染了清洁区。

6. 何种隔离衣是不适合使用的？

有破洞的、潮湿的、被污染的和使用超过一天的。

7. 操作过程中遵循的原则是什么？

清洁区只能碰清洁区，污染区只能碰污染区。

（秦啸龙）

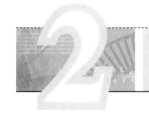

第二章

吸 氧 术

（一）操作目的

纠正各种原因造成的缺氧状态,提高动脉血氧分压和动脉血氧饱和度,增加动脉血氧含量,促进组织的新陈代谢,维持机体生命活动。

（二）适应证

1. 呼吸系统　肺源性心脏病、哮喘、重症肺炎、肺水肿、气胸等。

2. 心血管系统　心源性休克、心力衰竭、心肌梗死、严重心率失常等。

3. 中枢神经系统　颅脑外伤、各种原因引起的昏迷等。

4. 其他　严重的贫血、出血性休克、一氧化碳中毒、麻醉药物及氰化物中毒、大手术后、产程过长等。

（三）禁忌证

严重呼吸功能衰竭单纯性给氧是无效。

（四）操作准备

1. **设备准备**　中心供氧氧气装置或氧气筒、氧气表 1 套;湿化瓶 1 个(图 6-2-1);一次性吸氧管 1 根;蒸馏水 1 瓶;棉签 2~4 根;弯盘 1 个;纱布 1~2 块;手电筒 1 个;橡皮筋 1 根;治疗碗内盛温开水;扳手 1 个;用氧记录单。

2. **操作者准备**

(1) 衣着整洁、仪态大方、举止端庄、态度和蔼;

(2) 洗手,戴口罩帽子。

3. **患者准备**　取舒适体位。

（五）操作步骤

1. **准备工作**

(1) 操作者洗手,将所用物品携至床旁;

(2) 核对病人及床号,告知患者操作目的,取得配合;

(3) 戴帽子口罩;

(4) 协助患者取舒适体位。

2. **装表**

(1) 安装方法

1) 氧气筒安装法:安装氧气表头并检查是否漏气;

2) 中心供氧装置安装法:安装表头并检查是否漏气。

(2) 连接吸氧管;

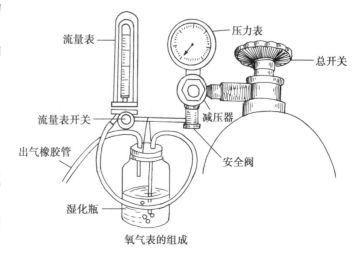

图 6-2-1　氧气筒、氧气压力表、湿化瓶装置

（3）检查蒸馏水瓶中是否有沉淀物；

（4）湿化瓶中倒入适量蒸馏水（装 1/2 或 2/3 的蒸馏水）。

3. 吸氧

（1）单侧鼻导管法

1）用手电筒检查病人的鼻腔，执笔式拿手电筒；

2）湿棉签清洁两侧鼻孔；

3）连接一次性吸氧管；

4）调节氧流量；

5）吸氧鼻导管插入温开水中润滑并检查氧气流出是否通畅，有无漏气；

6）将吸氧鼻导管轻轻插入患者鼻孔内（鼻导管伸入鼻腔长度约为鼻尖至耳垂的 2/3）；

7）用蝶形胶布固定吸氧管；

8）记录给氧时间、氧流量；

9）向患者及家属交待注意事项；

10）清洁患者面部及整理床位。

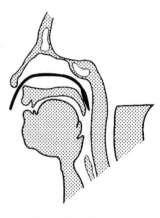

图 6-2-2　单侧鼻导管插入深度示意图

（2）双侧鼻导管法

1）用手电筒检查病人的鼻腔；

2）湿棉签清洁两侧鼻孔；

3）连接一次性吸氧管；

4）调节氧流量；

5）吸氧鼻导管插入温开水中润滑并检查氧气流出是否通畅，有无漏气；

6）将吸氧鼻导管轻轻插入患者两侧鼻孔内（深约 1cm）；

7）松紧扣妥善固定吸氧管；

8）记录给氧时间、氧流量；

9）向患者及家属交待注意事项；

10）清洁患者面部及整理床位。

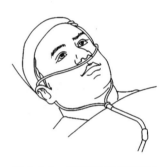

图 6-2-3　双侧鼻导管固定于病人的示意图

（3）面罩法

1）用手电筒检查病人的鼻腔；

2）湿棉签清洁两侧鼻孔；

3）连接一次性吸氧管；

4）置氧气面罩于病人口鼻部；

5）松紧带固定；

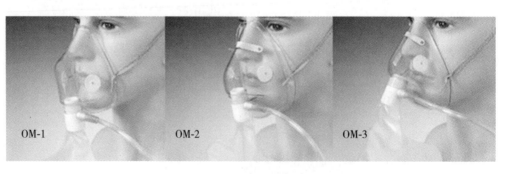

OM-1　　　　OM-2　　　　OM-3

图 6-2-4　氧气面罩固定于病人的示意图

6) 将氧气接管连接于面罩的氧气进口；

7) 调节氧流量至 6~8L/min；

8) 记录给氧时间、氧流量；

9) 向患者及家属交待注意事项；

10) 清洁患者面部及整理床位。

4. 停止吸氧

(1) 取下鼻导管。

(2) 关氧流量表开关。

(3) 协助患者躺好，清理用物。

(4) 记录停止用氧时间、患者情况。

(5) 卸表，整理用物。

(六) 操作中的关键点提示

1. 氧气筒给氧

(1) 氧气筒安装表头：①观察氧气筒外标识，确认氧气筒内有足够氧气；②去尘、表头与氧气筒螺旋口连接；③用扳手旋紧固定氧气表头；④打开氧气表头；⑤检查是否漏气；⑥检查浮标是否浮起。

(2) 氧气筒安置：①放在阴凉处、离暖气 1m 以上、离火炉 5m 以上；②筒上应标有"严禁烟火"标志；③做好四防：即防火、放油、防震、放热；④搬运时，勿撞击；⑤氧气表及螺旋口勿涂油；⑥有氧气筒病室内严禁吸烟。

(3) 氧气筒使用后注意：①氧气筒内氧气不可用尽；②压力表指针至0.5MPa时，即不可再用；③用纱布包裹氧气筒接口，防灰尘入内，以免再次充气时引起爆炸；④对未用或已用空的氧气筒，应分别标"满"或"空"的标志。

2. 中心供氧装置安装表头：①正确区分氧气与吸引装置的标识；②将氧气表头对准插入；③打开氧气表头；④检查是否漏气；⑤检查浮标是否浮起。

3. 吸氧过程

(1) 用氧：①开始使用时，应先调节流量后应用；②中途改变流量时，先将氧气管与鼻导管（鼻塞）分离，调好流量后再接上。以免损伤肺组织。

(2) 单侧鼻导管法：①鼻导管伸入鼻腔长度约为鼻尖至耳垂的 2/3；②胶布固定分别于鼻翼和面颊部。

(3) 鼻导管持续用氧：①每日更换两次以上；②及时清除鼻腔分泌物，防止导管阻塞。

(4) 面罩法：使用面罩者 4~8 小时更换一次。

4. 停止吸氧

(1) 停氧时先拔导管再关闭氧气开关。

(2) 湿化瓶每次用后均须清洗、消毒。

(七) 关键问题

1. 哪些情况下，吸氧术的效果不大或无？

2. 湿化瓶的作用有哪些？

3. 在停止吸氧的过程中，为什么先取下鼻导管再关氧流量表开关？

4. 吸氧时患者鼻腔干燥可如何处理？

5. 应用鼻塞吸氧，有什么优缺点？

6. 应用面罩吸氧有哪些优缺点？

7. 慢性呼吸衰竭的患者给氧治疗时，吸氧的原则是什么？

（八）关键问题答案

1. **哪些情况下,吸氧术的效果不大或无?**

如大量胸腔积液、气胸、各种原因导致肺不张等疾病(肺泡通气量问题)

2. **湿化瓶的作用有哪些?**

吸氧时湿化瓶可以让医务人员很直观的观察患者吸氧时的动态以及流量的调节;湿润气道,防止气体对黏膜的刺激;湿润肺泡,增加肺泡活性,有利于气体交换。

3. **在停止吸氧的过程中,为什么先取下鼻导管再关氧流量表开关?**

以免关错开关,导致大量氧气冲入呼吸道而损伤肺部组织。

4. **吸氧时患者鼻腔干燥可如何处理?**

用棉签沾湿温水擦拭或用甘油润滑鼻腔。

5. **应用鼻塞吸氧,有什么优缺点?**

优点是简单、方便,不影响吸痰和进食,缺点为氧浓度不恒定,易受患者呼吸的影响。

6. **应用面罩吸氧有哪些优缺点?**

优点是吸氧浓度相对恒定,可按需调节,对鼻黏膜的刺激小;缺点是在一定程度上影响患者的咳痰、进食。

7. **慢性呼吸衰竭的患者给氧治疗时,吸氧的原则是什么?**

低浓度吸氧。

（秦啸龙）

第三章

吸 痰 术

（一）操作目的

吸出上呼吸道和气管内的分泌物,以保证呼吸道通畅、抢救窒息患者。

（二）适应证

1. 患者无力咳嗽咳痰,或不能充分排痰,咳嗽反射迟钝;

2. 在病人呼吸道有液体进入,而引起梗阻窒息的紧急情况下,如溺水、吸入羊水、大量咯血者等;

3. 气管插管或气管切开术后者,需通过吸痰来协助清理呼吸道。

（三）禁忌证

1. 声门、气管痉挛者

2. 缺氧而未给氧者,除非确定缺氧是由于痰液阻塞气道所致

3. 心血管急症者

4. 肺出血时不宜频繁吸痰

5. 气管内注射肺表面活性物质后半小时不宜吸痰

（四）操作准备

1. **设备准备** 电动吸引器或中心吸引器 1 个;治疗盘 1 个;治疗碗(内盛无菌生理盐水);一次性吸痰管数根;棉签 2-3 根;镊子 1 个;弯盘 1 个;纱布 1-2 块;治疗巾 1-2 条;手电筒 1 个;一次性干净手套;必要时备压舌板、开口器、舌钳、多头电插板等。

2. **操作者准备**

(1) 衣着整洁、仪态大方、举止端庄、态度和蔼;

(2) 洗手,戴口罩帽子;

(3) 备齐用物,放置合理。

3. **患者准备**

(1) 患者取仰卧位或半卧位,头偏向一侧,面向操作者;

(2) 颌下垫治疗巾,如有活动义齿,取下妥善放置。

（五）操作步骤

1. **准备工作**

(1) 操作者洗手,将应用物品携至床旁;

(2) 核对患者姓名,向病人解释操作目的,戴口罩;

(3) 协助病人取舒适卧位;

(4) 用电筒检查病人口鼻腔,如有活动性义齿应取下;

(5) 使患者将头偏向一侧(若病人昏迷,可用开口器或压舌板帮助开启口腔);

(6) 接通电源,检查吸引器性能;

(7) 调节负压(一般成人 40.0~53.3kPa,儿童 <40.0kPa);

(8) 撕开吸痰管包装;

(9) 戴一次性干净手套；

(10) 连接吸痰管。

2. 插管

(1) 试吸少量生理盐水(检查是否通畅并湿润导管)；

(2) 一手反折吸痰管末端(控制吸引力)；

(3) 另一手持吸痰管前端,插入病人口咽部(由口颊部插入至咽部)。

3. 浅部吸痰　放松导管末端,吸净口腔及咽喉部分泌物。

4. 深部吸痰(根据患者是否需要)

(1) 再次更换导管；

(2) 患者吸气时插入气管深部约 15cm；(吸气时声带打开)

(3) 左右旋转,向上提拉,吸尽气管内痰(扩大接触吸痰的范围、吸尽气管内痰液)；

(4) 随时观察患者生命体征的改变；

(5) 注意吸出物的性状、量、颜色。

5. 吸痰结束

(1) 抽吸生理盐水冲洗管道；

(2) 关吸引器开关；

(3) 摘手套；

(4) 用纱布拭净病人脸部分泌物；

(5) 取下治疗巾；

(6) 协助病人取舒适卧位,询问病人感受；

(7) 整理床单及用物。

(六) 操作中的关键点提示

1. 术前准备

(1) 协助病人取舒适卧位：①半卧位要求床头支架呈 30°~50°；②再摇起膝下支架 15°~20°；③床尾可置一软枕,垫于病人足底,增加舒适。

(2) 用电筒检查病人鼻腔：①电筒打开时光源应朝向自己；②使用电筒时勿将光源照到病人。

(3) 昏迷病人开启口腔：①使用张口器应从病人臼齿处放入；②牙关紧闭者不可用暴力助其张口。

2. 吸痰

(1) 严格执行无菌要求。

(2) 吸痰动作要轻柔、准确、快速,以防止损伤黏膜。

(3) 每次抽吸时间 <15 秒,一次未吸尽,隔 3~5 分钟再吸。

(4) 痰液黏稠时,可配合叩背、蒸汽吸入、雾化吸入等方法使痰液稀释。

(5) 从口腔吸痰有困难者,可从鼻腔抽吸。

(6) 气管插管或气管切开者,可由气管插管或气管套管内吸痰。

(7) 吸痰中患者如发生发绀、心率下降等缺氧症状时,应当立即停止吸痰,待症状缓解后再吸。

(8) 小儿吸痰时,吸痰管应细些,吸力要小些。

3. 吸痰结束

(1) 观察贮液瓶内液体不得超过 2/3,需及时倾倒,以防损坏机器。

(2) 协助病人恢复卧位：①先摇平膝下支架；②再摇平床头支架。

（七）关键问题

1. 为什么要把头偏向一侧后，再吸痰？

2. 进吸痰管时能否给予负压？为什么？

3. 为什么一手要将吸痰管末端反折？

4. 为什么贮液瓶中液体不得超过 2/3？

5. 吸痰时患者恶心、咳嗽，发绀等缺氧症状时，该如何处理？

（八）关键问题答案

1. 为什么要把头偏向一侧后，再吸痰？

比仰起头部吸痰，更有利于痰液吸出和引流。

2. 进吸痰管时能否给予负压？为什么？

不能。因为负压的存在不利于吸痰管的插入，吸痰管的末端因为有负压存在，插入过程中会吸附喉部、咽部或气管组织，强行插入会造成相应组织的损伤。

3. 为什么一手要将吸痰管末端反折？

吸痰管末端反折可以方便地控制吸痰过程中负压，可以及时关闭负压，以防造成不适或损伤气道黏膜。

4. 为什么贮液瓶中液体不得超过 2/3？

贮液瓶中液体超过 2/3，在一次吸痰液过大的情况下，有可能会造成溢出，损伤机器。

5. 吸痰时患者恶心、咳嗽，发绀等缺氧症状时，该如何处理？

可以调整吸痰管的深度，减少对咽喉部的刺激，在患者吸气时插到气管深部抽吸。

（秦啸龙）

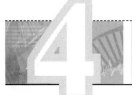

第四章

胃管置入术

(一) 操作目的

1. 经胃肠减压管引流出胃肠内容物,腹部手术术前准备。

2. 对不能经口进食的患者,可通过胃管灌入流质食物,保症患者摄入足够的营养、水分和药物,以利早日康复。

(二) 适应证

1. **洗胃** 用于误食毒物及幽门梗阻等。

2. **鼻饲** (nasogatric gavage) 用于昏迷或不能经口进食、给药的病人。

3. **胃肠减压** 胃扩张、幽门梗阻、肠梗阻,上消化道穿孔及胃肠道手术后观察有无出血等。

4. **诊断** 胃液分析及查胃脱落细胞;判断上消化道出血部位、出血是否停止等。

(三) 禁忌证

1. 鼻咽部有癌肿或急性炎症的患者。

2. 食管静脉曲张、上消化道出血、心力衰竭和重度高血压患者。

3. 食管狭窄、食管憩室、吞食腐蚀性药物的患者。

4. 昏迷者在置入胃管前可能需要先气管插管,尤其是呛咳反射消失的患者。

5. 严重心肺功能不全者。

(四) 操作准备

1. **设备准备** 治疗盘 1 个;治疗碗且内盛温开水;一次性胃管 1 个;无菌手套 1 副;棉签 1~3 根;纱布 2~3 块;治疗巾 1~2 块;20ml 注射器 1 个;液状石蜡棉球 1~2 个;弯盘 1 个;手电筒 1 个;别针 1~2 个;必要时备压舌板、听诊器等。

2. **操作者准备**

(1) 衣着整洁、仪态大方、举止端庄、态度和蔼;

(2) 洗手,戴口罩帽子;

(3) 备齐用物,放置合理;携至患者床旁,核对患者;

(4) 向患者及其家属解释操作目的及配合方法。

3. **患者准备**

(1) 患者知晓辅助配合吞咽动作,操作过程中的不适;

(2) 患者取舒适体位(通常取半坐卧位);

(3) 训练吞咽动作。

(五) 操作步骤

1. **置入胃管准备**

(1) 告知向病人及其家属解释操作目的及配合方法,协助患者取半坐卧位;

(2) 操作者做好自身准备;

(3) 用手电筒检查患者鼻腔(拟定一侧鼻孔进行插管),用棉签清洁鼻孔;

(4) 铺治疗巾,置弯盘于口角;

(5) 戴手套取出胃管,检查胃管是否通畅(连接注射器,向里充气,观察治疗碗内是否有气泡);

(6) 测量胃管插入长度,成人插入长度为 45~55cm;婴幼儿 14~18cm;测量方法:从前额发际至胸骨剑突的距离;测量鼻尖至耳垂的距离,加上耳垂至剑突的距离。

2. 置入胃管步骤

(1) 石蜡棉球润滑胃管前段;

(2) 沿选定的鼻孔插入胃管(图 6-4-1);

(3) 先稍向上而后平行再向后下缓慢轻轻的插入;

(4) 插入 14~16cm(咽喉部)时,嘱患者做吞咽动作;

(5) 直至预计长度(当患者吞咽时顺势将胃管向前推进)。

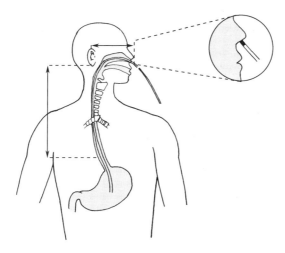

图 6-4-1　胃管插入

3. 固定胃管、检查胃管位置

(1) 用胶布固定胃管于鼻翼两侧;

(2) 检查胃管是否盘曲在口中。方法:听:用注射器向胃管内注入少量 10ml 空气,置听诊器于胃部听诊气过水声;抽:20ml 注射器接胃管末端抽吸胃液,至少为 15~20ml(最可靠的方法);看:将胃管末端置入盛无菌生理盐水超过 200ml 的碗内,观察有无气体逸出;胃液 pH 值检测。

4. 置入胃管结束

(1) 用纱布拭去口角分泌物;

(2) 撤弯盘,摘手套;

(3) 用胶布将胃管固定于面颊部;

(4) 将胃管末端反折,用纱布包好;

(5) 撤治疗巾;

(6) 用别针固定于枕旁或患者衣领处;

(7) 协助患者取舒适卧位;

(8) 询问患者感受和交代相关注意事项。

(六) 操作中的关键点提示

1. **置入胃管的原则**　插管动作要轻稳,特别是在通过咽喉和食管的三个狭窄处时,以避免损伤食管黏膜;操作时强调是"咽"而不是"插"。

2. **插胃管过程**　患者如出现恶心应暂停片刻,嘱患者做深呼吸,以分散其注意力,缓解紧张,减轻胃肌收缩;如出现呛咳、呼吸困难提示导管误入喉内,应立即拔出重新插管;如果插入不畅时,切忌硬性插入,应检查胃管是否盘在口咽部,可将胃管拔出少许后再插入。

3. 针对特殊患者　昏迷患者插管时,应将其头后仰,当胃管插入会厌部时约 15cm,左手托起头部,使下颌靠近胸骨柄,加大咽部通道的弧度,使管端沿后壁滑行,插至所需长度。

(七) 关键问题

1. 如何测量胃管插入长度?

2. 如何确定胃管已插入的位置?

3. 昏迷患者插管时应该注意些什么?

(八) 关键问题答案

1. 如何测量胃管插入长度?

从前额发际至胸骨剑突的距离;测量鼻尖至耳垂的距离,加上耳垂至剑突的距离。

2. 如何确定胃管已插入的位置?

①听:用注射器向胃管内注入少量 10ml 空气,置听诊器于胃部听诊气过水声;②抽:20ml 注射器接胃管末端抽吸胃液,至少为 15~20ml(最可靠的方法);③看:将胃管末端置入盛无菌生理盐水超过 200ml 的碗内,观察有无气体逸出;④胃液 pH 值检测。

3. 昏迷患者插管时应该注意些什么?

昏迷患者插管时,应将其头后仰,当胃管插入会厌部时约 15cm ,左手托起头部,使下颌靠近胸骨柄,加大咽部通道的弧度,使管端沿后壁滑行,插至所需长度。

(秦啸龙)

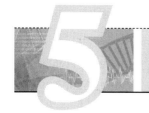

第五章

男性导尿术

（一）操作目的

1. 为尿潴留（retention of urine）患者引流尿液。

2. 协助临床诊断。如准确记录尿量；留取尿标本做细菌培养；测量膀胱容量、压力及检查残余尿；进行尿道或膀胱造影等。

3. 为膀胱肿瘤患者进行膀胱化疗。

4. 为尿失禁（urinary incontinence）患者留置尿管。

（二）适应证

1. 各种下尿路梗阻所致的尿潴留。

2. 危重病人抢救。

3. 膀胱疾病诊断与治疗。

4. 手术及其他需要留置导尿者。

（三）禁忌证

如果尿道有撕裂或断裂等严重损伤、急性尿路感染、已知的严重尿道狭窄等情况禁忌导尿。高血压、心脏病患者应谨慎操作。

（四）操作准备

1. 设备准备

（1）无菌导尿包1个（内有治疗碗或弯盘、导尿管、镊子、血管钳、消毒棉球、润滑油棉球、试管、引流袋、洞巾、治疗巾、无菌手套、液体推注器、纱布等）。

（2）外阴初步消毒用物（无菌治疗碗或弯盘、血管钳或镊子、消毒棉球、纱布、清洁手套）。

（3）其他：屏风，治疗车，便盆等。

2. 操作者准备

（1）着装整洁，洗手，戴好帽子、口罩。

（2）了解患者情况，判断患者的合作和理解程度。

3. **患者准备**　患者和家属了解导尿的目的、意义、过程和注意事项，并学会如何配合操作。如患者不能配合时，请人协助维持适当的姿势。

（五）操作步骤

1. **核对、沟通**　备齐用物携至床旁，核对并解释。

2. **摆放体位**　协助患者仰卧，在臀下铺橡胶单和治疗巾，两腿伸直略分开外展，暴露外阴，置弯盘和治疗碗于近外阴处。

3. **初步消毒**（图6-5-1）　打开外阴消毒包，操作者左手戴手套，右手持镊子夹取棉球消毒外阴，依次消毒阴阜、阴茎、阴囊，左手垫无菌纱布将包皮向后推暴露尿道口，自尿道口向后外旋转擦拭尿道口、龟头、

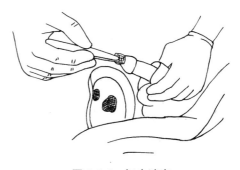

图 6-5-1　初步消毒

冠状沟消毒。污染棉球和手套放于弯盘中,置弯盘和治疗碗于床尾。

4. 再次消毒(图 6-5-2)　打开导尿包,戴无菌手套,铺洞巾,形成无菌区;按顺序摆放并检查物品;无菌纱布裹住阴茎并提起,将包皮向后推,暴露尿道口,消毒尿道口、龟头、冠状沟、尿道口,每个棉球限用 1 次。

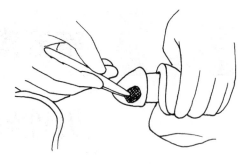

图 6-5-2　戴手套、铺洞巾,再次消毒

5. 插导尿管(图 6-5-3)　置弯盘于洞巾口旁,无菌纱布裹住阴茎并提起使之与腹壁成 60° 角,嘱患者张口呼吸,持钳夹已涂润滑剂的尿管插入尿道(urethra)约 20~22cm,见尿后再插入约 7~10cm,确保气囊在膀胱内(图 6-5-4)。根据气囊容积注入适量的无菌蒸馏水(一般 15~20ml),轻拉导管有阻力,再回送尿管 1cm(以免局部膀胱黏膜过度受压)。根据导尿目的留取尿液标本或连接尿袋。

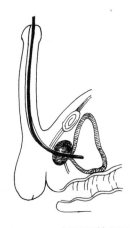

图 6-5-3　插导尿管(男)

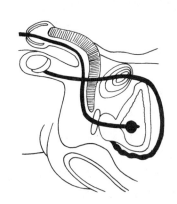

图 6-5-4　插导尿管完成,球囊在膀胱

6. 固定尿袋:集尿袋妥善固定于床沿下低于膀胱的高度,防止尿液逆流造成泌尿系统感染。

7. 整理用物:询问患者感受,帮患者穿好裤子,整理用物,测量尿量,标本送检,洗手,记录。

(六)操作中的关键点提示

1. 核对、沟通　①核对,向患者解释操作过程;②向患者解释操作的风险和替代方案;③解答患者提出的问题;④确认已备齐用物,并处于完好状态,质量符合要求。

2. 摆放体位　①仰卧位,两腿伸直略分开外展;②臀下铺垫巾,防止床单受潮;③注意保护患者隐私;④注意为患者保暖。

3. 初步消毒　遵守无菌操作规范,左手应戴手套,右手持镊子夹取棉球消毒;先消毒阴阜、阴茎、阴囊,再自尿道口向后外旋转擦拭尿道口、龟头、冠状沟数次;包皮过长者应将包皮上翻,以便充分消毒。

4. 再次消毒　先戴无菌手套,再铺洞巾;无菌纱布裹住阴茎,再次按尿道口、龟头、冠状沟、尿道口顺序充分消毒。

5. 插导尿管　①选择合适的导尿管,检查并确认导尿管通畅、球囊无漏气;②润滑剂主要涂在导尿管的前端;③应将阴茎提起与腹壁成一定角度以消除前尿道的生理弯曲利于导尿管插入;④一般导尿管插入尿道约 20~22cm,见尿后再插入约 7~10cm,再向球囊注入无菌蒸馏水,轻拉导管有阻力,再回送尿管 1cm(以免局部膀胱黏膜过度受压);⑤注意贯彻无菌原则,导尿管一经污染或拔出均不得再使用;⑥对膀胱高度膨胀且又极度虚弱的患者,第一次导尿量不可超过 1000ml,以防产生虚脱和血尿;⑦包皮上翻者,结束时需将包皮退回原处;⑧插管过程应轻、稳、准,不要用力过重、过快,以免损伤尿道黏膜。

6. 固定尿袋　集尿袋妥善固定于床沿下低于膀胱的高度,防止尿液逆流造成泌尿系感染。

7. 整理用物。

(七)关键问题

1. 简述男性尿道解剖特点?

2. 导尿术的主要适应证有哪些?

3. 插导尿管前,阴茎应如何消毒?

4. 为什么男性患者导尿时需将阴茎提起?

5. 男患者导尿一般尿管插入长度是多少?

6. 导尿管插入膀胱见尿液流出后,为何还要再插进一段尿管?

7. 导尿后如何预防尿路感染?

8. 导尿管插入困难主要有哪些原因?

(八)关键问题答案

1. 简述男性尿道解剖特点?

男性尿道起自膀胱的尿道内口,止于阴茎头部的尿道外口,长约 16~22cm,内径 0.5~0.7cm,具有排尿和排精功能。男性尿道分为三部(前列腺部、膜部、海绵体部),有三个狭窄(尿道内口、尿道膜部、尿道外口),三个扩大(前列腺部、球部、舟状窝),两个弯曲(耻骨下弯、耻骨前弯)。

2. 导尿术的主要适应证有哪些?

导尿术的主要适应证:①各种下尿路梗阻所致的尿潴留;②危重病人抢救;③膀胱疾病诊断与治疗;④手术及其他需要留置导尿者。

3. 插导尿管前,阴茎应如何消毒?

将包皮向后推,暴露尿道口,消毒尿道口、龟头、冠状沟数次。

4. 为什么男性患者导尿时需将阴茎提起?

男性尿道有两个弯曲(耻骨下弯、耻骨前弯),导尿时将阴茎提起为了消除男性尿道的一个生理弯曲(耻骨前弯)利于导尿管插入。

5. 男患者导尿一般尿管插入长度是多少?

男患者导尿一般导尿管插入尿道约 20~22cm。

6. 导尿管插入膀胱见尿液流出后,为何还要再插进一段尿管?

使球囊完全进入膀胱内,避免球囊在尿道内充盈而引起尿道黏膜损伤。

7. 导尿后如何预防尿路感染?

严格无菌操作、定期做好尿道口护理、鼓励患者多饮水、防止尿液逆流,必要时应用抗生素以及尽早拔除尿管等均可避免感染的发生。

8. 导尿管插入困难主要有哪些原因?

尿道口狭窄、尿道狭窄、前列腺肥大或近期曾行泌尿外科手术等。

(蒋建平)

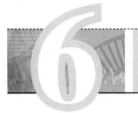

第六章

女性导尿术

（一）操作目的

同男性导尿术。

（二）适应证

同男性导尿术。

（三）禁忌证

同男性导尿术。

（四）操作准备

同男性导尿术。

（五）操作步骤

1. **核对、沟通** 备齐用物携至床旁，核对并解释。

2. **摆放体位** 揭开盖被，帮助患者脱去对侧裤腿，盖在近侧腿上，对侧腿用盖被遮盖；协助患者仰卧，臀下铺橡胶单和治疗巾，两腿伸直略分开外展，暴露阴部，置弯盘和治疗碗于近外阴处。

3. **初步消毒** 打开外阴消毒包，操作者左手戴手套，右手持镊子夹取棉球消毒外阴，依次消毒阴阜、大阴唇，戴手套的手分开大阴唇，消毒小阴唇、尿道口。最后一颗棉球从尿道口消毒至肛门口。污棉球和手套放于弯盘中，置弯盘和治疗碗于床尾。

4. **再次消毒** 打开导尿包，戴无菌手套，铺洞巾，形成无菌区；按顺序摆放并检查物品；分开并固定小阴唇，自尿道口开始由内向外、自上而下依次消毒尿道外口及双侧小阴唇，最后再次消毒尿道口，每个棉球限用 1 次。

5. **插导尿管** 置弯盘于洞巾口旁，嘱患者张口呼吸，持血管钳夹涂以润滑油的导尿管插入尿道约 4~6cm，见尿后再插入约 7~10cm，确保气囊在膀胱内。根据气囊容积注入适量的无菌蒸馏水（一般 15~20cm），轻拉导管有阻力，证实导尿管已经固定于膀胱内。根据导尿目的留取尿液标本或连接引流袋（图 6-6-1）。

6. **固定尿袋** 集尿袋妥善固定于床沿下低于膀胱的高度，防止尿液逆流造成泌尿系感染。

7. **整理用物** 询问患者感受，帮患者穿好裤子，整理用物，测量尿量，标本送检，洗手，记录。

（六）操作中的关键点提示

1. **核对、沟通** ①核对，向患者解释操作过程；②向患者解释操作的风险和替代方案；③解答患者提出的问题；④确认已备齐用物，并处于完好状态，质量符合要求。

2. **摆放体位** ①仰卧位，两腿伸直略分开外展；②臀下铺垫巾，防止床单受潮；③注意保护

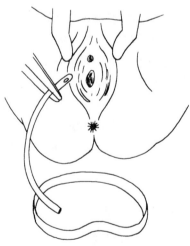

图 6-6-1　插导尿管（女）

患者隐私;④注意为患者保暖。

3. 初步消毒　遵守无菌操作规范,左手应戴手套,右手持血管钳夹取棉球消毒,先消毒阴阜、大阴唇,再分开大阴唇,消毒小阴唇、尿道口。

4. 再次消毒　先戴无菌手套,再铺洞巾;按尿道口→小阴唇→尿道口顺序充分消毒。

5. 插导尿管　①导尿管选择恰当,检查并确认导尿管通畅、球囊无漏气;②润滑剂主要涂在导尿管的前端;③一般导尿管插入尿道约4~6cm见尿流出,然后再插入一段使气囊部分进入膀胱,然后向气囊注入无菌蒸馏水,轻拉导管有阻力;④注意贯彻无菌原则,导尿管一经污染或拔出均不得再使用;⑤对膀胱高度膨胀且又极度虚弱的病人,第一次导尿量不可超过1000ml,以防产生虚脱和血尿。

6. 固定尿袋　集尿袋妥善固定于床沿下低于膀胱的高度,防止尿液逆流造成泌尿系感染。

7. 整理用物。

（七）关键问题

1. 简述女性尿道的解剖特点。

2. 简述女患者导尿术两次消毒的顺序。

3. 女患者导尿管插入长度是多少?

（八）关键问题参考答案

1. 简述女性尿道的解剖特点

女性尿道起于尿道内口,与阴道前壁相邻,穿过尿生殖膈后止于尿道外口,开口于阴道前庭,总长约5cm,女性尿道较男性尿道短、粗、直。

2. 简述女患者导尿术两次消毒的顺序

初步消毒:阴阜、大阴唇,再分开大阴唇,消毒小阴唇、尿道口。第二次消毒:按尿道口→小阴唇→尿道口顺序。

3. 女患者导尿管插入长度是多少?

一般导尿管插入尿道约4~6cm。

（蒋建平）

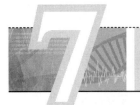

第七章

静脉穿刺术

（一）操作目的

通过浅静脉穿刺(venipuncture)获取静脉血标本进行各项血液化验,建立外周静脉输液通道,深静脉穿刺常用于胃肠外营养、快速补液或用于测压、介入治疗等。

（二）适应证

1. 需长期输液而外周静脉因硬化、塌陷致穿刺困难者。

2. 需行肠道外全静脉营养者。

3. 危重病人及采血困难病人急症处理。

4. 中心静脉压(central venous pressure,CVP)测定。

（三）禁忌证

1. 拟穿刺部位感染或损伤。

2. 拟穿刺静脉闭塞或形成血栓。

（四）操作准备

1. **设备准备** 治疗盘 1 个,无菌注射器(或无菌静脉穿刺针)1 个,止血带(浅静脉穿刺时用) 1 条,试管(或真空采血管)1 个,无菌纱布或棉球若干,消毒棉签 1 盒,无菌手套 1 双,锐器盒、污物桶等。

2. **操作者准备**

(1) 着装整洁,洗手,戴好帽子、口罩。

(2) 了解患者情况,做好解释工作,争取患者配合。

3. **患者准备** 患者和家属了解静脉穿刺的目的、意义、过程和注意事项,如果部位需要,可先行局部备皮。

（五）操作步骤

以股静脉穿刺为例(图 6-7-1)。

1. **摆体位、定穿刺点** 携用物至床旁,嘱患者取平卧位,协助其穿刺侧下肢伸直轻微外展外旋。在腹股沟韧带中心的内下方 1.5~3.0cm,股动脉搏动内侧为穿刺点。

2. **消毒** 术者立于患者一侧,以穿刺点为中心,由内向外消毒局部皮肤 2~3 遍,戴无菌手套,铺无菌洞巾(图 6-7-2)。于穿刺点处轻轻压迫皮肤及股静脉并稍加固定。

3. **穿刺(图 6-7-3)** 右手持注射器,食指固定针栓,针头斜面向上,向左手食指、中指固定的穿刺点刺入,进针方向与穿刺部位的皮肤呈 30°~45°角、顺血流方向或成垂直方向,边进针边抽吸缓缓刺入。当穿刺针进入股静脉后,回抽即有静脉血液流入注射器内,再进针 2~4mm 即可采血或注射药物。若未能抽出血液则先向深部刺入,采用边退针边抽吸至有血液抽吸出为止;或者调整穿刺

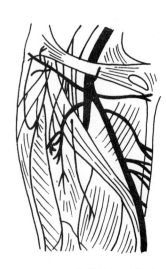

图 6-7-1 股静脉解剖位置

268

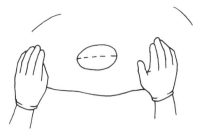

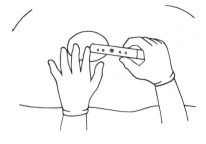

图 6-7-2　戴手套,铺洞巾　　　　　　　　　　图 6-7-3　穿刺

方向、深度重新穿刺。

4. **拔针、局部压迫**　穿刺完毕,拔出针头并盖上无菌小纱布,局部压迫 3~5 分钟,以防出血,再用胶布固定。

5. **整理**　收拾操作用物,帮患者穿好衣服,取舒适体位。

（六）操作中的关键点提示

1. **摆体位、定穿刺点**　①股静脉位于股三角区,在股神经和股动脉内侧;②定位方法,髂前上棘和耻骨结节连线中点相交处为股动脉,感受股动脉的搏动,其内侧 0.5cm 处即为股静脉。

2. **消毒**　严格无菌操作,以防感染。

3. **穿刺**　①穿刺针上连注射器;②应在搏动点内侧进针;③针尖向上,与穿刺部位皮肤呈30°~45° 角顺应血流方向刺入（或垂直进针）;④边进针边抽吸;⑤如抽出鲜红色血液表示误入动脉,应立即拔出,压迫穿刺点 5 分钟;⑥尽量避免反复穿刺,一般穿刺 3 次不成功应停止。

4. **拔针、局部压迫**　穿刺后妥善压迫止血,防止局部血栓形成。

（七）关键问题

1. 常用的四肢浅静脉及穿刺目的。

2. 四肢浅静脉穿刺部位主要在哪里?

3. 浅静脉炎常见表现有哪些?

4. 如果浅静脉穿刺不成功,还有哪些静脉可供选择?

5. 常用的深静脉及穿刺目的。

6. 如何选择股静脉穿刺点?

7. 如何选择股静脉穿刺的角度和方向?

（八）关键问题答案

1. **常用的四肢浅静脉及穿刺目的**

常用四肢浅静脉包括:上肢肘部浅静脉（贵要静脉、肘正中静脉、头静脉）、腕部静脉、手背静脉;下肢常用大隐静脉、小隐静脉及足背静脉。目的主要为了获取静脉血标本进行血常规、血生化、血培养等各项血液检查,也可用于建立外周静脉输液通道。

2. **四肢浅静脉穿刺部位主要在哪里?**

没有特殊要求,可以选择手、足等处较直、较粗、弹性好的静脉。

3. **浅静脉炎常见表现有哪些?**

局部红肿热痛,沿静脉走行,呈条索状硬化改变。

4. **如果浅静脉穿刺不成功,还有哪些静脉可供选择?**

股静脉、颈外静脉、锁骨下静脉等。

5. **常用的深静脉及穿刺目的**

常用的深静脉穿刺有锁骨下静脉、颈外静脉、股静脉等,目的主要是在外周静脉穿刺困难时获取静脉血液标本或通过留置导管用于胃肠外营养或快速补液治疗,也可经深静脉进行血流动力学检查及介入治疗等。

6. 如何选择股静脉穿刺点?

在腹股沟韧带中心的内下方 1.5~3.0cm,股动脉搏动内侧为穿刺点。

7. 如何选择股静脉穿刺的角度和方向?

进针方向与穿刺部位的皮肤呈 30°~45° 角、顺应血流方向或成垂直方向。

(蒋建平)

第七篇 院前急救基本技能

第一章

脊柱损伤的搬运

（一）操作目的

1. 预防患者因颈椎或腰椎损伤后,在搬运过程中造成的二次损伤。

2. 在进行操作前,能够快速判断患者的伤情。

（二）适应证

1. 怀疑有高能量创伤的患者。如高处下坠伤、车祸损伤、自然灾害损伤等,根据患者损伤的机制,初步判断有可能造成颈椎和腰椎损伤。

2. 不明原因的昏迷患者,需要进行转运的。如无目击情况下的昏迷患者。

（三）操作准备

1. **设备准备** 手套若干;脊柱固定担架 1 个;配套固定带 4-6 个;头部固定器 1 个;颈托 1 个(如果必要,配备儿童型、成人型各 1 套);替代脊柱固定担架:就地取材木板、门板等;儿童需要薄枕 1 个;手电筒 1 个;听诊器 1 个;剪刀 1 把。

2. **操作者准备**

(1) 操作者应该做适当的自我防护,带好手套等。

(2) 3 人(或 4 人)站在患者同一侧,由 1 人统一指挥(leader)。

(3) 担架放于搬运者站立侧的患者另一侧。

2. **患者准备**

(1) 未昏迷患者应向伤者讲明伤情和搬运事项,争取患者的配合。

(2) 患者的体位保持不变,维持初始状态采取搬运措施。

(3) 最佳搬运体位为取仰卧位,头、颈、骨盆、躯干成一直线。

（四）操作步骤

1. **现场评估和分工** 判断环境是否安全:排除爆炸、高速行驶的车辆、抢救环境的人员影响等因素后才能实施搬运。

2. **搬运前准备**

(1) 进行明确分工,由 leader 统一指挥所有的操作,并对患者实施病情判断。

(2) 担架放置于搬运者站立侧的患者另一侧。

(3) 向患者表明身份,说明操作目的,取得配合。

(4) 专门一个人用手托住头颈,并沿纵轴向上略加牵引。

3. **快速对患者进行伤情判断** 检查生命征:呼吸、脉搏、血压是否正常,意识是否清醒。

（1）呼吸道通畅和呼吸检查:检查者双腿跪在患者侧,俯下身子,把耳朵贴近患者的口鼻,感觉口鼻呼吸的声音和气息(图7-1-1);右手放置在患者的胸部感觉患者胸部的起伏,观察呼吸节律和深度没有明显变化(正常时呼吸频率为16~20次/分)。

（2）脉搏:双手分别搭在检查侧的桡动脉和颈动脉上,检查7-8秒钟,触摸患者脉搏搏动的有无、频率、节律和强弱;示指和中指指尖触及患者气管正中部(相当于喉结部位),旁开两指至胸锁乳突肌前缘凹陷处,检查颈动脉(图7-1-2)。

正常成人脉率为60~100次/分,平均约72次/分。摸到桡动脉搏动,收缩压至少为80~90mmHg;摸到颈动脉搏动,动脉收缩压约为60mmHg。

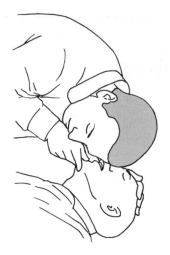

图7-1-1　检查呼吸

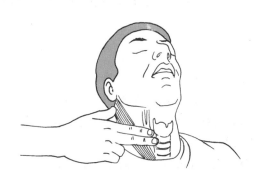

图7-1-2　检查脉搏

（3）意识:通过声音、拍打双肩、按压眼眶等刺激患者的反应,以及瞳孔对光反射的状态,判断患者的意识状态程度。

4. 判断患者有无脊柱损伤所导致的脊髓损伤

（1）从头到脚检查患者损伤部位。

（2）对于上肢和下肢重点检查有无感觉、运动功能异常,以及脉搏搏动异常。

5. 患者搬运

（1）胸椎损伤(图7-1-3)

1）三人同时用手插入头、颈、躯干及下肢。

2）平抬伤员头颈、躯干及下肢(腘窝),使伤员呈一整体平直托至担架上。

3）固定:用带子将患者固定在担架上,一般用4条带子:胸、上臂水平,腰、前臂水平,大腿水平,小腿水平,各1条带子将患者绑在担架上。

（2）颈椎损伤(图7-1-4)

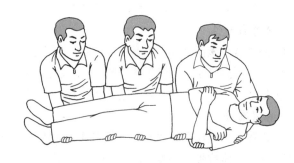

图7-1-3　胸、腰椎损伤搬运

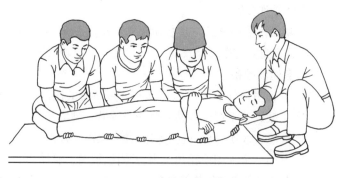

图7-1-4　颈椎损伤搬运

1）三人同时用手插入头颈、躯干及下肢；

2）专门一个人用手托住头颈，并沿纵轴向上略加牵引；

3）平抬伤员头颈、躯干及下肢(腘窝)，使伤员呈一整体平直托至担架上；

4）颈部两侧放置颈托固定头部(适当调整颈托的大小)；

5）固定：用带子将患者固定在担架上(一般用4条带子：胸、上臂水平，腰、前臂水平，大腿水平，小腿水平，各1条带子将患者绑在担架上。

（五）操作中的关键点提示

1. 要观察伤情，不可"扶坐拍打"高动量伤者的头、胸、脊柱、骨盆等重要部位都可能受创，禁止随便变动体位。

2. 要牵拉取直，不可折曲"拎口袋"禁止折曲脊柱，采取一人抬腋窝部，一人抬下肢的"拎口袋"式的搬运方法。患者需取仰卧位，两腿伸直，两手相握置于身前，头、颈、骨盆、躯干成一直线。

3. 要同轴翻身，不可旋转"扭麻花"。凡怀疑有脊柱损伤者，翻身时一定要头、颈、躯干、下肢上下一致同轴翻转，绝不可"扭麻花"式地翻身。那样会扭断或挤碎骨折部位的脊髓，导致或加重截瘫。

4. 要硬板固定，不要帆布软担架。

5. 放置到搬运板上必须给予躯干固定，以及颈部和腰部固定。

（六）关键问题

1. 搬运原则是什么？

2. 搬运时患者处于什么姿势？

3. 搬运过程中注意事项。

4. 为什么要用硬板搬运脊柱损伤的患者？

（七）关键问题答案

1. 搬运原则是什么？

脊柱伸直位，严禁屈曲。

2. 搬运时患者处于什么姿势？

处于人体正常生理曲线(头、颈、骨盆、躯干成一直线)。

3. 搬运过程中注意事项？

三人同时用手插入头颈、躯干及下肢，颈椎损伤，必须一个人用手托住头颈，注意伤员不能左右转动、移动，禁止患者弯曲。

4. 为什么要用硬板搬运脊柱损伤的患者？

脊柱损伤的患者在搬运过程中不能使脊柱弯曲和扭动，所以必须用硬板搬运。

（秦啸龙）

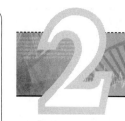

第二章

开放性创口的止血和包扎

（一）操作目的

1. 通过有效的止血包扎控制开放性伤口的出血。

2. 通过有效的止血包扎避免伤口被污染,为伤口的下一步清创缝合创造条件。

（二）适应证

适用于各种出血情况下的急救止血与包扎。

（三）禁忌证

当患者出现呼吸困难、呼吸停止或心搏骤停等状况时需首先予以抢救,此时不宜先进行伤口处理。

（四）操作准备

1. **设备准备**　消毒止血钳 1 把;镊子 1 把;缝合器械 1 套(持针器、已穿好线的三角针、缝合线);剪刀 1 把;外用生理盐水 2 袋;5%的酒精或 0.5%的碘伏(袋装);双氧水或高锰酸钾溶液;棉垫;消毒纱布;胶布;绷带;止血带;夹板;三角巾等。

2. **操作者准备**

(1) 操作者应该做适当的自我防护,带好手套,戴口罩、帽子。

(2) 与患者或家属交代病情,做好解释工作,争取清醒病人配合。

(3) 判断病人伤情,致伤因素、生命体征、出血位置、出血方式和出血量。

3. **患者准备**

(1) 未昏迷患者应向伤者讲明现在伤情和将要采取的行动,争取患者的配合。

(2) 患者的体位在操作者未进行检查之前保持不变。

（五）操作步骤

1. **伤口周围的清洁处理和判断出血方式**　原则为充分暴露伤口,除去伤口周围污物。

(1) 除去伤口周围污垢等,用剪刀等去除伤口周围衣物。

(2) 时间和资源允许,用外用生理盐水清洗创口周围皮肤,消毒伤口,局部麻醉,用双氧水反复清洗,判断出血方式(动脉、静脉和毛细血管出血)。

2. **止血**

(1) 加压止血法:最简单有效的止血方法。

适用于伤面大,渗血多的毛细血管出血,如皮肤撕脱伤,擦伤等以及中小静脉出血,如锐器伤。

1) 找出并暴露伤口,必要时可以剪开或撕开衣服;

2) 迅速检查损伤部位末梢的脉搏和神经功能;

3) 用灭菌纱布直接覆盖伤口上;(也可用灭菌医用无纺布、清洁毛巾、布料、手帕等代替);

4) 再用手掌在上面直接压迫,或用绷带或布带加压包扎。

注意:①骨或伤口有异物时不宜采用此法;②为减轻出血,可抬高损伤部位(有禁忌时例外);③ 如覆盖在伤口上的敷料及包扎绷带已被血渗透,不必移去敷料,可再加敷料于其上,再用绷带缠绕包扎。

(2) 填塞止血法:常用于颈部、臀部等较深伤口。

1) 找出并暴露伤口,必要时可以剪开或撕开衣服;

2) 迅速检查损伤部位末梢的脉搏和神经功能;

3) 用消毒纱布、棉垫等敷料堵塞在伤口内;

4) 再用绷带、三角巾或四头带加压包扎(松紧度以达到止血为宜)。

(3) 指压止血法:动脉出血的一种临时止血方法,适用于头、面、颈部及四肢动脉出血急救

1) 找出并暴露伤口,必要时可以剪开或撕开衣服;

2) 迅速检查损伤部位末梢的脉搏和神经功能;

3) 用手指、手掌或拳头压迫在出血部位的近心端(依据动脉分布情况);

4) 使血管闭合阻断血流,达到止血目的。

(4) 屈曲加垫止血法(图 7-2-1):找出并暴露伤口,必要时可以剪开或撕开衣服;迅速检查损伤部位末梢的脉搏和神经功能。

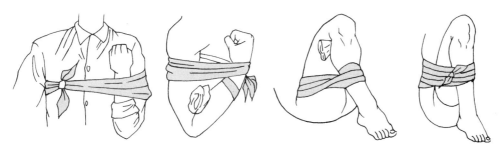

图 7-2-1　四肢加垫屈曲止血法

腋窝加垫屈曲止血法:用于上臂出血;

1) 在腋窝处加垫(纱布垫或毛巾、衣物),使前臂屈曲于前胸;

2) 用绷带或三角巾将上臂固定在前胸。

肘窝加垫屈曲止血法:用于前臂出血

1) 在肘窝处加垫,肘关节屈曲;

2) 屈肘位,用三角巾 8 字形固定。

腘窝加垫屈曲止血法:用于小腿出血

1) 在腘窝处加垫,膝关节屈曲;

2) 屈膝位,用三角巾 8 字形固定。

大腿根部加垫屈曲止血法:用于大腿出血

1) 大腿根部加垫;

2) 屈曲髋、膝关节将腿与躯干固定;

注意:使用该方法时,注意肢体远端的血运情况,一般每隔 40~50 分钟放松一次。每次 1~3 分钟;有骨折或关节脱位者不能使用,同时因此方法令伤员痛苦较大,不宜首选。

(5) 止血带止血法:适用于四肢大血管破裂或经其他急救止血无效者。

1) 找出并暴露伤口,必要时可以剪开或撕开衣服;

2) 迅速检查损伤部位末梢的脉搏和神经功能;

3) 橡皮止血带止血法(图 7-2-2):常用气囊止血带或长 1m 左右的橡皮管。 ①在止血带部位垫一层布或单衣;②以左手拇指、示指、中指持止血带头端;③另一手拉紧止血带绕肢体缠 2~3 圈;④并将橡皮管末端压在紧缠的橡皮管下固定。

4) 绞紧止血法:急救时可用布带、绳索、三角巾或者毛巾替代橡皮管。①在止血部位先垫

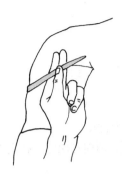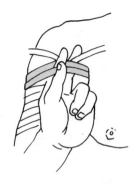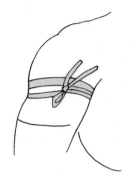

图 7-2-2　橡皮止血带止血法

衬垫；②再将带子在垫上绕肢体一圈打结；③在结下穿一短棒；④旋转此短棒使带子绞紧，至不流血为止；⑤将短棒固定在肢体上（图 7-2-3）。

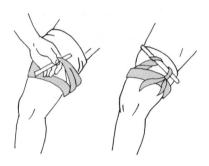

注意：①上止血带部位要准确，应扎在伤口的近心端，尽量靠近伤口，上臂不可扎在下 1/3 处，以防损伤桡神经；②止血带下应加衬垫，松紧度要适当，以刚达到远端动脉搏动消失为度；③上止血带的病人应有标记，注明部位、开始时间与放松时间，便于转运时了解情况；④使用止血带时应尽量缩短时间，以 1 小时内为宜，最长不超过 5 小时，其间

图 7-2-3　绞紧止血法

一般每隔 40~50 分钟放松一次，每次 3~5 分钟，再在该平面上但不在同一部位绑扎。放松前要改用加压或指压止血法止血，松解时要缓慢，以防发生大出血；⑤要严密观察伤情及患肢情况，注意止血带有否脱落或绑扎过紧等现象，并予以及时调整。要注意肢体保暖。

3. 包扎

（1）绷带包扎法：主要用于四肢及手、足部伤口的包扎及敷料、夹板的固定等。

1）环形包扎法：主要用于腕部和颈部（图 7-2-4）；

2）8 字形包扎法：用于关节附近的包扎（图 7-2-5）；

3）螺旋形包扎法：主要用于上肢和大腿（图 7-2-6，图 7-2-7）；

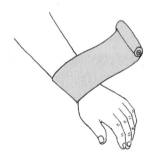

4）人字形包扎法：多用于前臂和小腿等（图 7-2-8）；

（2）三角巾包扎法：依据伤口不同部位，采用不同的三角巾包扎方法。

图 7-2-4　环形包扎法

1）头顶部伤口：帽式包扎法：①将三角巾底边折叠约 3cm 宽；②底边正中放在眉间上部；

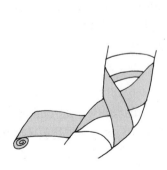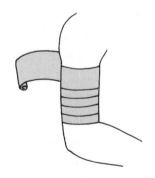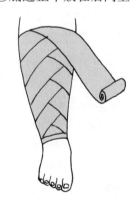

图 7-2-5　8 字形包扎法　　　　图 7-2-6　螺旋形包扎法　　　　图 7-2-7　螺旋回返法

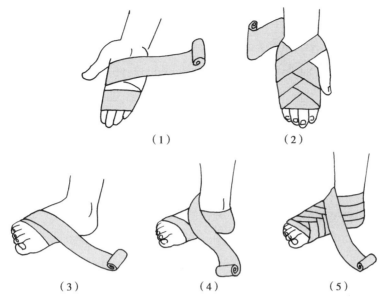

（1）　　　　　　　（2）

（3）　　　　　　　（4）　　　　　　　（5）

图 7-2-8　人字形包扎法

③顶尖拉向枕部；④底边经耳上向后在枕部交叉并压住顶角；⑤再经耳上绕到额部拉紧打结；⑥顶角向上反折至底边内或用别针固定。

2）头顶、面部或枕部伤口：风帽式包扎法：①将三角巾顶角打结放在额前；②底边中点打结放在枕部；③底边两角拉紧包住下颌；④再绕至枕骨结节下方打结（图 7-2-9）。

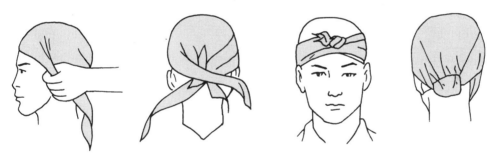

图 7-2-9　头部包扎法

3）颜面部较大范围的伤口：面具式包扎法：①将三角巾顶角打结，放在下颌处；②上提底边罩住头面；③拉紧两底角至后枕部交叉；④再绕至前额部打结，包扎好后；⑤根据伤情在眼、鼻、口处剪洞（图 7-2-10）。

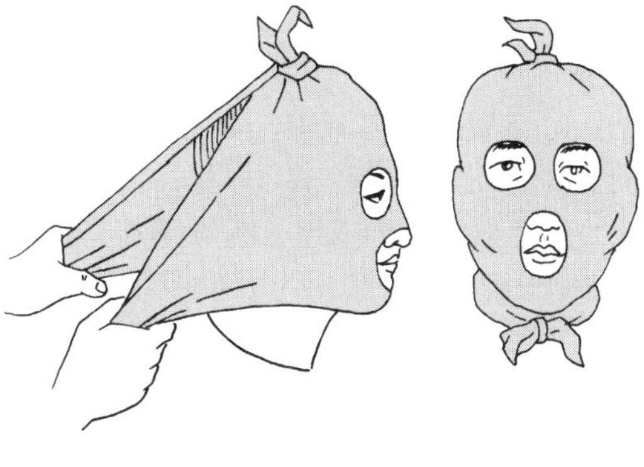

4）头、眼、耳处外伤：头眼包扎法：①三角巾底边打结放在鼻梁上；②两底角拉向耳后下；③枕后交叉后绕至前额打结；④反折顶角向上固定。

图 7-2-10　面具式包扎法

5）一侧眼球受伤：单眼包扎法：①将三角巾折叠成4指宽的带形；②将带子的上 1/3 盖住伤眼，下 2/3 从耳下至枕部；③经健侧耳上至前额，压住另一端；④绕经伤耳上，枕部至健侧耳上打结（图 7-2-11）。

6）双眼损伤：双眼包扎法：①先将带子中部压住一眼，下端从耳后到枕部；②经对侧耳上至前额，压住上端；③反折上端斜向下压住另一眼；④绕至耳后、枕部，至对侧耳上打结。

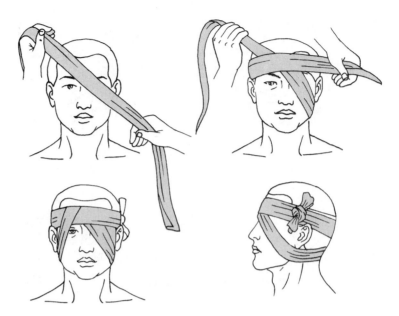

图 7-2-11　单眼包扎法

7）下颌、耳部、前额或颞部伤口：下颌带式包扎法：①将带巾经双耳或颞部向上；②长端绕顶后在颞部与短端交叉；③将两端环绕头部，在对侧颞部打结。

8）肩部伤口：可用肩部三角巾包扎法、燕尾式包扎法或衣袖肩部包扎法包扎。

燕尾式包扎法：①将三角巾折成燕尾式放在伤侧；②向后的角稍大于向前的角；③两底角在伤侧腋下打结；④两燕尾角于颈部交叉，至健侧腋下打结（图 7-2-12）。

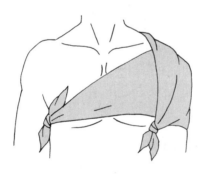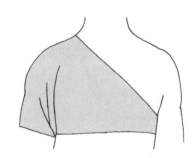

图 7-2-12　肩部燕尾式包扎法

9）前臂悬吊带：适用于前臂外伤或骨折。①将三角巾平展于胸前；②顶角与伤肢肘关节平行，屈曲伤肢；③提起三角巾下端，两端在颈后打结；④顶尖向胸前外折，用别针固定。

前臂小悬吊带：适用于锁骨、肱骨骨折、肩关节损伤和上臂伤。①将三角巾叠成带状；②中央放在伤侧前臂的下 1/3；③两端在颈后打结，将前臂悬吊于胸前。

10）胸背部伤口：包括单胸包扎法（图 7-2-13）、胸背部燕尾式包扎法、胸背部双燕尾式包扎法。

11）腹部伤口：包括腹部兜式包扎法、腹部燕尾式包扎法。

12）臀部伤口——单臀包扎法：①将一条三角巾盖住伤臀，顶角朝上；②底边折成两指宽，在大腿根部绕成一周作结；③另一三角巾折成带状压住三角巾顶角；④围绕腰部一周作结；⑤将三角巾顶角折回，用别针固定。

13）四肢肢体包扎法：①将三角巾折叠成适当宽度的带状；②在伤口部环绕肢体包扎。

14）手（足）部三角巾包扎法：①将手或足放在三角巾上，与底边垂直；②反折三角巾顶角至手或足背，底边缠绕打结。

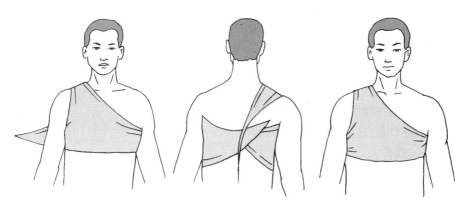

图 7-2-13　单胸包扎法

（六）操作中的关键点提示

1. 包扎伤口时,先简单清创再包扎。手及脏物不要触及伤口,不要用水冲洗伤口(除化学伤外),突出体腔外的内脏不要回纳,伤口内异物不要随意取出。

2. 包扎时要牢靠、松紧要适宜。

3. 包扎时要使病人舒适。用胸带要注意呼吸,包扎肢体要注意保持功能位。皮肤皱褶处和骨隆突处应用棉垫或纱布等作衬垫,需要抬高肢体时,应给适当的扶托物。

4. 包扎方向从远心端向近心端包扎,要将指(趾)端外露,以便观察血运情况。绷带固定时打结应放在肢体的外侧面,忌在伤口上、骨隆突处或易于受压的部位打结。

5. 解除绷带时,先解开固定结或取下胶布,然后以两手互相传递松解。紧急时或绷带已被伤口分泌物浸透干涸时,可用剪刀剪开。

【附】

指压止血法按压的不同部位

1. **颞动脉指压点**　位于耳屏前方,颧弓根部,用于眼睛以上部位、头顶部和额部出血,用拇指压向颧弓。

2. **面动脉指压点**　位于咬肌前缘下端,可压迫下颌角前约 0.2cm 处(有时需两侧同时压迫才能止血)用于眼睛以下,下颌骨以上部位出血。

3. **颈总动脉指压点**　位于气管与胸锁乳突肌之间平环状软骨处,用中间的三个指头放在搏动的动脉上,拇指放在颈后,将动脉压向第 6 颈椎横突上。用于头、面部、颈部出血,但需注意不能两边同时压迫止血,压迫过程中密切注意观察有无晕厥表现,疑有脊髓损伤时要保持颈部制动。

4. **锁骨下动脉指压点**　位于胸锁关节至锁骨中点引一弓形线,弓背最高点距锁骨上 1cm,用示指、中指在锁骨上窝向下压至第一肋骨上,操作时需保持上肢与身体平行,用于肩部、腋部、上臂出血。

5. **肱动脉指压点**　位于肱二头肌内侧沟,操作时上肢外展与身体呈 90 度角,手掌向上,用一手支撑病人的上臂中段,肱二头肌内侧沟处,触摸到动脉搏动,其余四指放在肱骨的后边,捏紧肱骨压迫肱动脉,用于前臂出血。

6. **桡、尺动脉指压点**　桡、尺动脉分别位于桡骨茎突与桡侧屈腕腱之间尺侧腕屈肌与指浅屈肌之间,两手拇指间时按压手腕横纹稍上处的内外侧搏动点,用于手部出血。

7. **指掌侧固有动脉指压点**　位于指部两侧,用拇指、示指同时压向第一指骨,用于手指出血。

8. **股动脉指压点**　位于腹股沟中点稍下方,摸到股动脉搏动后,双手掌重叠在其上部,用力压向骨盆缘,用于下肢出血。

9. **胫后动脉指压点**　位于内踝与跟腱之间,用于足底出血。

10. 足背动脉指压点　位于足背内外踝连线的中点,用于足部出血。

(七) 关键问题

1. 止血带应该包扎在伤口的什么位置?

2. 包扎止血带有什么注意事项?

3. 止血带包扎时的松紧程度怎么判断为宜?

4. 考虑为静脉出血时,应该在患肢的何处应用止血带?

(八) 关键问题答案

1. 止血带应该包扎在伤口的什么位置?

止血带应该包扎在伤口的近心端。

2. 包扎止血带有什么注意事项?

在上止血带前应抬高患肢 2~3 分钟,以增加静脉血向心回流;必须注明每一次上止血带的时间,并每隔 45~60 分钟放松止血带一次,每次放松止血带的时间为 3~5 分钟。

3. 止血带包扎时的松紧程度怎么判断为宜?

绑止血带松紧要适宜,以出血停止、远端摸不到脉搏搏动为好。

4. 考虑为静脉出血时,应该在患肢的何处应用止血带?

出血灶的远端。

(秦啸龙)

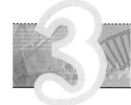

第三章

四肢骨折现场急救外固定术

（一）操作目的

1. 避免骨折断端对血管、神经、肌肉及皮肤等周围组织的损伤，减轻患者的痛苦。

2. 采取骨折临时固定措施便于搬动与转运伤员。

（二）适应证

凡发生骨折或怀疑有骨折的伤员，均必须在现场立即采取骨折临时固定措施。

（三）禁忌证

当患者出现呼吸困难、呼吸停止或心搏骤停等状况时需首先予以抢救，此时不宜先进行外固定。

（四）操作准备

1. 设备准备

（1）木质、铁质、塑料制作的夹板或固定架。

（2）就地取材，选用适合的木板、竹竿、树枝、纸板等简便材料。

（3）绷带或三角巾。

2. 操作者准备

（1）操作者应该做适当的自我防护，带好手套，戴口罩帽子。

（2）与患者或家属交代病情，做好解释工作，争取清醒病人配合。

（3）判断病人伤情，致伤因素、生命体征等。

3. 患者准备

（1）未昏迷患者应向伤者讲明现在伤情和将要采取的行动，争取患者的配合。

（2）患者的体位在操作者未进行检查之前保持不变。

（五）操作步骤

1. 肱骨（上臂）骨折固定法

（1）夹板固定法

1）用两块夹板分别放在上臂内外两侧（如果只有一块夹板，则放在上臂外侧）。

2）用绷带或三角巾等将上下两端固定。

3）肘关节屈曲 90 度，前臂用小悬臂带悬吊。

（2）无夹板固定法

1）将三角巾折叠成 10~15cm 宽的条带，其中央正对骨折处，将上臂固定在躯干上，于对侧腋下打结（图 7-3-1）。

2）屈肘 90 度，再用小悬臂带将前臂悬吊于胸前。

2. 尺、桡骨（前臂）骨折固定法

（1）夹板固定法

1）用两块长度超过肘关节至手心的夹板分别放在前臂的内外侧（只有一块夹板，则放在前臂外侧）（图 7-3-2）。

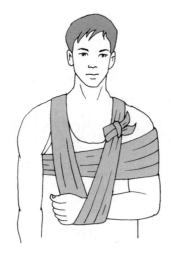

图 7-3-1　肱骨（上臂）骨折固定法

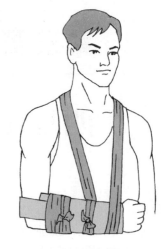

图 7-3-2　尺、桡骨（前臂）骨折固定法

2）在手心放好衬垫，让伤员握好，以使腕关节稍向背屈，再固定夹板上下两端。

3）屈肘 90 度，用大悬臂带悬吊，手略高于肘。

（2）无夹板固定法

1）采用大悬臂带、三角巾固定法。用大悬臂带将骨折的前臂悬吊于胸 - 前，手略高于肘。

2）再用一条三角巾将上臂带一起固定于胸部，在健侧腋下打结。

3. 股骨（大腿）骨折固定法

（1）夹板固定法

1）伤员仰卧，伤腿伸直（图 7-3-3）。

2）用两块夹板（内侧夹板长度为上至大腿根部，下过足跟；外侧夹板长度为上至腋窝，下过足跟）分别放在伤腿内外两侧（若只有一块夹板则放在伤腿外侧），并将健肢靠近伤肢，使双下肢并列，两足对齐。

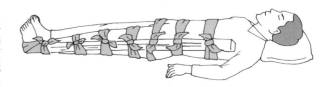

图 7-3-3　股骨（大腿）骨折固定法

3）关节处及空隙部位均放置衬垫，用 5~7 条三角巾或布带先将骨折部位的上下两端固定，然后分别固定腋下、腰部、膝、跖等处。

4）足部用三角巾"8"字固定，使足部与小腿呈直角。

（2）无夹板固定法

1）伤员仰卧，伤腿伸直，健肢靠近伤肢，双下肢并列，两足对齐。

2）在关节处与空隙部位之间放置衬垫，用 5~7 条三角巾或布条将两腿固定在一起（先固定骨折部位的上、下两端）。

3）足部用三角巾"8"字固定，使足部与小腿呈直角。

4. 胫腓骨（小腿）骨折固定法

（1）夹板固定法

1）伤员仰卧，伤腿伸直（图 7-3-4）。

2）夹板长度超过膝关节，上端固定至大腿，下端固定至跖关节及足底。并将健肢靠近伤肢，使双下肢并列，两足对齐。

3）关节处及空隙部位均放置衬垫，

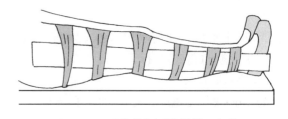

图 7-3-4　胫腓骨（小腿）骨折固定法

用 5~7 条三角巾或布带先将骨折部位的上下两端固定,然后分别固定大腿、膝、踝等处。

4）足部用三角巾"8"字固定,使足部与小腿呈直角。

（2）无夹板固定法

1）伤员仰卧,伤腿伸直,健肢靠近伤肢,双下肢并列,两足对齐（图 7-3-5）。

2）在关节处与空隙部位放置衬垫,用 5~7 条三角巾或布条将两腿固定在一起（先固定骨折部位的上、下两端）。

3）足部用三角巾"8"字固定,使足部与小腿呈直角。

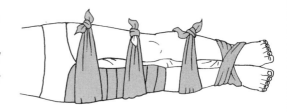

图 7-3-5　健肢固定法

（六）操作中的关键点提示

1. 如为开放性骨折,必须先止血、再包扎、最后再进行骨折固定。

2. 夹板等固定材料不要与皮肤直接接触,要用棉垫、衣物等柔软物垫好,尤其是骨突部位及夹板两端。

3. 四肢骨折固定时,应先固定骨折的近端,后固定骨折的远端。夹板必须托扶整个伤肢,骨折上下两端的关节均必须固定。

4. 固定四肢骨折时应露出指（趾）端,以便随时观察血液循环情况。

（七）关键问题

1. 用夹板固定,绷带捆绑位置?

2. 无夹板时应如何固定上肢或下肢骨折?

3. 固定时为何超过两个关节?

4. 骨折固定原则有哪些?

（八）关键问题答案

1. 用夹板固定,绷带捆绑位置?

近关节处各捆绑一绷带,二者之间再捆绑一绷带,绷带活动度以上下活动 1cm 为宜。

2. 无夹板时应如何固定上肢或下肢骨折?

下肢可与健肢一起固定,上肢与肢体一起固定。

3. 固定时为何超过两个关节?

固定时超过两个关节是为了限制活动,防止再次损伤,同时缓解疼痛。

4. 骨折固定原则有哪些?

骨折固定原则有:①有伤口应先止血包扎再固定,发生休克时应先纠正休克;②开放骨折不可将刺出的骨端送回创口固定,以防感染;③夹板固定时应选择长宽合适的夹板,夹板与皮肤间垫棉花,尤其在骨突出及凹陷部位;④固定松紧适度可靠,将指、趾端露出以观察血液循环情况。

（秦啸龙）

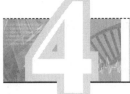

第四章

心肺复苏技术

（一）操作目的

心肺复苏（cardiopulmonary resuscitation，CPR）的目的是对各种原因所造成的心跳、呼吸骤停采取最初的急救措施，包括早期识别心脏骤停，及时启动紧急医疗服务体系（Emergency medical service systems，EMSs），尽快帮患者重建循环和呼吸，保护脑功能，拯救生命。

（二）适应证

无反应、心搏骤停、无正常呼吸或完全无呼吸的患者。

（三）禁忌证

无绝对禁忌证。

（四）操作准备：

1. 设备准备

（1）心肺复苏模拟人 1 个；

（2）吹气面罩或纱布等隔离物品 1 个（图 7-4-1）。

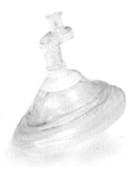
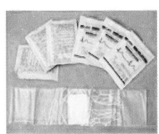
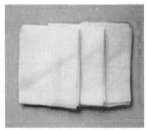

图 7-4-1　吹气隔离物品

2. 操作者准备

（1）着装整洁；

（2）了解患者（模拟人）情况。

（五）操作步骤

以成人 CPR 为例（单人操作）。

1. 检查判断

（1）环境安全（图 7-4-2）：确保现场对施救者及患者都是安全的，如果环境不安全，立即将患者搬运至安全处或采取措施使得环境安全，将患者仰卧置于坚硬平坦的表面，患者的头、颈、躯干应躺平摆直无扭曲，双手放于躯干两侧。

（2）检查患者有无反应：操作者在患者一侧，拍患者双肩，大声呼喊患者。（可大声喊"喂、喂，你怎么了？"，注意轻拍重喊。）

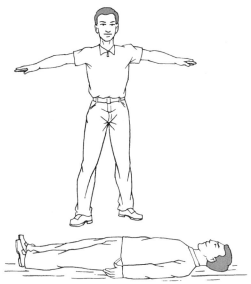

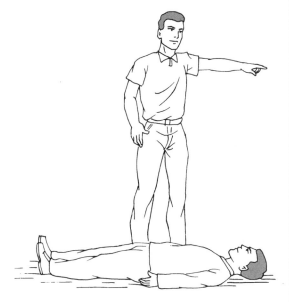

图 7-4-2　判断环境是否安全　　　　　　　　　图 7-4-3　呼救,叫旁人拨打急救电话

（3）快速检查患者是否没有呼吸或不能正常呼吸（仅仅是喘息）。

（4）一旦初步确定病人昏迷,没有呼吸,则立即呼救,叫旁人拨打"120"急救电话,启动 EMSs（图 7-4-3）,并争取尽早获得一台自动体外除颤仪（Automatic external defibrillator, AED）。

（5）判断患者有无颈动脉搏动：一手置于病人前额,使头部保持后仰,另一手在靠近抢救者一侧触摸颈动脉。可用示指及中指指尖先触及气管正中部位,男性可先触及喉结,然后向旁滑移 2~3cm,在气管旁软组织深处轻轻触摸颈动脉搏动（图 7-4-4）,感触脉搏至少 5 秒,但最多不超过 10 秒钟。如果未触及脉搏则从胸外心脏按压开始进行 CPR 操作,按 C-A-B 程序进行。

2. **胸外心脏按压**　解开患者胸部外衣,操作者一只手掌根部置于患者两乳头连线与胸骨交界处,另一只手的掌根置于第一手上,十指交叉,伸直双臂,使双肩位于双手正上方,用力快速做 30 次胸外心脏按压。按压频率每分钟至少 100 次,每次按压的深度至少 5cm（图 7-4-5）,要保证每次按压后胸廓完全回弹,并且手掌根部不可离开胸部皮肤。按压时只可掌根部贴在胸骨处,手指不可也压在胸壁上。抢救者按压时肘部不可弯曲（图 7-4-7）,否则用力不垂直,按压力量减弱,按压深度达不到要求。

3. **开放气道**（图 7-4-6, 图 7-4-7）　如口腔内有异物或呕吐物,应将患者的头偏向一侧,用指套或纱布保护手指清除患者口中的异物、呕吐物等。使用仰头提颏法开放患者气道,将一只手

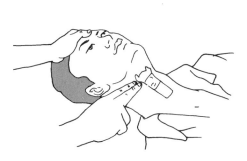

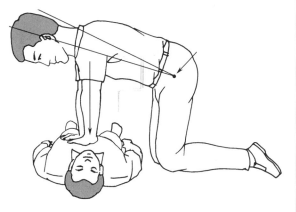

图 7-4-4　检查患者颈动脉搏动　　　　　　　图 7-4-5　胸外心脏按压—成人下压至少 5cm

285

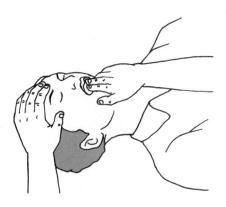

图 7-4-6 头偏向一侧去除口腔异物

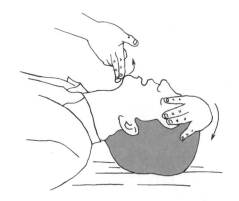

图 7-4-7 仰头提颏畅通呼吸道

放在患者的前额,然后用手掌推动,使其头后仰;将另一只手的手指置于颏骨附近的下颌下方,提起下颌,使颏骨上抬。仰头提颏法可抬起患者的舌头,从而解除气道梗阻。如怀疑头部或颈部损伤时使用推举下颌法开放气道。

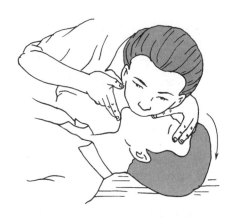

图 7-4-8 口对口人工呼吸

4. **人工呼吸**(图 7-4-8) 放在前额的手用拇指和食指捏紧患者鼻子,正常吸一口气(不必深呼吸),立即用嘴唇封住患者的口周,使完全不漏气,向患者口腔内吹气。每次人工呼吸吹气时间大于 1 秒,并看到患者胸廓起伏,避免过度通气。一次吹气完毕后,立即与患者口部脱离,抬起头部,放松捏鼻的手指,观察患者胸廓回复,同时再吸入一口新鲜空气,做下一次人工呼吸。在气道开放的前提下给予 2 次口对口人工呼吸。为了操作者安全,口对口人工呼吸时可使用面罩,也可先垫上一层薄的织物或消毒面膜进行防护。

5. **重复步骤 2~4** 初期心肺复苏 5 个周期(一个周期为按压 30 次～通气 2 次)结束,重新检查患者意识、呼吸、颈动脉搏动等状况。发现患者心跳呼吸恢复或"120"人员到达,停止初期徒手心肺复苏,转送医院进一步救治。

(六) 操作中的关键点提示

1. **检查判断**

(1) 环境安全是心肺复苏的前提条件;

(2) 将患者置于硬质的地面或床上;

(3) 检查患者反应注意轻拍重喊;

(4) 呼吸判断应在 5~10 秒完成;

(5) 颈动脉搏动判断应注意部位,应在 5~10 秒完成,非专业人员可不做本项检查。

2. **胸外按压**

(1) 识别心脏停搏后 10 秒内开始按压,按压位置在两乳头连线与胸骨交界处;

(2) 按压频率每分钟至少 100 次,快速按压;

(3) 成人按压深度至少 5cm,儿童大约 5cm(1/3 胸廓前后径),婴儿大约为 4cm(1/3 胸廓前后径);

(4) 每次按压后要保证胸廓完全回弹;

(5) 尽量减少胸外按压的中断,如果必须中断则尽可能将按压中断时间控制在 10 秒以内。

3. **开放气道**

(1) 常用仰头提颏法开放患者气道(如怀疑头部或颈部损伤时使用推举下颌法);

(2) 放在前额的手用拇指和食指捏住患者鼻子；

(3) 提颏的手不要使劲按压颏骨下的软组织，不要使用拇指提起颏骨。

4. 人工呼吸

(1) 每次吹气时间大于 1 秒，使患者胸廓隆起，避免过度通气；

(2) 口对口人工呼吸时先垫上纱布、消毒面膜或面罩预防交叉感染。

5. 重复步骤 CAB

(1) 按压通气比例 30 次∶2 次；

(2) 一般初期心肺复苏 5 个周期重新检查患者意识、呼吸、颈动脉搏动等状况；

(3) 应尽可能取得并使用体外除颤仪。

成人、儿童和婴儿 CPR 步骤的异同（根据《2010 美国心脏协会心肺复苏及心血管急救指南》）

操作步骤	成人	儿童	婴儿
判断	无反应		
	无呼吸或仅喘息		
	10 秒钟内未触及脉搏		
心肺复苏程序	C-A-B		
按压速率	至少 100 次每分钟		
按压深度	至少 5cm	至少前后径的 1/3，大约 5cm	至少前后径的 1/3，大约 4cm
胸廓回弹	保证每次按压后胸廓完全回弹，大约每 2 分钟轮换一次按压职责		
按压中断	尽量减少胸外按压的中断，尽可能将按压中断时间控制在 10 秒以内		
开放气道	仰头提颏法开放患者气道（怀疑头部或颈部损伤时使用推举下颌法）		
人工呼吸	每次吹气时间约 1 秒，使患者胸廓隆起，避免过度通气		
按压 / 通气比例	30∶2,1 名或 2 名施救者	30∶2——单人 15∶2——双人	30∶2——单人 15∶2——双人

（七）关键问题

1. 现场心肺复苏术的主要操作程序是哪三步？

2. 如何判断颈动脉搏动？（部位、时间）

3. 如何进行高质量的胸外按压？

4. 开放气道的常用方法是什么？

5. 怀疑头部或颈部损伤时使用什么方法打开气道？

6. 每次人工呼吸时吹气时间是多长？

7. 心肺复苏过程中胸外按压与人工呼吸的比例是多少？

（八）关键问题答案

1. 现场心肺复苏术的主要操作程序是哪三步？

胸外按压（C）、开放气道（A）、人工呼吸（B）。

2. 如何判断颈动脉搏动？（部位、时间）

可用示指及中指指尖先触及气管正中部位，男性可先触及喉结，然后向旁滑移 2~3cm，在气管旁软组织深处轻轻触摸颈动脉搏动，应在 5~10 秒完成。

3. 如何进行高质量的胸外按压？

①识别心脏停搏后 10 秒内开始按压，按压位置在两乳头连线与胸骨交界处；②按压频率每分钟至少 100 次，快速按压；③成人按压深度至少 5cm，儿童大约 5cm，婴儿大约为 4cm；④每次按压后要保证胸廓完全回弹；⑤尽量减少胸外按压的中断。

4. 开放气道的常用方法是什么?

常使用仰头提颏法开放患者气道。

5. 怀疑头部或颈部损伤时使用什么方法打开气道?

怀疑头部或颈部损伤时使用推举下颌法

6. 每次人工呼吸时吹气时间一般多长?

每次吹气时间大于 1 秒。

7. 成人心肺复苏过程中胸外按压与人工呼吸的比例是多少?

按压通气比例 30 次∶2 次。

(蒋建平)

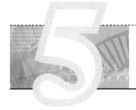

第五章

简易呼吸器的应用

（一）操作目的

1. 维持和增加机体通气量,促进自主呼吸恢复。

2. 纠正威胁生命的低氧血症。

（二）适应证

1. 各种原因所致的呼吸停止或呼吸衰竭的抢救及麻醉期间的呼吸管理。

2. 运送病员　适用于机械通气患者作特殊检查,进出手术室等情况。

3. 临时替代呼吸机　遇到呼吸机因故障、停电等特殊情况时,可临时应用简易呼吸器替代。

（三）禁忌证

上呼吸道梗阻使面罩通气无效。

（四）操作准备

1. **设备准备**　面罩 1 个(或大小不同的面罩供选择);单向阀 1 个;球囊 1 个;氧气储气袋 1 个;氧气导管 1 根;氧气储气阀 1 个;模拟人 1 个(其中氧气导管及氧气储气袋必须与外接氧组合,如未接氧气时应将两项组件取下)。

2. **操作者准备**

(1) 着装整洁,洗手,戴好帽子、口罩;

(2) 了解患者情况,与病人或家属谈话,做好解释工作,争取配合。

3. **患者准备**　患者仰卧,去枕,头后仰。

（五）操作步骤

1. **组装简易呼吸器(图 7-5-1)**　备齐用物,要确保面罩大小合适,正确连接简易呼吸装置。

2. **清除异物**　清除口腔与喉中等任何可见的异物,如有活动义齿应取下。

3. **摆体位**　操作者应位于患者头顶侧,去枕,将头部向后仰,并托牢下颌使其朝上,使气道保持通畅。

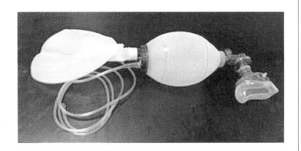

图 7-5-1　简易呼吸器

4. **固定面罩(图 7-5-2)**　以鼻梁作参照将面罩扣住口鼻,面罩狭窄处位于鼻梁处,以一手拇指和食指按住面罩两边成"C"形并压向患者面部,余下的三指成"E"形放在下颌骨的下缘并向上提拉,开放气道并使面罩紧贴面部。

5. **规律挤压(图 7-5-3)**　另一只手规律挤压呼吸囊给予人工呼吸,每次约 1 秒钟,同时观察胸廓是否隆起。将气体送入肺中,每次送气 500~1000ml,挤压频率视患者当时的具体情况而定。

（六）操作中的关键点提示

1. **组装简易呼吸器**

(1) 选择合适的面罩,以便得到最佳使用效果,面罩大小不合适、接触不良可致漏气;

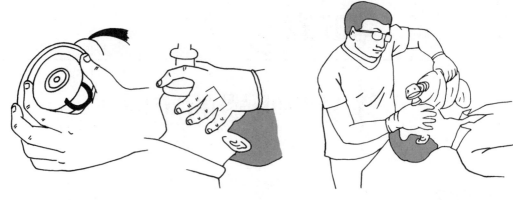

图 7-5-2　"EC"手法固定面罩　　　　　　图 7-5-3　规律挤压球囊

(2) 按顺序正确连接；

(3) 其中及氧气储气袋必须与外接氧组合，如未接氧气时应将氧气储气袋、两项组件取下。

2. 清除异物　将患者头部偏向一侧，清除口腔与喉中可见的异物。

3. 摆体位

(1) 去枕仰卧位；

(2) 头后仰；

(3) 抬下颌。

4. 固定面罩

(1) 以"EC"手法固定面罩，开放气道；

(2) 面罩狭窄处位于鼻梁处；

(3) 面罩要紧扣口鼻部，否则易发生漏气。

5. 规律挤压

(1) 若病人有自主呼吸，应与之同步，即病人吸气初顺势挤压呼吸囊，达到一定潮气量便完全松开气囊，让病人自行完成呼气动作；

(2) 抢救者应注意患者是否有如下情形以确认患者处于正常的换气：注视患者胸部上升与下降（是否随着压缩呼吸囊而起伏）；经由面罩透明部分观察患者嘴唇与面部颜色的变化；经由透明盖观察单向阀是否相应运动；在呼气过程中观察面罩内是否呈雾气状；如果外接氧气，应调节氧流量至氧气储气袋充满氧气鼓起（氧流量 8~10 升/分）。

在使用简易呼吸器的过程中，若挤捏呼吸囊时感觉阻力很大，除机械故障外，最常见的原因是分泌物阻塞气道，此时应立即吸痰，保持气道通畅。

（七）关键问题

1. 如何固定面罩并保持气道通畅？

2. 如何确认患者经简易呼吸器进行正常的换气？

3. 不能充分通气的原因有哪些？

4. 在进行急救通气时，常用的通气装置有哪些？

（八）关键问题答案

1. 如何固定面罩并保持气道通畅？

常采用"EC"手法，以一手拇指和食指按住面罩两边成"C"形并压向患者面部，其余三个手指成"E"形提起下颌角，开放气道并使面罩紧贴面部。如考虑有颈椎损伤的患者，在实施气道开放时应注意保护颈椎，以防继发损伤。

2. 如何确认患者经简易呼吸器进行了换气?

患者胸部随着压缩呼吸囊而起伏。

3. 不能充分通气的原因有哪些?

面罩接触不良引起漏气,应确保面罩大小合适;下颌抬起不够,应确保颌骨抬起,把舌对气道的阻塞降到最低;气道梗阻未解除,异物、肥胖及其他原因均可引起气道梗阻。

4. 在进行急救通气时,常用的通气装置有哪些?

喉罩、口咽通气管、鼻咽通气管等。(图 7-5-4,图 7-5-5,图 7-5-6)

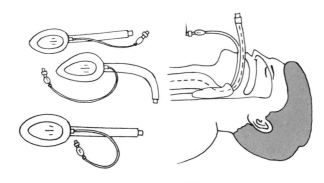

图 7-5-4　喉罩

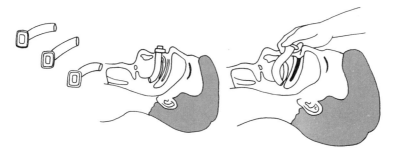

图 7-5-5　口咽通气管

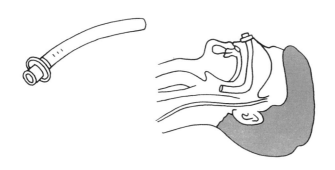

图 7-5-6　鼻咽通气管

(蒋建平)

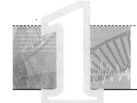

第八篇　其他辅助技能

第一章

皮 内 注 射

(一) 操作目的

1. 用于药物皮肤过敏试验。

2. 预防接种。

3. 局部麻醉的起始部分。

(二) 操作准备

1. 用物准备

(1) 注射盘。

(2) 1ml 注射器、41/2 号针头、注射卡。

(3) 遵医嘱准备药液,如为药物皮肤过敏试验,另备 0.1% 盐酸肾上腺素和注射器。

2. 操作者准备

(1) 衣帽整洁,修剪指甲,洗手,戴口罩。

(2) 评估并解释

1) 询问、了解患者病情、治疗情况、用药史及药物过敏史。

2) 评估患者意识状态、心理状态、对用药的认知及合作程度。

3) 了解注射部位皮肤状况。

4) 向患者及家属解释皮内注射的目的、方法、注意事项及配合要点。

3. 患者准备

(1) 了解皮内注射目的、方法、注意事项及配合要点,能积极配合。

(2) 取舒适体位并暴露注射部位。

4. 环境准备　注射环境安静、清洁、光线适宜或有足够照明。

(三) 操作步骤

1. 按医嘱和无菌操作原则吸取药液。

2. 携用物至患者床旁,核对患者床号、姓名,以确认患者。

3. 根据皮内注射的目的选择注射部位

(1) 药物过敏试验:常选择前臂掌侧下段,因该处皮肤较薄,易于注射,且易于辨认局部反应。

(2) 预防接种:常选择上臂三角肌下缘。

(3) 局部麻醉:常选择实施局部麻醉处。

4. 用75%酒精消毒皮肤。

5. 二次核对,排尽注射器内空气。

6. 穿刺、注射。

(1) 一手绷紧局部皮肤,一手持注射器,针头斜面向上,与皮肤呈5°角刺入皮内。

(2) 针头斜面完全进入皮内后,放平注射器。

(3) 用绷紧皮肤之手的拇指固定针栓,注入抽吸液0.1ml,使局部隆起形成一皮丘(图8-1-1)。

7. 注射完毕,迅速拔出针头,勿按压针眼。嘱患者勿按揉局部,以免影响结果的观察,20分钟后观察局部反应,判断结果。

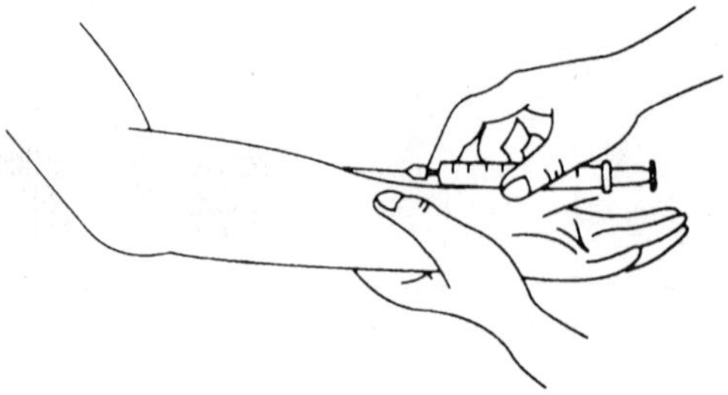

8. 操作后查对。

9. 操作后处理

(1) 协助患者取舒适卧位。

(2) 按消毒隔离原则清理用物。

(3) 洗手。

(4) 记录:把过敏试验结果记录在病历上,阳性用红笔标记"+",阴性用蓝色或黑笔标记"−"。

(四) 操作中关键点提示

1. 严格执行查对制度和无菌操作原则,严格遵守消毒隔离原则。

2. 皮内注射前详细询问患者用药史、家族史及药物过敏史,如患者对注射药物有过敏史,禁止皮试,并与医生联系,做好标记。

3. 做药物过敏试验消毒皮肤禁忌用碘酊、碘伏消毒,以免影响对局部反应的观察。

4. 穿刺、注射

(1) 注入的剂量要准确。

(2) 进针角度以针尖斜面能全部进入皮内为宜,不能过深,否则会刺入皮下,影响结果的观察和判定。

(3) 如需作对照试验,则用另一注射器及针头,在另一前臂相应部位注入0.1ml生理盐水。

(4) 皮丘呈半球状,皮肤变白并显露毛孔。

(5) 操作过程中不断与患者沟通,以了解患者反应。

5. 皮试药液要现用现配,剂量需准确,并准备盐酸肾上腺素等抢救药品及物品。

6. 药物过敏试验结果阳性时,应告知医生、患者及家属,不能再用该种药物,并记录在病历上。

(五) 关键问题

1. 皮内注射的目的是什么?

2. 皮内注射如何选择注射部位?

3. 穿刺、注射时的技能掌握关键点是什么?

4. 药敏试验结果如何记录?

(六) 关键问题答案

1. **皮内注射的目的是什么?**

用于药物皮肤过敏试验、预防接种或局部麻醉的起始部分。

2. **皮内注射如何选择注射部位?**

①药物过敏试验:常选择前臂掌侧下段;②预防接种:常选择上臂三角肌下缘;③局部麻醉:常选择实施局部麻醉处。

图 8-1-1　皮内注射

3. 穿刺、注射时的技能掌握关键点是什么?

①注入的剂量要准确;②进针角度以针尖斜面能全部进入皮内为宜,不能过深,否则会刺入皮下,影响结果的观察和判定;③如需作对照试验,则用另一注射器及针头,在另一前臂相应部位注入 0.1ml 生理盐水;④皮丘呈半球状,皮肤变白并显露毛孔;⑤操作过程中不断与患者沟通,以了解患者反应。

4. 药敏试验结果如何记录?

把过敏试验结果记录在病历上,阳性用红笔标记"+",阴性用蓝色或黑笔标记"-"。

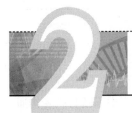

第二章

皮 下 注 射

（一）操作目的

1. 注入小剂量药物,用于不宜口服给药而需在一定时间内发生药效时,如胰岛素治疗。

2. 预防接种。

3. 局部麻醉用药。

（二）操作准备

1. 用物准备

（1）注射盘。

（2）1~2ml 注射器、51/2~6 号针头、注射卡。

（3）遵医嘱准备药液。

2. 操作者准备

（1）衣帽整洁,修剪指甲,洗手,戴口罩。

（2）评估并解释

1）询问、了解患者病情、治疗情况、用药史及药物过敏史。

2）评估患者意识状态、肢体活动能力、对用药计划的了解及合作程度。

3）了解注射部位皮肤及皮下组织状况。

4）向患者及家属解释皮下注射的目的、方法、注意事项、药物的作用及配合要点。

3. 患者准备

（1）了解皮下注射目的、方法、注意事项及配合要点,能积极配合。

（2）取舒适体位并暴露注射部位。

4. 环境准备

（1）注射环境安静、清洁、光线适宜。

（2）必要时用屏风遮挡患者。

（三）操作步骤

1. 遵循无菌操作原则,严格执行查对制度,按医嘱吸取药液。

2. 携用物至患者床旁,核对患者床号、姓名,以确认患者。

3. 根据皮下注射的目的选择注射部位

（1）常选择上臂三角肌下缘。

（2）亦可选择两侧腹壁、后背、大腿前侧和外侧（图 8-2-1）。

4. 常规消毒皮肤、待干。

5. 二次核对,排尽注射器内空气。

6. 穿刺　一手绷紧局部皮肤,一手持注射器,针头斜面向上,与皮肤呈 30°~40° 角,快速刺入皮下（图 8-2-2）。

7. 推药　松开绷紧皮肤的手,抽动活塞,如无回血,缓慢推注药液。

8. 拔针、按压　注射完毕,无菌干棉签轻压针刺入处,快速拔针后按压片刻,压迫至不出血

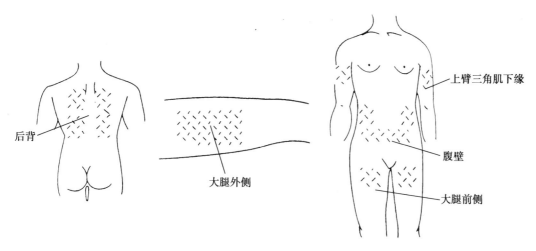

图 8-2-1 皮下注射部位

为止。

9. 再次核对。

10. 操作后处理

(1) 协助患者取舒适卧位,整理床单位。

(2) 按消毒隔离原则清理用物。

(3) 洗手。

(4) 记录:记录注射时间,药物名称、深度、剂量,患者反应。

（四）操作中关键点提示

1. 严格执行查对制度和无菌操作原则。

2. 操作者在注射前详细询问患者用药史、过敏史。

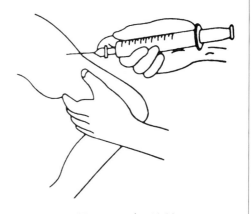

图 8-2-2 皮下注射

3. 选择注射部位

(1) 选择注射部位时需避开炎症、破溃或者有肿块的部位。

(2) 长期注射者,需每次更换注射部位,以促进药物的充分吸收。

4. 穿刺

(1) 进针不宜过深,以免刺入肌层。

(2) 一般将针梗的 1/2~2/3 刺入皮下,勿全部刺入,以免不慎出现断针增加处理难度。

(3) 对过于消瘦者,可捏起局部组织,穿刺角度适当减小,进针角度不宜超过 45°,以免刺入肌层。

5. 推药

(1) 确保针头未刺入血管内。

(2) 推药速度宜缓慢、均匀,以减轻疼痛。

6. 操作中加强与患者沟通,以便及时发现其不适,及时处理。

7. 皮下注射胰岛素时,告知患者注射药物 15 分后必须开始进食,以免因注射时间过长而导致患者出现低血糖。

（五）关键问题

1. 皮下注射的目的是什么?

2. 皮下注射如何选择注射部位?

3. 选择注射部位的注意事项?

4. 穿刺的技能掌握关键点是什么?

(六) 关键问题答案

1. 皮下注射的目的是什么?

注入小剂量药物,用于不宜口服给药而需在一定时间内发生药效时;预防接种;局部麻醉用药。

2. 皮下注射如何选择注射部位?

常选择上臂三角肌下缘,亦可选择两侧腹壁、后背、大腿前侧和外侧。

3. 选择注射部位的注意事项?

需避开炎症、破溃或者有肿块的部位;长期注射者,经常注射需每次更换注射部位,以促进药物的充分吸收。

4. 穿刺的技能掌握关键点是什么?

①进针不宜过深,以免刺入肌层;②一般将针梗的 1/2~2/3 刺入皮下,勿全部刺入,以免不慎出现断针增加处理难度;③对过于消瘦者,可捏起局部组织,穿刺角度适当减小,进针角度不宜超过 45°,以免刺入肌层。

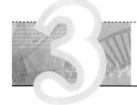

第三章

肌 内 注 射

（一）操作目的

注入药物，用于不宜或不能口服或静脉注射，且要求比皮下注射更快发挥疗效时。

（二）操作准备

1. 用物准备

（1）注射盘。

（2）1~5ml 注射器、6~7 号针头、注射卡。

（3）遵医嘱准备药液。

2. 操作者准备

（1）衣帽整洁，修剪指甲，洗手，戴口罩。

（2）评估并解释

1）询问、了解患者病情、治疗情况。

2）评估患者意识状态、肢体活动能力。

3）评估患者对用药计划的了解、认知及合作程度。

4）了解注射部位皮肤及肌肉组织状况。

5）向患者及家属解释肌内注射的目的、方法、注意事项、配合要点、药物的作用及副作用。

3. 患者准备

（1）患者了解肌内注射目的、方法、注意事项、配合要点、药物的作用及副作用，能积极配合。

（2）取舒适体位并暴露注射部位。

4. 环境准备

（1）环境安静、清洁、光线充足或有足够照明。

（2）必要时用屏风或拉帘遮挡患者。

（三）操作步骤

1. 遵循无菌操作原则，严格执行查对制度，按医嘱吸取药液。

2. 携用物至患者床旁，核对患者床号、姓名，以确认患者。

3. 协助患者取舒适体位，按注射选择目的注射部位，其中最常用的部位为臀大肌，其次为臀中肌、臀小肌、股外侧肌及上臂三角肌。

（1）臀大肌注射定位法：臀大肌起自髂后上棘与尾骨尖之间，肌纤维平行向外下方止于股骨上部。坐骨神经起自骶丛神经，自梨状肌下孔出骨盆至臀部，在臀大肌深部，约在坐骨结节与大转子之间中点下降至股部，其体表投影为自大转子尖至坐骨结节中点向下至腘窝。注射时注意避免损伤坐骨神经。臀大肌注射定位方法有两种：

1）十字法：从臀裂顶点向左或向右侧作一水平线，然后从髂嵴最高点作一垂线，将一侧臀部划分为四个象限，其外上象限并避开内角（髂后上棘至股骨大转子连线）为注射区（图 8-3-1A）。

2）连线法：从髂前上棘至尾骨作一连线，其外上 1/3 为注射部位（图 8-3-1B）。

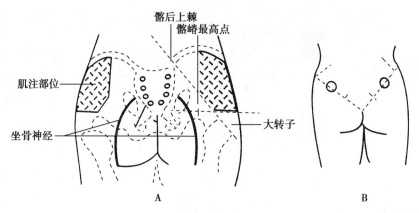

图 8-3-1 臀大肌注射定位法

A.十字法 B.联线法

(2) 臀中肌、臀小肌注射定位法

1) 以示指和中指尖分别置于髂前上棘和髂嵴下缘处,在髂嵴、示指、中指之间构成一个三角形区域,其示指与中指构成的内角为注射区(图 8-3-2)。

2) 髂前上棘外侧三横指处为注射区域(以患者自己的手指宽度为准)。

(3) 股外侧肌注射定位法:在大腿中段的外侧,成人常取髋关节下 10cm 至膝关节的范围。此处因很少有大血管、神经干通过,且注射范围较广,可供多次注射,尤适用于 2 岁以下幼儿。

(4) 上臂三角肌注射定位法:取上臂外侧,肩峰下 2~3 横指处(图 8-3-3)。此处注射方便,但因肌肉较薄,只可作小剂量注射。

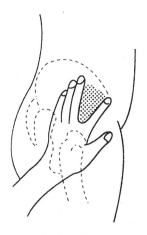

图 8-3-2 臀中肌、臀小肌注射定位法

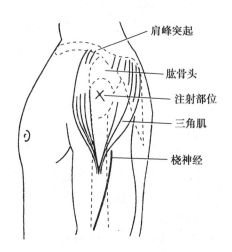

图 8-3-3 上臂三角肌注射定位法

4. 常规消毒皮肤,待干。

5. 二次核对,排尽注射器内空气。

6. 穿刺 一手拇指和示指绷紧局部皮肤,一手持注射器,中指固定针栓,将针头迅速垂直刺入,深度约为针长度的 2/3(图 8-3-4)。

7. 推药 松开绷紧皮肤的手,抽动活塞,如无回血,缓慢推注药液。

8. 拔针、按压 注射完毕,无菌干棉签轻压针刺入处,快速拔针后按压片刻,压迫至不出血为止。

9. 再次核对。

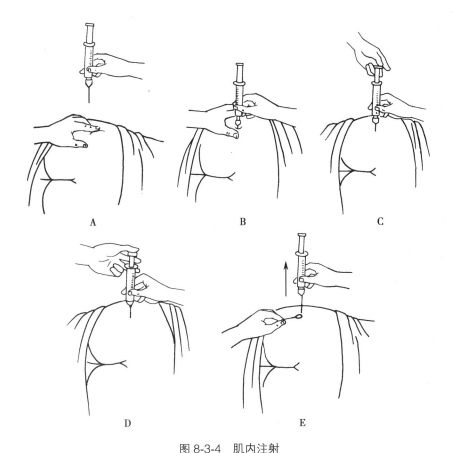

图 8-3-4 肌内注射

A. 绷紧皮肤　B. 垂直进针　C. 抽取回血　D. 推注药液　E. 快速拔针

10. 操作后处理

(1) 协助患者取舒适卧位,整理床单位。

(2) 按消毒隔离原则清理用物。

(3) 洗手。

(4) 记录:记录注射时间,药物名称、深度、剂量,患者反应。

(四) 操作中关键点提示

1. 严格执行无菌操作原则和查对制度,严格遵守消毒隔离原则。

2. 需要 2 种药物同时注射时,应注意配伍禁忌。

3. 注射时为使患者臀部肌肉放松,减轻痛苦与不舒适感,可取坐位可卧位。

(1) 侧卧位:上腿伸直,放松,下腿稍弯曲。

(2) 俯卧位:足尖相对,足跟分开,头偏向一侧。

(3) 仰卧位:常用于危重患者及不能自行翻身的患者采用臀中肌、臀小肌注射时。

(4) 坐位:常用于门急诊患者。

4. 2 岁以下婴幼儿因臀大肌较薄尚未发育好,注射时有损伤坐骨神经的危险,不宜先用臀大肌注射,最好选择臀中肌和臀小肌注射。

5. 穿刺

(1) 切勿将针头全部刺入,以防针梗从根中衔接处折断,难以取出。

(2) 如针头折断,应先稳定患者情绪,并嘱其保持原位不动,固定局部组织,以防断针移位,并尽快用无菌血管钳夹住断端取出;如断端埋入肌肉,立即请外科医生处理。

(3) 消瘦者及患儿进针深度酌情减少。

6. 推药

(1) 推药时确保未刺入血管内。

(2) 缓慢推入药液,避免患者疼痛。

(3) 注入药液过程中,注意观察患者的反应。

选择合适的注射部位,避免刺伤神经和血管,抽吸无回血后方可推药。

7. 对经常注射的患者,应当更换注射部位,避开炎症、硬结、瘢痕等,是时选用细长针头,以避免或减少硬结发生。如因长期反复注射出现局部硬结时,指导患者采用热敷、理疗等方法予以处理。

(五) 关键问题

1. 如何运用十字定位法确定臀大肌注射部位?

2. 如何运用连线法确定臀大肌注射部位?

3. 股外侧肌注射定位方法及适用范围?

4. 如何进行上臂三角肌注射定位?

5. 穿刺注意事项有哪些?

(六) 关键问题答案

1. 如何运用十字定位法确定臀大肌注射部位?

从臀裂顶点向左或向右侧作一水平线,然后从髂嵴最高点作一垂线,将一侧臀部划分为四个象限,其外上象限并避开内角(髂后上棘至股骨大转子连线)为注射区。

2. 如何运用连线法确定臀大肌注射部位?

从髂前上棘至尾骨作一联线,其外上 1/3 为注射部位。

3. 股外侧肌注射定位方法及适用范围?

在大腿中段的外侧,成人常取髋关节下 10cm 至膝关节的范围。此部位可供多次注射,尤适用于 2 岁以下幼儿。

4. 如何进行上臂三角肌注射定位?

取上臂外侧,肩峰下 2~3 横指处。此处注射方便,但因肌肉较薄,只可作小剂量注射。

5. 穿刺注意事项有哪些?

①切勿将针头全部刺入,以防针梗从根中衔接处折断,难以取出;②如针头折断,应先稳定患者情绪,并嘱其保持原位不动,固定局部组织,以防断针移位,并尽快用无菌血管钳夹住断端取出,如断端埋入肌肉,立即请外科医生处理;③消瘦者及患儿进针深度酌情减少。

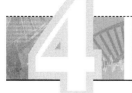

第四章

静 脉 注 射

(一) 操作目的

1. 注入药物,用于不宜口服、皮下注射、肌内注射或需迅速发挥药效时。

2. 注入药物用于诊断性检查。

3. 静脉营养治疗。

(二) 操作准备

1. 用物准备

(1) 注射盘。

(2) 注射器(规格视药量而定),6~9号针头或头皮针、无菌棉签、止血带、注射用小枕、注射卡、胶布。

(3) 遵医嘱准备药液。

2. 操作者准备

(1) 衣帽整洁,修剪指甲,洗手,戴口罩。

(2) 评估并解释

1) 询问、了解患者病情、治疗情况。

2) 评估患者意识状态、肢体活动能力。

3) 评估患者对用药计划及血标本采集的了解、认知及合作程度。

4) 了解穿刺部位皮肤状况、静脉充盈度及管壁弹性。

5) 向患者及家属解释静脉注射的目的、方法、注意事项、配合要点、药物的作用及副作用。

3. 患者准备

(1) 患者了解静脉注射目的、方法、注意事项、配合要点、药物的作用及副作用,能积极配合。

(2) 取舒适卧位并暴露注射部位。

4. 环境准备

(1) 环境安静、清洁、光线充足或有足够照明。

(2) 必要时用屏风或拉帘遮挡患者。

(三) 操作步骤

1. 四肢静脉注射

(1) 严格执行查对制度和无菌原则,按医嘱吸取药液。

(2) 携用物至患者床旁,核对患者床号,姓名,确认患者。

(3) 选择合适静脉　上肢常用肘部浅静脉(贵要静脉、肘正中静脉、头静脉)、腕部及手背静脉;下肢常用大隐静脉、小隐静脉及足背静脉(图8-4-1)。

1) 选择粗、直、弹性好、易于固定的静脉,避开关节和静脉瓣。

2) 以手指探明静脉走向及深浅。

3) 对需长期注射者,应有计划地由小到大,由远及近心端选择静脉。

(4) 在穿刺部位的下方垫小棉枕。

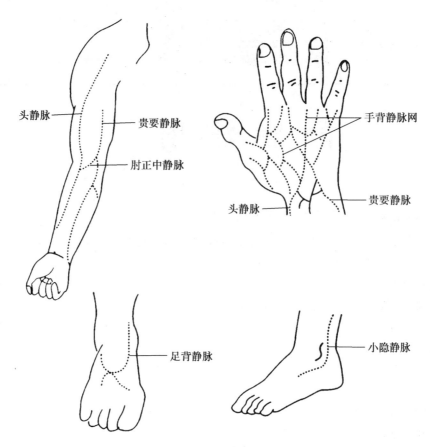

头静脉　贵要静脉　肘正中静脉　手背静脉网　头静脉　贵要静脉　足背静脉　小隐静脉

图 8-4-1　四肢浅静脉

（5）在穿刺部位上方（近心端）约 6cm 处扎紧止血带。

（6）常规消毒皮肤，待干。

（7）嘱患者握拳。

（8）二次核对。

（9）排尽空气。

（10）穿刺

1）以一手拇指绷紧静脉下端皮肤，使其固定。

2）另一手持注射器，示指固定针栓，针头斜面向上，与皮肤呈 15°~30° 自静脉上方或侧方刺入皮下，再沿静脉走向滑行刺入静脉（图 8-4-2）。见回血，可再沿静脉走行进针少许。

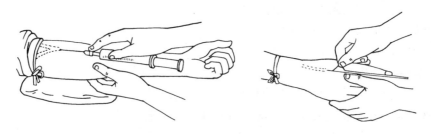

图 8-4-2　静脉注射进针法

（11）松开止血带，患者松拳，固定针头（如为头皮针，用胶布固定），即两松一固定。

（12）缓慢注入药液（图 8-4-3）。

（13）注射完毕，将干棉签放于穿刺点上方快速拔出针头，按压片刻，或嘱患者屈肘。

（14）再次核对。

（15）操作后处理

1）协助患者取舒适卧位，整理床位。

2）清理用物。

3）洗手。

4）记录：注射的时间，药物名称、深度、剂量，患者的反应等。

2. 小儿头皮静脉注射

（1）同四肢静脉注射1~2。

（2）患儿取仰卧位或侧卧位，选择静脉，必要时剃去注射部位毛发（图8-4-4）。

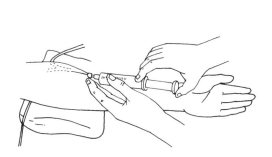

图8-4-3　静脉注射推药法

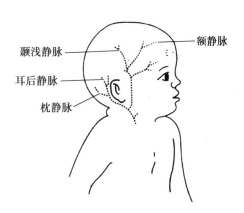

颞浅静脉

耳后静脉

枕静脉

额静脉

图8-4-4　小儿头皮静脉分布

（3）常规消毒皮肤，待干。

（4）二次核对。

（5）排尽空气。

（6）穿刺

1）由助手固定患儿头部。

2）操作者一手拇指、示指固定静脉两端，一手持头皮针小翼，沿静脉向心方向平行刺入，见回血后推药少量。

3）如无异常，用胶布固定针头。

（7）缓慢推注药液。

（8）注射完毕，拔出针头，按压局部。

（9）再次核对和操作后处理同四肢静脉（14）~（15）。

3. 股静脉注射

（1）同四肢静脉注射（1）~（2）。

（2）协助患者取仰卧位，下肢伸直略外展外旋。

（3）常规消毒局部皮肤并消毒术者左手示指和中指。

（4）二次核对。

（5）排尽空气。

（6）用左手示指于腹股沟扪及股动脉搏动最明显部位并予固定。

（7）右手持注射器，针头和皮肤呈90°或45°，在股动脉内侧0.5cm处刺入，抽动活塞见有暗红色回血，提示针头已进入股静脉（图8-4-5）。

（8）固定针头，注入药液。

（9）注射完毕，拔出针头。局部用无菌纱布加压止血3~5分钟，以免引起出血或形成血肿，然后用胶布固定。

（10）再次核对和操作后处理同四肢静脉 14~15。

（四）操作中关键点提示

1. 严格执行查对制度和无菌操作制度。

2. 四肢静脉注射

（1）系止血带时,止血带末端向上,以防污染无菌区域。

（2）穿刺:应沉着,切勿乱刺,一旦出现局部血肿,立即拔出针头,按压局部,另选其他静脉重新穿刺。

（3）缓慢注入药液

1）静脉注射对组织有强烈刺激性的药物,应另备备有生理盐水的注射器和头皮针,注射穿刺成功后,先注入生理盐水,证实针头确在静脉内,再换上抽有药液的注射器进行推药,以免药液外溢而致组织坏死。

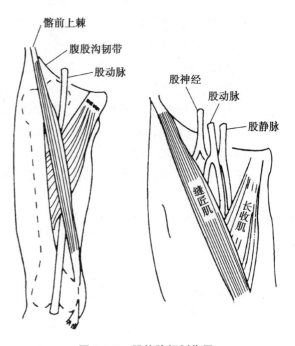

图 8-4-5　股静脉解剖位置

2）根据患者年龄、病情及药物性质,掌握注药速度,并随时听取患者主诉,观察局部情况及病情变化。

3. 小儿头皮静脉注射

（1）穿刺注射时注意约束患儿,防止其抓拽注射部位。

（2）注药过程中要试抽回血,以检查针头是否仍在静脉内。如有局部疼痛或肿胀隆起,回抽无血,提示针头滑出静脉,应拔出针头,更换部位,重新穿刺。

4. 股静脉穿刺如抽出血液为鲜红色,提示针头进入股动脉,应立即拔出针头,用无菌纱布紧压穿刺部位 5~10 分钟,直到无出血为止。

5. 静脉注射失败的常见原因

（1）针头刺入静脉过少,抽吸虽有回血,但松解止血带时静脉回缩,针头滑出血管,药液注入皮下。

（2）针头斜面未完全刺入静脉,部分在血管外,抽吸虽有回血,但推药时药液溢至皮下,局部隆起并有疼痛感。

（3）针头刺入较深,斜面一半穿破对侧血管壁,抽吸有回血,推注少量药液,局部可无隆起,但因部分药液溢出至深层,患者有疼痛感觉。

（4）针头刺入过深,突破对侧血管壁,抽吸无回血。

（五）关键问题

1. 四肢静脉注射常用的穿刺血管有哪些?

2. 静脉注射对组织有强烈刺激性的药物时注意事项有哪些?

3. 股静脉穿刺注意问题是什么?

4. 静脉注射失败的常见原因有哪些?

（六）关键问题答案

1. 四肢静脉注射常用的穿刺血管有哪些?

上肢常用肘部静浅静脉(贵要静脉、肘正中静脉、头静脉)、腕部及手背静脉;下肢常用大隐静脉、小隐静脉及足背静脉。

2. 静脉注射对组织有强烈刺激性的药物时注意事项有哪些?

应另备有生理盐水的注射器和头皮针,注射穿刺成功后,先注入生理盐水,证实针头确在静脉内,再换上抽有药液的注射器进行推药,以免药液外溢而致组织坏死。

3. **股静脉穿刺注意问题是什么?**

股静脉穿刺如抽出血液为鲜红色,提示针头进入股动脉,应立即拔出针头,用无菌纱布紧压穿刺部位 5~10 分钟,直到无出血为止。

4. **静脉注射失败的常见原因有哪些?**

①针头刺入静脉过少,抽吸虽有回血,但松解止血带时静脉回缩,针头滑出血管,药液注入皮下;②针头斜面未完成刺入静脉,部位在血管外,抽吸虽有回血,但推药时药液溢至皮下,局部隆起并有疼痛感;③针头刺入较深,斜面一半穿破对侧血管壁,抽吸有回血,推注少量药液,局部可无隆起,但因部分药液溢出至深层,患者有疼痛感觉;④针头刺入过深,突破对侧血管壁,抽吸无回血。

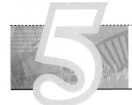

第五章

静脉输液法

按照输入的液体是否与大气相通,把静脉输液法划分为密闭式静脉输液法和开放式静脉输液法;按照进入血管通道器材所到达的位置,亦可将静脉输液法划分为周围静脉输液法和中心静脉输液法。本章重点学习密闭式周围静脉输液法(头皮针静脉输液法)。

(一) 操作目的

1. 补充水及电解质,预防和纠正水、电解质及酸碱平衡紊乱。

2. 增加循环血量,改善微循环,维持血压及微循环灌注量。常用于严重烧伤、大出血、休克等患者。

3. 供给营养物质,促进组织 修复,增加体重,维持正氮平衡。常用于慢性消耗性疾病、胃肠道吸收障碍及不能经口进食的患者。

4. 输入药物,治疗疾病。

(二) 操作准备

1. 用物准备

(1) 治疗车上层

1) 注射盘用物一套。

2) 弯盘、液体及按医嘱准备的药物、加药用注射器及针头、止血带、胶布(或输液敷贴)。

3) 静脉小垫枕、治疗巾、瓶套、砂轮、开瓶器、输液器一套。

4) 输液贴、输液卡、输液记录单、手消毒液。

(2) 治疗车下层 锐器收集盒、生活垃圾桶、医用垃圾桶。

(3) 其他 输液架、必要时备小夹板、棉垫及绷带、输液泵。

2. 操作者准备

(1) 衣帽整洁,修剪指甲,洗手,戴口罩。

(2) 评估并解释

1) 询问、了解患者年龄、病情、治疗情况。

2) 评估患者意识状态、肢体活动度。

3) 评估患者心理状态及对用药计划了解、认知及合作程度。

4) 了解穿刺部位皮肤状况、静脉充盈度及管壁弹性。

5) 向患者及家属解释静脉输液的目的、方法、注意事项、配合要点、药物的作用及副作用。

3. 患者准备

(1) 患者了解静脉输液目的、方法、注意事项、配合要点、药物的作用及副作用,能积极配合。

(2) 输液前排尿或排便。

(3) 取舒适卧位。

4. 环境准备 环境安静、清洁、舒适、安全。

（三）操作步骤

1. 核对并检查药物

（1）操作前根据医嘱严格执行查对制度，核对药液瓶签（药名、深度、剂量）及给药时间和给药方法。

（2）检查药液是否过期，瓶盖有无松动，瓶身有无裂痕。将输液瓶上下摇动，对光检查药液有无浑浊、沉淀及絮状物等。

2. 加药

（1）套上瓶套。

（2）用开瓶器启开输液瓶铝盖的中心部分，常规消毒瓶塞，消毒范围至铝盖下端瓶颈部。

（3）遵医嘱加入药物，加入的药物应合理分配，并注意药物之间的配伍禁忌。

（4）根据病情需要有计划地安排输液顺序。

3. 根据输液卡上的医嘱内容填写输液贴，并将填好的输液贴倒贴于输液瓶上，但注意不能覆盖原有的标签。

4. 检查输液器是否过期，包装有无破损，无问题后取出输液器，将输液器的插头插入瓶塞直至插头根部，关闭调节器。

5. 携用物至患者床旁，核对患者床号、姓名。再次洗手。

6. 排气

（1）将输液瓶挂于输液架上，高度适中，保证液体压力超过静脉压，以促使液体进入静脉。

（2）倒置茂菲滴管，并挤压滴管使输液瓶内的液体流出。当茂菲管内的液面达到滴管的 1/2~2/3 满时，迅速转正滴管，打开调节器，使液平面缓慢下降，直至排尽导管和针头内的空气（图 8-5-1），防止发生空气栓塞。

（3）将输液管末端放入输液器包装袋内，置于治疗盘中，保证输液装置无菌。

7. 根据选择静脉的原则选择穿刺部位。

8. 将小垫枕置于穿刺肢体下，铺治疗巾，在穿刺点上方 6~8cm 处扎止血带。

9. 按常规消毒穿刺部位的皮肤，消毒范围大于 5cm，待干，备胶布。

10. 二次核对患者床号、姓名、所用药液的药名、浓度、剂量及给药时间和给药方法。

11. 静脉穿刺

（1）嘱患者握拳，使静脉充盈。

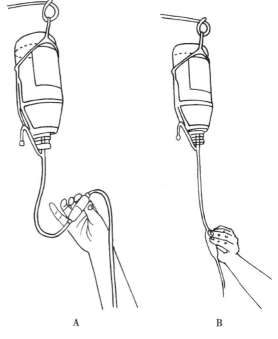

A　　　　　　　　　　　B

图 8-5-1　静脉输液排气法
A. 倒置茂菲滴管　B. 转正茂菲滴管

（2）为确保穿刺前滴管下端输液管内无气泡，再次排气、排液于弯盘中。

（3）取下护针帽，按静脉注射法穿刺（沿静脉走行进针，防止刺破血管）。见回血后，将针头与皮肤平行再进入少许，使针头斜面全部进入血管内。

12. 固定好针柄，松开止血带，嘱患者松拳，打开调节器。待液体滴入通畅、患者无不适感后，用输液敷贴（或胶布）固定针柄，固定针眼部位，最后将针头附近的输液管环绕后固定（图 8-5-2）。必要时用夹板固定关节。

13. 根据患者年龄、病情及药液的性质调节输液滴速。

（1）通常情况下,成人 40~60 滴 / 分,儿童 20~40 滴 / 分。

（2）目前临床常用的输液器的点滴系数是 20,因此,成人输液数应为 55~80 滴 / 分。

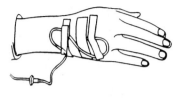

图 8-5-2　胶布固定法

14. 操作后再次核对患者的床号、姓名、药物名称、浓度、剂量,给药时间和给药方法。

15. 操作后处理

（1）撤去治疗巾,取出止血带和小垫枕,整理床单位,协助患者取舒适卧位。

（2）把呼叫器放于患者易取处。

（3）整理用物,洗手。

（4）在输液记录单上记录输液开始的时间、滴入药液的种类、滴速、患者的全身及局部状况,并签名。

16. 持续输液应及时更换输液瓶,在第一瓶液体输尽前开始准备第二瓶液体,以防空气进入导致空气栓塞。

（1）核对第二瓶液体,确保无误。

（2）除去第二瓶液体铝盖中心部分,常规消毒。

（3）确认滴管中的高度至少 1/2 满,拔出第一瓶内输液插头,迅速插入第二瓶内。更换时注意严格无菌操作,防止污染。

（4）检查滴管液面高度是否合适、输液管中有无气泡,待点滴通畅后方可离去。

17. 输液完毕后处理

（1）关闭输液器,轻揭输液敷贴(或胶布),用无菌棉签或无菌棉球轻压穿刺点上方,快速拔针,局部按压 1~2 分钟,至无出血为止。

（2）协助患者适当活动穿刺肢体,并协助取舒适卧位。

（3）整理床单位,清理用物。

（4）洗手,记录输液结束的时间,液体和药物滴入的总量,患者有无全身和局部反应。

（四）操作中关键点提示

1. 严格执行无菌原则及查对制度,预防感染及差错事故的发生。

2. 根据病情需要合理安排输液顺序,并根据治疗原则,按急、缓及药物半衰期等情况合理分配药物。

3. 对需要长期输液的患者,要注意保护和合理使用静脉,一般从远端小静脉开始穿刺,但抢救时除外。

4. 输液器的插头插入瓶塞时注意保持无菌。

5. 输液前要排尽输液管及针头内的空气,如茂菲滴管下端的输液管内有小气泡不易排除时,可以轻弹输液管,把气泡弹至茂菲滴管内。

6. 结扎止血带时要使止血带的尾端向上,其松紧度以能阻断静脉血流而不阻断动脉血流为宜。

7. 如果静脉充盈不良,可以采取按摩血管;嘱患者反复进行握、松拳几次;用手指轻拍血管等。

8. 消毒范围大于 5cm,以保证穿刺点及周围皮肤的无菌状态,防止感染。

9. 注意药物的配伍禁忌,对于刺激性或特殊药物,应在确认针头已刺入静脉内时再输入。

10. 严格掌握输液速度。对有心、肺、肾疾病的患者,老年患者、婴幼儿以及输注高渗、含钾或升压药液的患者,要适当减慢输液速度;对严重脱水,心肺功能良好者可适当加快输液速度。

11. 药液滴尽前要及时更换输液瓶或拔针,严防造成空气栓塞。

12. 拔针时勿用力按压局部,以免引起疼痛;按压部位应稍靠皮肤穿刺点以压迫静脉进针点,防止皮下出血。

13. 对需要 24 小时持续输液者,应每日更换输液器。更换时注意无菌操作。

14. 输液过程中需加强巡视,注意观察下列情况:

(1) 滴入是否通畅,针头或输液管有无漏液,针头有无脱出、阻塞或移位,输液管有无扭曲、受压。

(2) 有无溶液外溢,注射局部有无肿胀或疼痛。某些药物(如去甲肾上腺素、甘露醇等)外溢后引起局部组织坏死,如出现上述情况,立即停止输液并进行处理。

(3) 密切观察有无输液反应,如心悸、畏寒、持续性咳嗽等症状,应立即减慢滴速或停止输液,及时处理。

(五) 关键问题

1. 静脉输液前检查药液可能存在哪些质量问题?

2. 常规消毒瓶塞的范围是多大?

3. 如何正确排气?

4. 调节输液速度的原则是什么?

5. 结扎止血带的注意事项有哪些?

6. 输液巡视过程中注意观察哪些情况?

(六) 关键问题答案

1. 静脉输液前检查药液可能存在哪些质量问题?

检查药液是否过期,瓶盖有无松动,瓶身有无裂痕。将输液瓶上下摇动,对光检查药液有无浑浊、沉淀及絮状物等。

2. 常规消毒瓶塞的范围是多大?

消毒范围至铝盖下端瓶颈部。

3. 如何正确排气?

①将输液瓶挂于输液架上,高度适中。②倒置茂菲滴管,并挤压滴管使输液瓶内的液体流出。当茂菲管内的液面达到滴管的 1/2~2/3 满时,迅速转正滴管,打开调节器,使液平面缓慢下降,直至排尽导管和针头内的空气。③将输液管末端放入输液器包装袋内,置于治疗盘中,保证输液装置无菌。

4. 调节输液速度的原则是什么?

对有心、肺、肾疾病的患者,老年患者、婴幼儿以及输注高渗、含钾或升压药液的患者,要适当减慢输液速度;对严重脱水,心肺功能良好者可适当加快输液速度。

5. 结扎止血带的注意事项有哪些?

应在穿刺点上方 6~8cm 处结扎止血带。结扎止血带时要使止血带的尾端向上,其松紧度以能阻断静脉血流而不阻断动脉血流为宜。

6. 输液巡视过程中注意观察哪些情况?

①滴入是否通畅,针头或输液管有无漏液,针头有无脱出、阻塞或移位,输液管有无扭曲、受压;②有无溶液外溢,注射局部有无肿胀或疼痛;③密切观察有无输液反应。

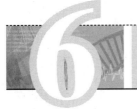

第六章

静脉留置针输液法

（一）操作目的

为患者建立静脉通路,便于抢救,适用于长期输液患者。

（二）操作准备

1. 用物准备

（1）治疗车上层

1）注射盘用物一套。

2）弯盘、液体及按医嘱准备的药物、加药用注射器及针头、止血带、胶布(或输液敷贴)。

3）静脉小垫枕、治疗巾、瓶套、砂轮、开瓶器、输液器一套。

4）输液贴、输液卡、输液记录单、手消毒液。

5）静脉留置针一套、封管液(无菌生理盐水)。

（2）治疗车下层　锐器收集盒、生活垃圾桶、医用垃圾桶。

（3）其他　输液架、必要时备小夹板、棉垫及绷带、输液泵。

2. 操作者准备

（1）衣帽整洁,修剪指甲,洗手,戴口罩。

（2）评估并解释

1）询问、了解患者年龄、病情、治疗情况。

2）评估患者意识状态、肢体活动度。

3）评估患者心理状态及对用药计划了解、认知及合作程度。

4）了解穿刺部位皮肤状况、静脉充盈度及管壁弹性。

5）向患者及家属解释静脉留置针输液的目的、方法、注意事项、配合要点、药物的作用及副作用。

3. 患者准备

（1）患者了解静脉留置针输液目的、方法、注意事项、配合要点、药物的作用及副作用,能积极配合。

（2）输液前排尿或排便。

4. 环境准备

（三）操作步骤

1. 同静脉输液法 1~6。

2. 连接留置针与输液器

（1）检查静脉留置针等外包装上的有效期及有无破损,如无问题打开静脉留置针及肝素帽或可来福接头外包装。

（2）手持外包装将肝素帽或可来福接头对接在留置针的侧管上。

（3）将输液器与肝素帽或可来福接头连接,连接时注意无菌操作。

3. 打开调节器,将套管针内的气体排于弯盘中,关闭调节器,将留置针放回留置针盒内。

4. 选择穿刺部位,将小垫枕置于穿刺肢体下,铺治疗巾,在穿刺点上方 6~8cm 处扎止血带。

5. 按常规消毒穿刺部位的皮肤,消毒范围直径大于 5cm,待干,备胶布及透明胶布,并在透明胶布上写上日期和时间,为更换套管针提供依据。

6. 二次核对患者床号、姓名、所用药液的药名、浓度、剂量及给药时间和给药方法。

7. 静脉穿刺

(1) 取下针套,旋转松动外套管(旋动针芯)(图 8-6-1)。

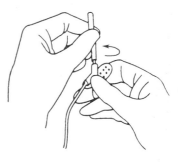

图 8-6-1　旋转松动外套管

(2) 右手拇指与示指夹住两翼,再次排气于弯盘中。

(3) 进针:嘱患者握拳,绷紧皮肤,固定静脉,右手持留置针,在血管上方,使针头与皮肤呈 15°~30° 进针。见回血后压低角度(放平针翼),须沿静脉走行再继续进针 0.2cm。

(4) 送外套管:左手持 Y 接口,右手后撤针芯约 0.5cm,持针座将针芯与外套管一起送入静脉内,避免针芯刺破血管,同时确保外套管在静脉内。

(5) 撤针芯:左手固定两翼,右手迅速将针芯抽出,避免将外套管带出。把针芯放入锐器收集盒中,防止刺破皮肤。

8. 固定

(1) 松开止血带,打开调节器,嘱患者松拳,使静脉恢复通畅。

(2) 用无菌透明敷贴对留置针管作密闭式固定,用注明置管日期和时间的透明胶布固定三叉接口,再用胶布固定插入肝素帽内的输液器针头及输液管(图 8-6-2)。固定要牢固,避免过松或过紧。

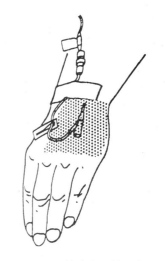

图 8-6-2　静脉留置针固定法

9. 根据患者年龄、病情及药液的性质调节输液滴速。

(1) 通常情况下,成人 40~60 滴 / 分,儿童 20~40 滴 / 分。

(2) 目前临床常用的输液器的点滴系数是 20,因此,成人输液数应为 55~80 滴 / 分。

10. 操作后再次核对患者的床号、姓名、药物名称、浓度、剂量,给药时间和给药方法。

11. 操作后处理

(1) 撤去治疗巾,取出止血带和小垫枕,整理床单位,协助患者取舒适卧位。

(2) 把呼叫器放于患者易取处。

(3) 整理用物,洗手。

(4) 在输液记录单上记录输液开始的时间、滴入药液的种类、滴速、患者的全身及局部状况,并签名。

12. 封管

(1) 拔出输液器针头。

(2) 常规消毒静脉帽的胶塞。

(3) 用注射器向静脉帽内注入封管液。

1) 边推边退针,直至针头完全退出为止,确保正压封管。

2) 常用封管液:无菌生理盐水,每次用 5~10ml,每隔 6~8 小时重复冲管一次。

13. 再次输液时常规消毒静脉帽胶塞,将静脉输液针头插入静脉帽内完成输液。

14. 输液完毕后的处理

(1) 关闭输液器。

(2) 揭开胶布及无菌敷贴。

（3）用无菌干棉签或无菌棉球轻压穿刺点上方,快速拔针,局部按压至无出血为止。

（4）协助患者适当活动穿刺肢体,并协助取舒适卧位。

（5）整理床单位,清理用物。

（6）洗手,记录输液结束的时间,液体和药物滴入的总量,患者有无全身和局部反应。

（四）操作中关键点提示

1. 输液完毕后及时拔针,以防空气进入导致空气栓塞。

2. 拔针时勿用力按压局部,以免引起疼痛;按压部位应稍靠皮肤穿刺点以压迫静脉进针点,防止皮下出血。

3. 严格掌握静脉留置针留置时间,一般静脉留置针可以保留 72~96 小时,或严格按照产品说明执行。

（五）关键问题

1. 如何用静脉留置针进行静脉穿刺?

2. 如何固定静脉留置针?

3. 如何进行封管?

（六）关键问题答案

1. 如何用静脉留置针进行静脉穿刺?

①取下针套,旋转松动外套管(旋动针芯);②右手拇指与示指夹住两翼,再次排气于弯盘中;③进针:嘱患者握拳,绷紧皮肤,固定静脉,右手持留置针,在血管上方,使针头与皮肤呈 15°~30°进针。见回血后压低角度(放平针翼),须静脉走行再继续进针0.2cm;④送外套管:左手持Y接口,右手后撤针芯约 0.5cm,持针座将针芯与外套管一起送入静脉内;⑤撤针芯:左手固定两翼,右手迅速将针芯抽出,放入锐器收集盒中。

2. 如何固定静脉留置针?

①松开止血带,打开调节器,嘱患者松拳;②用无菌透明敷贴对留置针管作密闭式固定,用注明置管日期和时间的透明胶布固定三叉接口,再用胶布固定插入肝素帽内的输液器针头及输液管。

3. 如何进行封管?

①拔出输液器针头;②常规消毒静脉帽的胶塞;③用注射器向静脉帽内注入封管液,边推边退针,直至针头完全退出为止,确保正压封管。

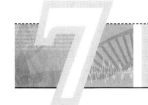

第七章

静 脉 输 血

(一) 操作目的

1. **补充血容量**　增加有效循环血量,改善全身血液灌注与心肌功能,提升血压,促进循环。常用于失血、失液所致的血容量减少或休克患者。

2. **补充血红蛋白**　促进携氧能力。常用于贫血患者。

3. **补充血小板和各种凝血因子**　利于止血。常用于凝血功能障碍者。

4. **补充抗体、补体**　可增强机体免疫力。常用于严重感染的患者。

5. **补充白蛋白**　维持血浆胶体渗透压,减轻组织渗出与水肿。用于低蛋白血症患者。

(二) 操作准备

1. 输血前准备

(1) 备血:根据医嘱抽取患者血标本 2ml,与填写完整的输血申请单和配血单一并送血库,做血型鉴定和交叉配血相容试验。采血时禁忌同时采集两个患者的血标本,以免发生混淆。

(2) 取血:根据输血医嘱,凭取血单到血库取血,并与血库工作人员共同作好"三查八对"。三查:查血液的有效期、血液的质量以及血液的包装是否完好无损。八对:对姓名、床号、住院号、血袋(瓶)号(储血号)、血型、交叉配血试验的结果、血液的种类、血量。核对完毕,确认血液没有过期,血袋完整无破漏或裂缝,血液分为明显两层(上层为浅黄色血浆,下层为暗红色红细胞,两者边界清楚,无红细胞溶解),血液无变色、浑浊,无血凝块、气泡或其他异常物质。确认无误后于交叉配血单上签全名后取回。

(3) 取血后注意:血液自血库取出后勿剧烈振荡,以免红细胞大量破坏引起溶血。切勿将血液加温,防止血浆蛋白凝固变性而引起输血反应。如为库存血可在室温下放置 15~20 分钟后再输。取出后的血液应在 4 小时内输完。

(4) 核对:输血前,需与另一个操作者再次进行核对,确定无误并检查血液无凝块后方可输血。

(5) 知情同意:输血前,应先取得患者的理解并征求患者同意,签署知情同意书。

2. 用物准备

(1) 间接静脉输血法:同静脉输液法,仅把一次性输液器换为一次性输血器(滴管内有滤网,9 号静脉穿刺针)。

(2) 直接静脉输血法:同静脉注射,另备 50ml 注射器及针头数个(根据输血量多少而定)、3.8% 枸橼酸钠溶液、血压计袖带。

(3) 生理盐水、血液制品(遵医嘱准备)、一次性手套。

3. 操作者准备

(1) 衣帽整洁,修剪指甲,洗手,戴口罩。

(2) 评估并解释

1) 询问、了解患者病情、治疗情况。

2) 询问患者血型、输血史及过敏史。

3）评估患者心理状态及对输血相关知识的了解程度。

4）了解穿刺部位皮肤、血管状况：根据病情、输血量、年龄选择静脉，并避开破损、发红、硬结、皮疹等部位的血管。一般情况采出四肢浅静脉，急症输血时多采用肘部静脉，周围循环衰竭时，采用颈外静脉或锁骨下静脉。

5）向患者及家属解释输血的目的、方法、注意事项、配合要点。

4. 患者准备

（1）了解输血的目的、方法、注意事项、配合要点。

（2）采血标本以验血型和做交叉配血试验。

（3）签写知情同意书。

（4）排空大小便，取舒适卧位。

5. 环境准备 环境安静、清洁、舒适、安全。

（三）操作步骤

1. 间接输血法 是指将抽出的血液按静脉输液法输给患者的方法。

（1）将用物携至患者床旁，按取血时的"三查八对"与另一位操作者一起再次核对和检查，确保准确无误。

（2）按静脉输液法建立静脉通道，输入少量生理盐水，冲洗输血器管道。

（3）以手腕转动将血袋内的血液轻轻摇匀，避免剧烈震荡，以防止红细胞破坏。

（4）戴手套，打开储血袋封口，常规消毒或用安尔碘消毒开口处塑料管，将输血器针头从生理盐水瓶上拔下，插入输血器的输血接口，缓慢将储血袋倒挂于输液架上，开始输血。输血袋若为双插头，需用锁扣锁住生理盐水通路（或作止血钳夹住生理盐水通路），打开另一输血通路开始输血。

（5）操作后查对患者的床号、姓名、住院号、血袋（瓶）号（储血号）、血型、交叉配血试验的结果、血液的种类、血量。

（6）控制和调节滴速。开始输入时速度宜慢，不要超过 20 滴／分，观察 15 分钟左右，如无不良反应再根据病情及年龄调节滴速。成人一般 40~60 滴／分，儿童酌减。

（7）操作后处理

1）撤去治疗巾，取出止血带和小垫枕，整理床单位，协助患者取舒适卧位。

2）把呼叫器放于患者易取处，告和患者如有不适及时使用呼叫器通知护士。

3）整理用物，洗手。

4）在输血卡上记录输血开始的时间、滴速、患者的全身及局部状况，并签全名。

（8）如果输入 2 袋以上的血液时，应在上一袋血液即将滴尽时，常规消毒或用安尔碘消毒生理盐水瓶塞，然后将针头从储血袋中拔出，插入生理盐水瓶中，输入少量生理盐水，然后再按与第一袋血相同的方法连接血袋继续输血。输血完的血袋要保留。

（9）输血完毕后的处理

1）用上述方法继续滴入生理盐水，直至将输血器内的血液全部输入体内再拔针。

2）同静脉输液法步骤 15 的（1）~（3）。

3）输血袋及输血器的处理：输血完毕后，用剪刀将输血器针头剪下放入锐器收集盒中，以免针刺伤；将输血管道放入医用垃圾桶中；将输血袋送至输血科保留 24 小时，以备患者在出现输血反应时查找原因。

4）洗手，记录输血时间、种类、血量、血型、血袋号（储血号），有无输血反应。

2. 直接输血法 是将供血者的血液抽出后立即输给患者的方法。适用于无库存血而患者又急需输血及婴幼儿的少量输血时。

（1）请供血者和患者分别卧于相邻的两张床上，露出各自供血或受血的一侧肢体。

（2）认真核对供血者和患者的姓名、血型及交叉配血结果。

（3）用备好的注射器抽取一定量的抗凝剂（一般按 50ml 血中需加入 3.8% 的枸橼酸钠溶液 5ml）。

（4）抽、输血液

1）将血压计袖带缠于供血者上臂并充气。压力多维护在 100mmHg 左右，使静脉充盈，易于操作。

2）选择粗大静脉（常用肘正中静脉），常规消毒皮肤。

3）三人配合抽、输血液

① 一名操作者用加入抗凝剂的注射器缓慢抽取供血者的血液，快速交给传递者，传递者交给另一操作者，将血液缓慢输注给患者。以上操作注意观察供血者和患者的反应，并询问有无不适感。

② 连续抽血时，不必拔出针头，只需更换注射器，在抽血间期放松袖带，并用手指压迫穿刺部位前端静脉，以减少出血。

4）输血完毕后的处理

① 输血完毕，拔出针头，用无菌纱布块按压穿刺点至无出血。

② 协助患者适当活动穿刺肢体，并协助取舒适卧位。

③ 整理床单位，清理用物。

④ 洗手，记录输血时间、血量、血型，患者有无输血反应。

（四）操作中关键点提示

1. 在取血和输血过程中，要严格执行无菌操作及查对制度。在输血前，一定要由两名护士按照"三查八对"的原则再次进行查对，避免差错事故的发生。

2. 输血前后及两袋血之间需滴注少量生理盐水，以防发生不良反应。

3. 血液内不能随意加入其他药品，如钙剂、酸性及碱性药物、高渗或低渗液体，以防血液发生凝集或溶血。

4. 输血过程中，一定要加强巡视，观察有无输血反应的征象，并询问患者有无任何不适感觉。一旦出现输血反应，应立即停止输血，并按输血反应进行处理。

5. 严格掌握输血速度，对年老体弱、严重贫血、心力衰竭患者应谨慎，滴速宜慢。

6. 输血完的血袋需送回输血科低温保留 24 小时，备患者在输血后发生输血反应时检查分析原因。

（五）关键问题

1. 输血的"三查八对"原则是什么？

2. 如何控制和调节输血滴速？

（六）关键问题答案

1. 输血的"三查八对"原则是什么？

（1）三查：查血液的有效期、血液的质量以及血液的包装是否完好无损。

（2）八对：对姓名、床号、住院号、血袋（瓶）号（储血号）、血型、交叉配血试验的结果、血液的种类、血量。

2. 如何控制和调节输血滴速？

开始输入时速度宜慢，不要超过 20 滴 / 分，观察 15 分钟左右，如无不良反应再根据病情及年龄调节滴速，成人一般 40~60 滴 / 分，儿童酌减。

（薛宏伟）

317

参考文献

1. 仁武.制度伦理研究[M].北京:人民出版社,2009.
2. 郭照江,杨放.现代伦理学[M].北京:国防大学出版社,2007.
3. 王锦帆.医患沟通学[M].北京:人民卫生出版社,第2版.2006.2-97.
4. 姚坚.建立良好医患沟通,推进和谐医患关系[J].中国医学伦理学,2010,23(1):28-29.
5. 黄成华.以病人为中心,和谐医患关系的核心理念[J].中国医学伦理学,2008,21(6):52-53.
6. 李殿富,张铁山.医患沟通的障碍[J].中国医院管理,2005,25(9):55-56.
7. 李斌,孙晓阳,王锦帆.医患沟通障碍因素研究综述[J].中国卫生事业管理.2009,5:302-304.
8. 郭启勇.构建和谐的医患关系的探索与实践[J].中国医院,2006,10(6):26-28.
9. 崔荣昌.医患关系中的医患沟通研究[D].山东大学,2008.
10. 吴崇其.卫生法学[M].北京:法律出版社,2005.
11. 万学红,卢雪峰.诊断学.第八版.北京:人民卫生出版社,2013.
12. 魏武.诊断学.第六版.北京:人民卫生出版社,2009.
13. 医师资格考试指导用书专家编写组.2014国家医师资格考试实践技能应试指南(临床执业医师).北京:人民卫生出版社,2013.
14. 医师资格考试指导用书专家编写组.2014国家医师资格考试实践技能应试指南(临床执业助理医师).北京:人民卫生出版社,2013.
15. 陈红.中国医学生临床技能操作指南.第2版.北京:人民卫生出版社,2014.
16. 贾建平.神经病学.第7版.北京:人民卫生出版社,2013.
17. 王维志.神经病学.第2版.北京:人民卫生出版社,2013.